INTRODUCTION TO POPULATION
PHARMACOKINETIC/PHARMACODYNAMIC
ANALYSIS WITH NONLINEAR MIXED EFFECTS MODELS

PK/PD建模实践
NONMEM 软件入门

(美) 乔尔·S. 欧文　　　吉尔·菲德勒-凯利　　著
Joel S. Owen　　　　Jill Fiedler-Kelly

卢　炜　周田彦　主译

U0376475

 化学工业出版社
·北京·

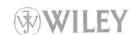 WILEY

《PK/PD 建模实践——NONMEM 软件入门》在简要介绍定量药理学学科相关基本原理的基础上，紧密结合 NONMEM 软件的应用，通过一系列群体药物动力学和群体药物动力学-药效动力学的实例，从数据需求、模型构建/评估到质量控制等角度进行了详尽的表述，包括相关数据的图像分析和数据集构建、建模和仿真的模型代码、模型的应用、模型结果的图形解析和各项内容的诠释以及模型评价等。

《PK/PD 建模实践——NONMEM 软件入门》可供在新药研发、临床实践和药物监管中从事或关注定量药理学的研究人员或工作者参考使用。

图书在版编目（CIP）数据

PK/PD 建模实践：NONMEM 软件入门/（美）乔尔·S. 欧文（Joel S. Owen），（美）吉尔·菲德勒-凯利（Jill Fiedler-Kelly）著；卢炜，周田彦主译 . —北京：化学工业出版社，2020.3（2023.4 重印）

书名原文：Introduction to Population Pharmacokinetic/Pharmacodynamic Analysis with Nonlinear Mixed Effects Models

ISBN 978-7-122-36152-3

Ⅰ.①P… Ⅱ.①乔…②吉…③卢…④周… Ⅲ.①药理学-试验模型 Ⅳ.①R965.1

中国版本图书馆 CIP 数据核字（2020）第 024724 号

责任编辑：褚红喜 宋林青　　　　　　　　　　装帧设计：张 辉
责任校对：宋 夏

出版发行：化学工业出版社（北京市东城区青年湖南街 13 号 邮政编码 100011）
印　装：北京虎彩文化传播有限公司
710mm×1000mm 1/16 印张 18¼ 字数 327 千字 2023 年 4 月北京第 1 版第 3 次印刷

购书咨询：010-64518888　　　　　　　　　　售后服务：010-64518899
网　址：http://www.cip.com.cn
凡购买本书，如有缺损质量问题，本社销售中心负责调换。

定　　价：98.00 元　　　　　　　　　　　　　版权所有　违者必究

《PK/PD 建模实践——NONMEM 软件入门》
翻译组

主　　译：卢　炜　周田彦

参与翻译(按照姓氏拼音排序)：

陈　镕　陈文君　付　毓　李　健　苏　红

薛钧升　杨　亮　姚庆宇　姚　烨　朱　校

译者序

定量药理学专著《Introduction to Population Pharmacokinetic/Pharmacodynamic Analysis with Nonlinear Mixed Effects Models》（Joel S. Owen 与 Jill Fiedler-Kelly 著）的中文译本《PK/PD 建模实践——NONMEM 软件入门》即将付梓，对于在新药研发、临床实践和药物监管中从事或关注定量药理学的人们来说，这是一件非常有意义的事情。

药物进入机体后要经历吸收、分布、代谢和排泄诸过程，药物动力学应用数学手段，以不同的模型定量地表述这些过程，而药效动力学，有时也称为药物动力学-药效动力学，则定量地研究机体内药物水平与药效反应之间的关系。

机体是一个复杂体系，药物的体内命运及所产生的药效在不同的个体，其至在同一个体内的不同时间都有可能不同。从机体的角度看，人口统计学因素如年龄、体重、性别、种族、肝肾功能等，以及临床因素如疾病的种类和程度、并发症、合并用药以及患者所处的环境等，均可以导致这些行为出现差异。而从药物的角度看，制剂处方/工艺、生产厂家/批号、贮存环境/时间以及运输过程等，也可能影响药物的体内行为。统计学可以定量地估计这一系列的变异，定量地评估影响这些变异的因素。将统计学的理念和方法与经典药物动力学和药效动力学相结合，就是人们常常提到的群体药物动力学和群体药物动力学-药效动力学。

经典药物动力学、经典药效动力学、群体药物动力学与群体药物动力学-药效动力学一起，构成了今天定量药理学的主要内容。作为近年来得到长足发展的一门新兴学科，定量药理学在新药研发、临床合理化用药以及药物监管等方面得到了越来越多的重视和应用，使人们对于药物体内过程及其变异的定量化认识实现了一次里程碑式的飞跃。

定量药理学是一门实践性非常强的学科，其研究以非线性混合效应模型法（NONMEM）为主，以该法命名的 NONMEM 应用软件则是当前领域内的主流软件。NONMEM 软件的功能十分强大，其版本还在持续不断地更新和改进之中。由于涉及多个学科领域，NONMEM 软件在理论和实践上均具有一定的难度，而基于定量药理学所具有的重要价值，业内又有普及和提高两方面的迫切需求。针对这些问题，Owen 与 Fiedler-Kelly 合著出版了《Introduction to Population Pharmacokinetic/Pharmacodynamic Analysis with Nonlinear Mixed Effects Models》一书。该书在内容结构上循序渐进，文字语言上深入浅出，既适合初学者入门，又兼顾了已有相当经验研究者的深造和提高。在简要介绍学科相关基本原理的基础上，全书紧密结合 NONMEM 软件的应用，通过一个又一个的群体药物动力学和群体药物动力学-药效动力学的实例分析，从数据需求、模型构建/评估到质量控制等角度进行了详尽的表述，包括相关数据的图像分析和数据集构建、建模和仿真的模型代码、模型的应用、模型结果的图形解析和各项内容的诠释以及模型评价等。在补充网站上还有包括了数据集、编程代码和解决方案的若干习题。

有人说，建模的过程既是一个科学的过程，又是一个艺术的过程。定量药理学在理论和实践上具有一定的难度，但当人们跨入了她的殿堂之后，就会发现这还是一门有趣的学科。在模型的建立和应用的过程中，当模型很好地拟合了实际数据之时，当所建模型成功预测了一些未知现象之时，当模型仿真发现了药物/机体/环境之间的一些深层关系之时，我们都会体会到数学的神妙和模型的魅力！

因此，我们竭诚向国内读者推荐本书，它的中文译本对于定量药理学在国内的普及和发展都很有意义，对于推进相关工作的开展一定可以起到积极的促进作用。在此，向参与本书翻译工作的北京大学药学院定量药理学团队成员们致以深深的感谢！此外，我们还需向化学工业出版社的领导和编辑们表示敬意和感谢，正是由于他们对科学传播事业的热情以及对出版工作的不懈努力，才使得本书的中文译本能够早日呈现给各位读者。同时，由于时间的仓促和我们能力的局限，译文中可能还存在问题或疏漏，希望大家予以批评和指正。

卢炜　周田彦

2019 年 9 月 28 日

前言

非线性混合效应模型化（nonlinear mixed effects modeling，NONMEM）方法是一种能够有效利用数据来支持合理决策的分析手段。在药物研发和临床实践中，定量药理学家最重要的工作就是对患者的治疗进行合理决策，其中包括新疗法研发过程和特殊患者的临床治疗。非线性混合效应模型在临床稀疏数据中的应用是Lewis B. Sheiner 博士和 Stuart L. Beal 博士通过 NONMEM 系统进行精心构思并实施的一个概念，Alison J. Boeckmann 对该系统进行了多年的支持维护。这种分析方法及相应软件之所以得到不断发展，是由于人们需要研究药物在用药人群中的作用，并实现最易受到药物动力学的（pharmacokinetic）差异影响的患者和最难进行研究的特殊人群之间的直接关联（Sheiner and Benet 1985）。当然，在过去的几十年中，还有很多其他的研究者也为这一领域做出了巨大贡献，他们共同创造了一个让定量药理学方法蓬勃发展且在合理决策过程中发挥重要作用的环境。

由于定量药理学领域创造的价值，业界对更多定量药理学家产生了巨大需求（Gobburu 2010）。在《定量药理学 2020 年战略目标》声明中，美国 FDA 设定了在 2020 年前培养 20 名定量药理学家的目标；而在《定量药理学 2020》中，Gobburu 博士提出建议，在学术界和制药工业界的支持下，届时还应再对约 500 人进行相关培训（Gobburu 2010）。本书旨在为达到该目标做出贡献。本书通过入门级水平的介绍，让本领域初学者能够对非线性混合效应模型化方法的基本概念有清晰的认识。本书将主要关注 NONMEM® 软件在定量药理学分析的应用。其他软件并非没有用处，只因 NONMEM 是笔者最熟悉的软件，也是当今使用最灵活和强大的软件之一，并且据估计，它还是非线性混合效应模型化方法的最常用软件。有明显迹象表明，Robert J. Bauer 博士和 ICON Development Solutions 团队一直持续地对 NONMEM 进行开发和改进，在新版本中增加了重要的新估算方法，更新了源代码以提高效率，并增强了程序的输出功能。本书在撰写中也侧重于其在药物研发中的应用，同时希望对临床药师们有一定的帮助，以增加定量药理学工具在临床实践和患者治疗中的使用。

一些研究者付出巨大努力开发 NONMEM 的附加工具，使定量药理学的应用更加高效和广泛。现在可以借助这些工具检验 NONMEM 软件是否正确安装、生成评价数据集和建模结果的图形、自动完成可视化预测检验（visual predictive check，VPC）和自举法（bootstrapping）等扩展程序应用，以及对同一项目的模型化过程进行归类和比较。其中一些优秀的代表包括乌普萨拉大学的 Mats Karlsson 博士及其同事开发和维护的 Xpose 和 Perl speaks NONMEM（PsN）软件、Metrum 研究所的 Marc Gastonguay 博士及其同事开发的验证 NONMEM 安装的 nmqual 软件包和 nmfuns 工具集。Nick Holford 博士的 Wings for NONMEM 和 Dennis Fisher 博士的 PLT Tools 也提供了很多帮助。这些产品多数是免费的，但可能需要支付许可费用以获得技术支持或附加功能。ICON Development Solutions 团队的 Tom Ludden 博士、Robert Bauer 博士等也拓展了定量药理学工具，他们一直在开发 NONMEM 及其附加包 PDx-POP^{TM}。以上并非目前所有定量药理学工具，其他许多工具也做出了重要贡献，只不过上述软件是笔者在撰写本书时最熟悉的软件。

定量药理学初学者的学习过程充满挑战。除了数据分析和统计方法的理论，以及对于实验设计、数据收集、质量控制和许多关键部分的理解，分析者至少熟悉三类软件，包括：①构建分析数据集的软件；②进行定量药理学分析的软件；③进行绘图的预处理和后处理软件——其对于理解数据、展示模型结果以及与他人交流分析结果至关重要。正是图形化的结果、关于模型结果的有效沟通及其对关键决策所提供的支持，才使得群体模型建立的努力和成本物有所值。

理解了非线性混合效应建模的基础知识之后，人们还必须继续学习新的技能，并在有效利用模型结果做出合理决策方面获取进一步的经验。此外，能够把这些合理决策清楚地、可信地与他人进行交流也同样重要。在掌握这本入门级的教科书后，应继续在更深层次学习和探讨定量药理学的其他教科书，进一步加强自己在理论和技术上的技能，当然它们作为定量药理学入门级的书而言是要比本书更具挑战性（Ette and Williams 2007；Bonate 2011）。我们希望读者能够觉得这本书对于定量药理学的入门是有所帮助的，能够让研究生、药学研究者、统计学者、药剂师、工程师以及其他感兴趣的人，通过这本书掌握合理实用的理论基础，获得利用 NONMEM 建立药物动力学/药效动力学模型的技术手段。

本书的补充内容可以在线查询（http://booksupport.wiley.com）。每章的补充内容不同，包括一些数据集、程序代码以及用于教学或进一步思考的问题。

本书包含了笔者认为对于全面理解群体建模的最为关键的构成部分，以及在大多数群体建模工作中应该考虑的问题。为突出这些内容，有些问题没有在本书中介绍。这些本书中未包含的内容并非不重要，而是需要对于背景知识有进一步理解后或从一些项目中获得经验后才适合接触。由于笔者预期本书的潜在读者范围很广，因此读者不需要有特定的背景知识和训练经验作为阅读本书的理论基础。相反，我们认为定量药理学涉及许多学科的交叉融合，其中每个学科都可以是定量药理学学者在学习期间最初的切入点。因此，本书在高级药动学或统计学等方面的概念都尽量详细地解释，使得读者对理论的理解能满足应用软件的需要。笔者以教学式的方法，试图尽可能多地传授实用的知识以及对各主题的思考，即使是没有基础的学生也能有所收获。

笔者在应用模型与仿真方法解决实际药物开发问题方面的丰富经验，源自 20 多年来为大大小小的制药公司和生物技术公司提供咨询服务的工作经历。笔者之所以了解初学定量药理学的学者或学生，则源自十多年来在群体建模方面开设的入门课程和研讨会以及个人的经验。参加过这些课程的学员总是希望能够进一步学习定量药理学知识，在他们不断询问和需求之下，这本书应运而生。而对于已经参加过这些课程的学员，如果当时因为课程进度较快而导致有些内容来不及理解，也希望本书能够进一步帮助查漏补缺。

致谢

笔者要感谢许多导师和同事，他们中大多数曾经或仍在 Cognigen 集团工作，多年来与他们的科学讨论增进了我们对定量药理学领域总体以及本书涉及的许多专题的理解。首先，我们要感谢 Ted Grasela 对我们的思维过程产生的巨大影响，我们十分赞同他对定量方法在未来制药行业中将扮演日益重要角色的这一远见。此外，我们还要感谢 Luann Phillips，David Jaworowicz 和 Brenda Cirincione 等同事，多年来他们慷慨地分享他们的智慧与观点。作者还要特别感谢 Rebecca Blevins，Amir Youssef 和 Lineau Vilson, Jr. 在表格和文字审查方面提供的技术帮助。最重要的是，我们还要特别感谢 Elizabeth Ludwig，她对本书进行了细致的审查和周详的编辑，对许多段落的内容和信息进行了大量更正和巨大改进。最后，我们对 Wiley 的编辑 Jonathan Rose 的指导、耐心和专业深表感谢。

Joel S. Owen

Jill Fiedler-Kelly

（姚庆宇）

参考文献

Bonate PL. *Pharmacokinetic-Pharmacodynamic Modeling and Simulation*. 2nd ed. New York：Springer；2011.

Ette EI，Williams PJ. *Pharmacometrics*：*The Science of Quantitative Pharmacology*. Hoboken：Wiley-Interscience；2007.

FDA Division of Pharmacometrics, Office of Clinical Pharmacology, Office of Translational Sciences, Center for Drug Evaluation and Research, Food and Drug Administration. *FDA Pharmacometrics 2020 Strategic Goals*. Available at http: //www. fda. gov/AboutFDA/CentersOffices/OfficeofMedical-ProductsandTobacco/CDER/ucm167032. htm # FDAPharmacometrics2020StrategicGoals. Accessed July 11, 2013.

Gobburu JVS. Pharmacometrics 2020. J Clin Pharmacol 2010; 50: 151S-157S.

Sheiner LB, Benet LZ. Premarketing observational studies of population pharmacokinetics of new drugs. Clin Pharmacol Ther 1985; 38 (5): 481-487.

目录

第**1**章

定量药理学的应用

1.1　概述

在药物开发与临床应用过程中，有许多关于安全性和有效性、剂量选择、研究设计与解释等方面的问题均需要定量答案，目前研究人员和临床医生可用的分析工具在一定程度上可以回答这些问题。一个实用工具在被发明出来之后，还必须有具备相关知识的熟练操作者来使用。在定量药理学实践中，人们可以以计算机软件作为工具，使用数学和统计模型来解决药学领域中各种各样的问题。定量药理学"工具包"中既包括建模理论，也包括分析软件。欲成为定量药理学家，则必须学习相关理论和计算机软件的使用，以及相关的计算机语言、数据格式、内容要求、数值分析方法及输出结果。非线性混合效应模型（nonlinear mixed effects models，NONMEM）是群体定量药理学模型的基础分析框架，而 NONMEM（Beal et al. 1989—2011）软件包则是建模的金标准。NONMEM 的实践应用要求高效且质量可控的数据集进行构建、分析、模型建立、假设检验和模型评价（model evaluation），本书的后面几章将对此进行详细介绍。

随着定量药理学工具的开发，其工作效率和应用范围也在不断增加。且随着 Perl speaks NONMEM™（PsN，Lindbom et al. 2004，2005），PLT Tools（PLTSoft 2013）和 MIfuns（Knebel et al. 2008）等图形用户界面和辅助工具软件包的发展，这些定量药理学工具已经逐渐变得更易操作，但需要定量药理学初学者学习的知识仍然是海量的，而本书就是为了帮助初学者掌握这些知识。

对于特定药物的应用而言，关键问题是对于某一患者群体或具体到某一患者，何种给药方案（即给药剂量和频率）是安全且有效的。对于一个训练有素的研究人员或临床医生，定量药理学分析可以提供比其他任何工具更好的见解并回答这一问题。NONMEM 及其后续程序的开发极大程度地提高了人们评估稀疏数据（sparse data）的能力，汇集来自不同研究目的、研究对象、实验条件的数据并进行分析的能力，以及模拟药物在新场景下应用的能力。

　　在传统的药物动力学（pharmacokinetics，PK）研究中，无论是进行简单的非房室参数计算，还是通过非线性回归或其他数值分析方法进行 PK 模型参数估计，都必须对每一个个体收集足够数量的样本。若对某个个体收集的样本量不足以支持对该个体进行 PK 分析，该数据就被认为是稀疏数据。

　　对稀疏数据进行分析的需求是非线性混合效应模型发展的主要动因。最难获取数据的患者，往往也是最需要选择合适剂量的患者。临床上获得的大多数 PK 数据来源于典型的成年健康受试者，而新生儿和危重患者的 PK 行为可能与之不同。然而，在这些特殊患者群体中，想要在一个个体上获得足够的数据进行 PK 建模是非常困难的。

　　传统的治疗药物检测（therapeutic drug monitoring，TDM）能够在收集一个或多个药物浓度数据后进行剂量评估和调整，是一种简单的稀疏数据分析方法。TDM 方法通常需要有一个特定的先验模型作为基础，而不是去建立该模型。无论是通过数值计算还是列线图进行 TDM 评估，这些方法通常都仅限于回答单个问题，且常常对于样本采集时间、给药间隔或基础模型简化需有特定的假设。这种方法对于患者个体化治疗是有效且临床有益的，但在解答其他的患者治疗问题时则显得不够灵活，而定量药理学方法能够充分利用有限的数据，且不依赖于上述假设，进而能够更为充分地回答这些问题。

　　在每一个个体只收集到少数观测数据情况下建立非线性混合效应模型的能力，对定量药理学家来说是其"工具箱"中非常重要的一个"工具"。这种方法最初是由 Lewis Sheiner 博士和 Stuart Beal 博士开发和投入使用的，这两位极富创造力的学者为定量药理学奠定了基础。

1.2　稀疏数据分析的应用

　　稀疏数据的使用方法主要有两种。第一种如上述 TDM 方法，以获得药物在某一个体患者中其 PK 行为可能的最佳描述。为此，需要假设一个具有群体典型值和参数变异的先验模型，然后基于患者的稀疏观测数据进行贝叶斯估计（Bayesian estimation），得到患者最有可能的 PK 参数。有了这些信息，就可以对个体患者的 PK 参数进行最大似然估计，从而评估对患者进行剂量调整的必要性。患者数据和先验模型由此可用于特定患者 PK 模型的估计。特定患者的模型可以用于预测不同剂量下的药物浓度，从而优化个体给药方案。这种方法在临床上可以不受特定 TDM 方法的简化假设和要求的限制。临床药师和医生要使用这些工具，必须接受大量培训，严重限制了这些工具的实际应用。然而，基于群体 PK 模型和贝叶斯分析的改良版 TDM 软件仍在不断发展，以帮助人们从稀疏数据中获取信息，并使其更便于临床医生的使用（BestDose 2013）。药学院校应该增加相关课程来促进这类工具的教学和使用，以提高临床药师个体化治疗和改善患者预后的能力。

　　第二种方法也许是在药物研发过程中应用最广的方法，其将来自许多个体的稀疏数据汇合到一起，以建立群体 PK 模型。这些汇聚的数据可以来自包括完整数据的个体，也可以来自没有完整数据的个体。把来自多个个体的浓度-时间的稀疏数据汇合到一起，意味着可以减少采血次数和总采血量，还有可能减少 PK 采样的就诊次数，减轻每个患者采集样品的负担。正如美国 FDA 所推荐，目前在临床试验Ⅲ期时纳入稀疏数据已经非常普遍，同时为药物的目标患者提供了 PK 数据（Guidance 1999）。

　　包含来自众多患者的 PK 数据，有助于使用模型解释 PK 模型参数的个体间差异。协变量或与 PK 参数相关的可观测的患者特征，在一定程度上可以用来解释参数的个体间变异。Ⅲ期临床研究中纳入患者的变异性越大、数量越多，观察到的协变量的范围就越广，其 PK 模型未来应用于其他患者的相关性也越强。分析稀疏数据的能力可以丰富所纳入的协变量信息，而且无需像传统 PK 研究在每个个体中收集分析大量样本时一样付出额外的成本。

　　尽管上述内容都是讨论稀疏数据分析在 PK 研究中的应用，但这些理论同样适用于药效动力学（pharmacodynamics，PD）研究，定量药理学包括 PK、PD，也包括药物动力学/药效动力学（pharmacokinetics/pharmacodynamics，PK/PD）模型。

　　运用群体方法进行定量药理学分析，其显著优势在于能够将来自不同试验的数据汇集到同一分析数据集中，并可以让用于分析的整体数据集比任何单一试验的数据集更为丰富。这种汇集数据的方法增大了模型的适用性。通过对汇集数据进行群体方法研究，我们经常可以进行其他情况下无法完成的分析。例如，研究者可以把Ⅰ期、Ⅱ期、Ⅲ期研究的数据汇合到一起，使得建模数据集既包含了Ⅰ期研究中较广的剂量范围，又包括Ⅱ期、Ⅲ期研究中丰富的协变量，这种更为完整的数据集能够让研究者对药物的性质有更全面的认识。

　　在新药研发过程中，建立群体 PK 和 PD 模型已经成为一种常规，这些模型是药物性质信息的知识库。根据研发计划和Ⅰ期临床试验中研究过的问题，例如肾损伤和药物相互作用等，可以通过Ⅲ期临床的稀疏 PK 数据进行评估。Ⅰ期临床研究可能会对一些具体的研究目标给出确切的结果，但其研究对象是一个较小的群体，在药物的目标人群中代表性较差。对Ⅲ期研究数据，可以通过筛选的方法评估是否需要额外的Ⅰ期研究来解决某些来自监管层面或临床 PK 的问题。

群体模型还可以进一步用于解决与研发和管理相关的重要问题。基于模型分析所得到的知识和理解,可以通过计算机仿真为新的研究设计或试验条件提供方案。在进行实际研究之前进行临床试验的仿真,可以优化试验设计,明显提高试验成功的概率(Gobburu 2010)。

仿真还可以用于获取特殊人群(如肾损伤、肝损伤患者或老年人等)的用药信息。例如,对于严重肾功能损伤患者(肌酐清除率为 15～30mL/min),达比加群酯甲磺酸盐(debigatran etexilate mesylate)的说明书用量为每次 75 mg,每日两次。该剂量并未经过该患者群体的临床试验,而是根据群体 PK 模型仿真得到的结论(Hariharan and Madabushi 2012)。

1.3 定量药理学的影响

定量药理学在监管层面和公司决策中的影响已不容小觑。通过定量药理学建模与仿真而获得监管部门批准的药物包括酮咯酸(Toradol®),瑞芬太尼(Remifentanil®),Netrecor®,加巴喷丁(Neurontin®)(Gobburu 2010)。根据美国 FDA 针对 2000～2004 年间 42 项新药申请(new drug application,NDA)的一份内部调查,定量药理学分析在监管部门的批准决定和说明书撰写中都发挥着积极的作用(Bhattaram et al. 2005)。该调查显示,定量药理学的影响常体现在药物说明书的撰写上,而 42 项 NDA 中有 14 项批准决定是部分基于定量药理学的分析结果的。例如,正是因为定量药理学的介入,白消安(busulfan)说明书中的儿童用药部分包含了两步给药方案,虽然该方案没有在临床试验中测试过。定量药理学分析也协助确定了治疗库欣氏病的药物帕瑞肽(pasireotide)说明书中的推荐起始剂量。

美国 FDA 依靠定量药理学方法进行监管决策的案例数量还在不断扩大,其重要性也进一步增加。在一份关于 2000～2008 年期间提交的 198 份申请的调查中,定量药理学分析影响了其中 60% 以上的药物批准和说明书的制定,在随后几年中这类申请越来越多,涉及的治疗领域也越来越广(Lee et al. 2011)。2009 年 2 月,美国 FDA 单独设立定量药理学部门,更证明了定量药理学在其中的重要性。

FDA 的临床药理审查员在审查 NDA 中临床药理总结(2.7.2 节)的内容时,采用的是基于问题的审查流程。问题的重点包括新药的 PK 性质、内在和外在因素的影响,以及在安全性和有效性中的暴露-响应关系等,而 NDA 中提供的数据则被用于回答这些问题,或揭示对于药物理解的不足。这一审查过程是基于实证的审查核心,并且可能会涉及定量药理学审查。参与新药开发的定量药理学家需要能够预测重要的监管问题,并提供充足的定量数据来解决这些问题。这些结果需要清晰而完整地表述，不能有模棱两可的语言，不能出现书面表达、数据摘要或图形展示上的错误，这样才能发挥应有的作用。

定量药理学对企业的开发决策也发挥着重大作用。许多公司的定量药理学支持作用已经从之前特定的"清理和恢复"（clean-up and recovery）的应用转变为有计划地为多个药物研发项目提供支持（Stone et al. 2010）。在公司中，大多数的定量药理学建模工作发生在临床开发阶段。公司的内部决策在剂量的选择和优化、研究设计、项目是否继续以及制剂决策方面，均受到定量药理学的影响。此外，对决策分析方法领域的研究和支持也在不断增加，比如决策模型、经济模型、比较模型和效用指数应用等。这些新的应用很可能进一步扩大定量药理学的影响，使其功能不仅仅局限于为药品说明书提供 PK 和 PD 建模支持。在近期一项对美国药物研发与制造商（Pharmaceutical Research and Manufacturers of America，PhRMA）的有关基于模型的药物研发的调查中，有三家企业估计其在 2008 年的定量药理学的研究工作投入为其带来了经济上的效益，分别降低成本 100 万～500 万美元、1100万～2500 万美元和 2600 万～10000 万美元（Stone et al. 2010）。

定量药理学可用于分析临床试验的 PK 和 PD 数据，建立药物统计学模型（pharmacostatistical model），从而量化 PK、安全性和有效性以及其间的关系。药物统计学模型与传统的药物批准中的统计分析不同，后者是由工业界和 FDA 的统计学者在安全性和有效性关键评估时的常规步骤。尽管方法上存在着很大差异，但是为了高效、合理地进行药物研发，各团队需要进行协作以获得更大效益。

1.4　临床实例

近期发表的一篇文章详细介绍了异丙酚（propofol）在肥胖症儿童及青少年中的群体 PK 建模（Diepstraten et al. 2012），并举例说明了群体 PK 方法的几个重要方面和优势。异丙酚常用于成人和儿童全身麻醉的诱导与维持，但儿童经过体重调整后的异丙酚清除率高于成人（Schuttler and Ihmsen 2000）。

该研究对每个患者进行频繁采血以测定异丙酚的血药浓度，这种情况下传统的 PK 分析可能会使用两步法。在两步法中，人们需要分别估算每个患者的所有模型参数，然后计算每个参数的平均值和方差。然而已有研究显示两步法会扩大随机效应（即参数估算值的方差和协方差）（Sheiner and Beal 1980，1981，1983；Steimer et al. 1984；Population PK Guidance 1999）。研究者选择采用群体 PK 方法，因其优势之一在于能够针对模型参数在患者间的变异进行合理建模。

通过群体建模方法可以建立能够解释模型参数个体间变异的模型。基于一个可测量的协变量和一个随机效应参数（random-effect parameter）所建立的协变量模型，可用来解释参数的个体间变异。随机效应参数用于解释参数变异中协变量无法解释的部分。与两步法相比，该方法对变异模型的估算值偏差较小。

在异丙酚的临床研究实例中，研究者把年龄、总体重（total body weight，TBW）、去脂体重（lean body weight，LBW）和体重指数（body mass index，BMI）作为预测因子［或称为协变量（covariate）］，加到 PK 模型参数清除率和中心室表观分布容积上，探索采用不同函数形式来描述协变量与模型参数之间的关系。例如，TBW 和清除率（CL）之间的关系是用灵活的异速放大函数来描述的，该模型表示为：

$$CL_i = CL_{pop} \times \left(\frac{TBW_i}{70} \right)^z \tag{1-1}$$

式中，CL_i 为第 i 个个体清除率的值；CL_{pop} 为清除率的群体典型值；z 为异速放大指数。每个受试者的 TBW（TBW_i）的分布都以典型值 70 kg 为"中心"，这一概念将在第 5 章详述。对 4 个不同指数 z 值的模型进行测试，令 z 分别等于 1、0.75、0.8 或 y。当 $z=1$ 时，异丙酚的清除率和体重为线性关系；当 $z=0.75$ 或 0.8 时，异丙酚的清除率和体重的关系为指数固定的异速放大模型；当 $z=y$ 时，异丙酚的清除率和体重的关系为异速指数是估算值的异速放大模型。经过一个完整的协变量模型建立过程，最终选择 $z=0.8$ 的模型。z 是最终模型中保留的唯一协变量参数。在该临床实例中，TBW 被证明比 LBW、年龄或 BMI 更能预测异

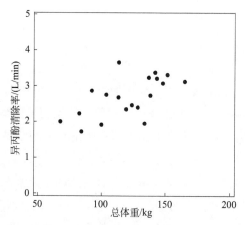

图 1.1   肥胖症儿童及青少年中异丙酚清除率（L/min）与 TBW（kg）的关系（$r=0.721$）

［改编自 Diepstraten, et al. ADIS. Clin Pharmacokinet 2012；51（8）：547, Figure 1。

丙酚在肥胖症儿童和青少年中的清除率，其清除率与 TBW 的关系如图 1.1 所示。

使用这一模型，临床医生可以预先为肥胖症儿童和青少年制定个体化给药方案。由于异丙酚是持续输注给药，因此根据目标稳态浓度 C_{ss} 和患者个体清除率 CL_i 即可计算出预期的输注速率 k_0：

$$k_0 = C_{ss} \times CL_i \tag{1-2}$$

定量药理学模型的建立具有目的性。往往在建模过程中需作出一些明显或隐藏的假设。这些假设可能会限制模型在新场景下的应用，所以模型的使用者必须理解建模数据和建模假设（例如剂量范围、线性关系、模型结构、个体间和个体内变异模型、患者类型、疾病状态、合并用药、生物分析方法或药效学测量方法等）。本书旨在向读者介绍多种定量药理学建模的方法和假设，其中对笔者认为典型的建模实践中的实用语法和流程将做重点讲解。

（卢　炜　姚庆宇）

参考文献

Beal SL，Sheiner LB，Boeckmann AJ，Bauer RJ，editors. *NONMEM 7. 2. 0 Users Guides*. (1989—2011). Icon Development Solutions，Hanover，MD. Available at ftp://nonmem.iconplc.com/Public/nonmem720/guides. Accessed December 6，2013.

BestDose，Laboratory of Applied Pharmacokinetics. 2000—2013. Laboratory of Applied Pharmacokinetics.

Bhattaram VA，Booth BP，Ramchandani RP，Beasley BN，Wang Y，Tandon V，Duan JZ，Baweja RK，Marroum PJ，Uppoor RS，Rahman NA，Sahajwalla CG，Powell JR，Mehta MU，Gobburu JVS. Impact of pharmacometrics on drug approval and labeling decisions：a survey of 42 new drug applications. AAPS J 2005；7 (3)：E503-E512.

Diepstraten J，Chidambaran V，Sadhasivam S，Esslinger HR，Cox SL，Inge TH，Knibbe CA，Vinks AA. Propofol clearance in morbidly obese children and adolescents. Clin Pharmacokinet 2012；51 (8)：543-551.

FDA Briefing Document，NDA 200677，Pasireotide Injection：600mcg，900mcg，Endocrinologic and Metabolic Drugs，Advisory Committee Meeting，November 7，2012. Available at http://www.fda.gov/downloads/AdvisoryCommittees/CommitteesMeetingMaterials/Drugs/EndocrinologicandMetabolicDrugsAdvisoryCommittee/UCM326811.pdf. Accessed January 22，2013.

Food and Drug Administration，*Guidance for Industry*，*Population Pharmacokinetics*. Rockville：Food and Drug Administration；1999.

Gobburu JVS. Pharmacometrics 2020. J Clin Pharmacol 2010；50：151S-157S.

Hariharan S，Madabushi R. Clinical pharmacology basis of deriving dosing recommendations for dabigatran in patients with severe renal impairment. J Clin Pharmacol 2012；52：119S-125S.

Knebel K，Bergsma T，Fisher J，Georgalis G，Gibiansky L，Gillespie B，Riggs M，Gastonguay MR. Facilitating the Pharmacometrics Work-Flow with the MItools R Package. Metrum Institute，Tariffville，CT.

American Conference on Pharmacometrics，Tuscon，AZ，2008. Available at http：//metruminstitute. org. Accessed December 6，2013.

Lee JY，Garnett CE，Gobburu JVS，Bhattaram VA，Brar S，Jadhav PR，Krudys K，Lesko LJ，Li F，Liu J，Madabushi R，Marathe A，Mehrotra N，Tomoe C，Wang Y，Zhu H. Impact of pharmacometric analyses on new drug approval and labelling decisions：a review of 198 submissions between 2000 and 2008. Clin Pharmacokinet 2011；50（10）：627-635.

Lindbom L，Ribbing J，Jonsson EN. Perl-speaks-NONMEM（PsN）—a Perl module for NONMEM related programming. Comput Methods Programs Biomed 2004；75（2）：85-94.

Lindbom L，Pihlgren P，Jonsson EN. PsN-Toolkit—a collection of computer intensive statistical methods for non-linear mixed effect modeling using NONMEM. Comput Methods Programs Biomed 2005；79（3）：241-257.

PLT Tools 2013，*PLTSoft*，PLT Tools，San Francisco，CA，2006-2013. Available at http：//www. plt-soft. com. Accessed December 6，2013.

Schuttler J，Ihmsen H. Population pharmacokinetics of propofol：a multicenter study. Anesthesiology 2000；92（3）：727-738.

Sheiner LB，Beal SL. Evaluation of methods for estimating population pharmacokinetic parameters，I. Michelis-Menten model：routine clinical data. J Pharmacokinet Biopharm 1980；8：553-571.

Sheiner LB，Beal SL. Evaluation of methods for estimating population pharmacokinetic parameters II. Biexponential model and experimental pharmacokinetic data. J Pharmacokinet Biopharm 1981；9：635-651.

Sheiner LB，Beal SL. Evaluation of methods for estimating population pharmacokinetic parameters III. Monoexponential model and routine clinical data. J Pharmacokinet Biopharm 1983；11：303-319.

Steimer JL，Mallet A，Golmard JL，Boisvieux JF. Alternative approaches to the estimation of population pharmacokinetic parameters：comparison with the nonlinear mixed effects model. Drug Metab Rev 1984；15：265-292.

Stone J，Banfield C，Pfister M，Tannenbaum S，Wetherington JD，Krishna R，Grasela DM. Model-based drug development survey finds pharmacometrics impacting decision making in the pharmaceutical industry. J Clin Pharmacol 2010；50（1 Suppl）：20S-30S.

第 **2** 章

群体模型的概念及术语

2.1 概述

定量药理学是应用数学模型来解决药学领域中各种问题的一门学科。这些模型能够用少量的数值和公式来简明地总结大量数据的特征，可以用来揭示某一系统的运作机理或输出结果。这些系统可以是生理过程、药物作用、疾病进展，也可以是特定治疗方法的经济效益。模型需要提出一些假设并进行验证，这有可能使数据特征发生改变，如根据患者的可观测或可测量的指标（如体重）来改变给药方案。

根据应用，定量药理学模型可以分为描述型模型和预测型模型。描述型模型用于描述现有数据的特征；预测型模型则可基于模型进行仿真，对无法获得观测数据的一些场景进行预测。预测型模型通常是在描述型模型的基础上建立的，其应用也依从于描述型模型。预测型模型可以用于内插（interpolation）或外推（extrapolation）。内插可以预测建模条件范围内的新值，例如，根据 100 mg 和 200 mg 剂量下的数据建立模型，则 150 mg 剂量下的暴露量就可作为内插值从模型中得到。外推则用于预测模型建立条件范围之外（可能包括其他试验设计或其他患者特征）的值。由于模型假设中包含建模时所用数据的性质，因此在把模型外推到新的条件时必须谨慎。

定量药理学模型的仿真能力是合理决策的一个有力工具。FDA 已经明确一个目标：未来所有的临床试验都将使用基于定量药理学模型的仿真来设计，以提高临床试验的成功率，提高从中获取有用信息的效率和概率（Gobburu 2010）。设定这一目标是为了改善临床试验一直以来的低效状况，改进目前新药开发模式中资本投入高、新药产出低的问题（Woodcock and Woosley 2008）。

本书在讨论药物浓度或剂量的模型时将使用药物动力学（pharmacokinetics，PK）这一术语；无论是否将基础的 PK 作为模型的一部分，在讨论药物效应模型时将使用药效动力学（pharmacodynamics，PD）这一术语；PK/PD 则直接指代

PK 和 PD 的链式模型，无论其是同时还是顺序建模。定量药理学（pharmacometrics）这一术语则涵括所有采用定量方法研究药学领域的模型，包括 PK 模型、PD 模型、PK/PD 模型、正常生理模型、疾病模型乃至于药物经济学模型。

许多描述定量药理学模型的公式中都会以希腊字母来表示特定的模型结构，表 2.1 列出了一些较为常用的希腊字母。

表 2.1　群体 PK 模型中常见的希腊字母

名称	大写形式	小写形式
Delta	Δ	δ
Epsilon	E	ε
Eta	H	η
Kappa	K	κ
Lambda	Λ	λ
Omega	Ω	ω
Sigma	Σ	σ
Theta	Θ	θ

2.2　模型要素

定量药理学模型是一种数学-统计结构，定义了因变量（dependent variable，DV，如浓度）和自变量（如时间、剂量）之间的关系，其功能在于通过所观测的数据集描述一个系统。模型有几个必需要素：①数学-统计函数形式（例如 PK 隔室模型）；②模型参数；③提高模型描述数据能力的自变量。以下例子展示了这三类要素：

$$C = f(\theta, \Omega, \Sigma, \text{weight}, \text{dose}, \text{time}) \tag{2-1}$$

式中，因变量浓度（C）与数学函数 $f(\cdots)$ 的预测值相关，该函数中包含参数 θ(theta)，Ω(omega)，Σ(sigma)，以及自变量体重（weight）、剂量（dose）、时间（time）。当用一个特定模型去拟合一个数据集时，实际上是在尝试估计模型的参数。

定量药理学模型的参数分为两类：固定效应参数（fixed-effect parameter）和随机效应参数（random-effect parameter），均为数学统计模型中的要素。这两种类型的参数在模型中都会有一个具体数值，但在模型中代表的效应或要素却不同。固定效应参数是模型的结构参数，它用单一数值表示了参数的群体典型值（population typical value）；随机效应参数在群体中也会有一个数值，但这个数值表示模型中某个要素分布的变异。对参数的分布进行建模，需要从三个方面进行说明或假设：①分布的形状；②中心趋势（如中位数或平均数）；③个体值围绕中心趋势变化的程度（即变异）。NONMEM（Beal et al. 2011）的大多数应用中都假设模型的随机效应分布是以 0 为中心的对称分布，而不对称的参数分布可以通过转换变异模型的结构来实现建模。这里所估计的分布的基本要素默认为对称，但是也可以将不对称的分布进行转换后再建模，常见的例子包括对数线性（log-linear）转换，也可以通过 logit、Box-Cox、重尾（heavy tail）或其他方法完成更为复杂的转换（Petersson et al. 2009）。

　　参数分布的上述①②两项依从这些假设，则通常不在模型中特别说明。模型是否满足这两个假设可以在建模过程中进行验证，并在 NONMEM 的输出结果中进行评估。而第③项通过将群体变异作为随机变量进行估算来得到。

2.3　个体模型

　　面向个体的传统 PK 模型定义了一系列固定效应参数和数学结构，将预测浓度和个体观测值建立关联，并包含一个随机效应参数以解释观测值与模型预测值间的差异［即残留误差（residual error），简称残差］。这些模型既包含结构组件——PK 模型，也包含统计组件——描述预测值与观测之间误差的变异模型。

　　例如，一级口服吸收的一室模型的结构如图 2.1 所示。

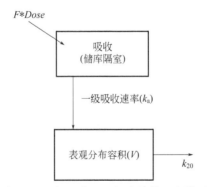

图 2.1　一级吸收、一级消除的一室模型

$$C_{\text{pred},i} = \frac{k_a F Dose}{V(k_a - k_{20})}(\mathrm{e}^{-k_{20}t_i} - \mathrm{e}^{k_a t_i}) \tag{2-2}$$

　　式中，k_a 为一级吸收速率常数；V 为分布容积；k_{20} 为一级消除速率常数；F 为生物利用度；$C_{\text{pred},i}$ 为单次给药后第 i 个时间点模型预测的浓度。

　　为了使模型能够拟合一组观测数据，需要模型的统计组件来说明预测浓度和观测浓度之间的差异。

例如，上述模型可以根据式(2-3) 拟合单次给药后个体的连续浓度数据：

$$C_{obs,i} = C_{pred,i} + \varepsilon_i \tag{2-3}$$

式中，$C_{obs,i}$ 为该个体第 i 个观测浓度；$C_{pred,i}$ 为第 i 个预测浓度；ε_i 为 t_i 时刻预测浓度与观测浓度之间的差异。通过模型拟合过程，得到模型结构参数的点估算值：V/F，k_a 和 k_{20}，这些估算确定了 PK 模型结构。估算的另一个参数（个体模型中的 Ω 或群体模型中的 Σ）为模型的统计组件，可描述个体观测值间 ε_i 差异的大小。可供使用的统计误差模型有很多，每种模型对观测值和预测值之间差异的性质都有不同的假设，这些模型组件将在本章后面的内容中更详细地讨论。

2.4　群体模型

定量药理学建模中的群体方法通过增加能说明模型参数个体间变异大小和来源的模型，对传统的个体模型进行扩展。群体模型通常包含前面所述的所有模型组件，同时添加了表示其他变异的参数和子模型，包括个体间结构模型参数的变异或个体内处于不同场景的参数变异，在群体模型中导致了随机效应（random effect）的多级嵌套。第一级是参数级，通常代表个体间模型参数的差异。第二级嵌套在第一级中，换言之，对于第一级效应的每一状态，在第二级中都可能有多个观测值与之对应，而这第二级就是 PK 模型中浓度的级别。这些概念将在本章后面详细讨论。个体模型与群体模型间的最大差异，就在于后者通过随机效应的嵌套来解释个体间参数变异。

2.4.1　固定效应参数

固定效应参数（fixed-effect parameter）是具有特定值或标量值的模型元素，代表模型中的结构元素，如 PK 模型中的清除率或分布容积。在 NONMEM 中，固定效应参数的标准命名为 THETA(n)，其中 n 作为整数值的索引变量，定义了模型中所有 THETA 的特定矢量元素。在模型参数的定义中，n 的赋值不能跳跃，例如没有 THETA(1) 就不能定义 THETA(2)。控制文件（control file）的编写将在第 3 章中详述，此处需要注意，控制文件中绝大多数的代码通常必须用大写字母来编写。在最新版本的 NONMEM 中允许有一些例外，但本书中我们仍全部使用大写字母来编写 NONMEM 代码。

个体模型包括固定效应参数，用于描述单一个体数据的结构模型（如前述示例

中的 V_d/F，k_a 和 k_{20}）。例如，如果我们定义一级吸收速率常数 k_a 为 THETA(n) 的第一个元素，则：

```
KA = THETA(1)
```

这里 THETA(1) 是 THETA 矢量中用来估算模型参数 k_a 典型值的元素，THETA 的索引值 n 通过控制文件中的代码与特定的模型参数（如 k_a）相关联。在一个模型中，THETA(1) 可以用来定义 k_a；在另一个模型中，THETA(1) 也可能用来定义清除率。

在群体模型中，结构模型的固定效应参数定义了该模型结构参数的群体典型值或中心趋势。因此，THETA(1) 就是群体中参数 k_a 的典型值或中心趋势的估算值。

固定效应参数也可以作为参数变异模型的组成部分，表示个体间可量化的系统性变异。例如，可以用下面的子模型描述分布容积 V：

```
V = THETA(2) + THETA(3) * WTKG
```

式中，THETA(2) 为 V 中与体重无关的典型值部分；THETA(3) 为 V 中与体重（以千克计）（WTKG）相关部分的比例常数的典型值。如果这个模型适用于一组数据，那么 THETA(3) 至少可以部分解释参数 V 的个体间系统变异。

固定效应也可以作为残留变异（residual variability，RV）模型中的元素，或用于其他的建模技术。但无论在模型中如何使用，固定效应参数都只能是一个单一的"固定"值，这个值在计算过程中不断更新，直至收敛（convergence）。模型最终的固定效应参数值是能够使目标函数值（objective function value，OFV）值最小化或到达其他估算终止条件的参数值。

2.4.2　随机效应参数

对于群体模型而言，随机效应参数（random-effect parameter）也是模型的组成部分，用于量化参数变异中无法解释的部分（一级随机效应，level 1 random effect，L1）或模型预测中的误差（二级随机效应，level 2 random effect，L2）。换言之，在群体模型中，L1 参数量化的是个体参数与典型值之间的差异（即参数级别的随机误差），而 L2 参数量化的是模型中观测到的因变量（如浓度）与其预测值之间的差异（即观测值级别的误差）。对于单一个体的模型，随机效应只存在一个级别（此时只有 L1），描述的是观测值级别（浓度）的误差。本节后续内容所讨论的均为有二级随机效应的群体模型。

随机效应参数描述参数变异时，假设其均值为 0，如图 2.2 所示。描述个体间参数变异的随机变量的分布（如 Eta-CL）一般假设为对称分布，但不必为正态分布。

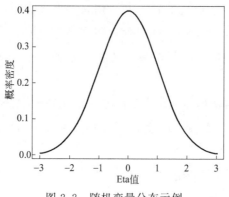

图 2.2   随机变量分布示例

2.4.2.1   L1 随机效应

对于群体模型而言，L1 随机效应可以描述参数在个体间差异的大小（个体间变异），或者同一个体在不同场景下参数差异的大小（场景间变异，inter-occasion variability，IOV）。

包含 L1 随机效应参数的个体估算值的矢量称为 ETA 矢量（即 $\eta_{i,n}$）。原则上 $\eta_{i,n}$ 是模型中个体 i 的所有 ETA 的矢量，而 i 和 n 是定义矢量元素的索引变量，每个个体都有各自的 $\eta_{i,n}$ 矢量。估算的 L1 随机效应参数是 $\eta_{i,n}$ 分布的方差。$\eta_{i,n}$ 的标准差为 ω_n，方差为标准差的平方 ω_n^2。在 NONMEM 中，方差参数以 OMEGA(Ω) 矩阵输出。若群体模型中包含以下固定效应和 L1 随机效应：

```
KA  = THETA(1) * EXP(ETA(1))
K20 = THETA(2) * EXP(ETA(2))
V   = THETA(3) * EXP(ETA(3))
```

则个体 1 就有一个矢量来估算 $\eta_{1,1}$，$\eta_{1,2}$ 和 $\eta_{1,3}$，数据集的其他个体也都会有各自唯一的一套随机效应组合。综上，所有的 $\eta_{i,1}$ 变量的差异都会出现在 Ω 矩阵对角元素的第一行第一列（$\omega_{1,1}^2$），$\eta_{1,2}$ 变量的差异出现在第二行第二列（$\omega_{2,2}^2$），以此类推。这个 Ω 矩阵的简单示例如下（用下三角阵表示）：

$$\Omega = \begin{matrix} \omega_{1,1}^2 & & \\ 0 & \omega_{2,2}^2 & \\ 0 & 0 & \omega_{3,3}^2 \end{matrix}$$

这里 $\omega_{1,1}^2$ 为所有个体的 $\eta_{i,1}$ 的分布方差，在本例中为 k_a 的方差。在更一般的情况中，估算随机变量间的协方差时，这些值可以理解为：

$$\Omega = \begin{matrix} k_a\ 的方差 \\ k_a\ 和\ k_{20}\ 的协方差 \quad k_{20}\ 的方差 \\ k_a\ 和\ V\ 的协方差 \quad k_{20}\ 和\ V\ 的协方差 \quad V\ 的方差 \end{matrix}$$

非对角项（第 i 行，第 j 列）表示参数 i 和参数 j 之间的协方差。因此，$\omega_{2,1}^2$ 即为 k_a 和 k_{20} 之间的协方差。

除非经过明确计算，否则非对角项均假设为 0。为了估算个体的 $\eta_{n,i}$ 值，必须使用条件估算法（conditional estimation method）或贝叶斯后验（post hoc Bayesian）的方法，且为了便于查看，个体值必须以表格文件输出。

2.4.2.2　L2 随机效应

L2 随机效应描述了因变量预测值与观测值之间的差异中无法解释部分的大小。当因变量为血浆浓度 C_p 时，在 t 时刻，对第 i 个个体有：

$$C_p(t)_i = \widehat{C_p(t)_i} \pm \varepsilon_{i,j}$$
$$\mathrm{var}(\varepsilon) = \sigma^2 \tag{2-4}$$

式中，$\widehat{C_p(t)_i}$ 为模型预测浓度。观测浓度与预测浓度之间的差异即为 ε_i，其分布称为残留变异（residual variability，RV），以方差 σ^2 的形式输出。RV 的出现可能是由于对因变量或自变量的测量和记录存在误差，也可能是由于模型的数学结构不恰当或不完整所导致。

对于 PK 数据，因变量（即浓度值）中的误差可能来自样品采集、保存及生物分析过程中的错误，在临床和实验室中进行充分的质量控制（quality control，QC）对减少这种误差非常必要。而自变量的误差可能来源于给药时间或取样时间的记录不准确，或协变量（covariate，如体重、身高）的测量不准确。临床实践中的质量控制对于减少这类错误至关重要。数据处置过程中的错误会导致分析数据集整理上的错误，有时也会成为误差来源之一，因此，数据管理中的质量控制规程是减少这类错误的关键。

一般估算的 L2 参数为 RV 模型的方差参数，在 NONMEM 的输出为 SIGMA（Σ）矩阵，该对角矩阵中 RV 模型的每个随机效应都有一项对应，例如：

$$\Sigma = \begin{matrix} \sigma_1^2 & \\ 0 & \sigma_2^2 \end{matrix}$$

个体误差 ε_i 分布的方差处于该对称的 Σ 矩阵的对角线上，非对角元素为对角线上元素之间相关性的估算值。上述示例中的 Σ 矩阵为下三角阵，其中的相关性通常假设为 0，这个假设可以在建模过程中进行验证。

　　表 2.2 以 n 个个体的一个一级吸收一室模型为例，来说明固定效应参数与随机效应参数之间的关系。在群体中，固定效应的值是唯一的，L1 随机效应对每个个体只取一个值，而 L2 随机效应对每个观测值都取一个值。表 2.2 展示了模型中所有参数的表现形式，下面几节内容将讨论把它们结合在一起的数学关系。

表 2.2　n 个个体的群体 PK 模型的个体参数

固定效应

$$k_a = \theta_1$$
$$CL = \theta_2$$
$$V = \theta_3$$

随机效应

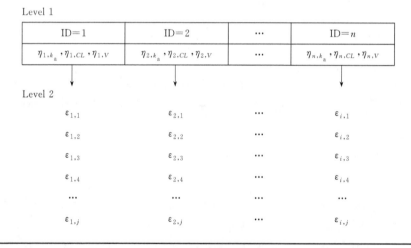

Level 1

ID＝1	ID＝2	⋯	ID＝n
η_{1,k_a}，$\eta_{1,CL}$，$\eta_{1,V}$	η_{2,k_a}，$\eta_{2,CL}$，$\eta_{2,V}$	⋯	η_{n,k_a}，$\eta_{n,CL}$，$\eta_{n,V}$

Level 2

$\varepsilon_{1,1}$	$\varepsilon_{2,1}$	⋯	$\varepsilon_{i,1}$
$\varepsilon_{1,2}$	$\varepsilon_{2,2}$	⋯	$\varepsilon_{i,2}$
$\varepsilon_{1,3}$	$\varepsilon_{2,3}$	⋯	$\varepsilon_{i,3}$
$\varepsilon_{1,4}$	$\varepsilon_{2,4}$	⋯	$\varepsilon_{i,4}$
⋯	⋯	⋯	⋯
$\varepsilon_{1,j}$	$\varepsilon_{2,j}$	⋯	$\varepsilon_{i,j}$

2.5　个体间随机变异（L1）模型

　　由于 L1 效应描述的是个体间参数变异，这些值对于同一个体的不同观测值而言是不变的，因此称为"个体水平"效应。个体间变异（between-subject variability，BSV，或称 interindividual variability，IIV）通常以加和型变异（additive variation）、常系数变异 [constant coefficient of variation，CCV，又称为比例型变异（proportional variation），下文均使用比例型这一术语] 或指数函数形式加入模型。随后的几节中将展示各种模型中如何把变异项作为一个定义模型参数的表达式加入模型中。

2.5.1　加和型变异

模型参数的变异可以用加和型函数表示。个体参数 P_i 是群体典型值 P 和该个体随机效应 η_i 的函数，η_i 的分布以 0 为均值，以 ω^2 为方差。加和型模型（additive model）的表达式为：

$$P_i = P + \eta_i \tag{2-5}$$

在 PD 模型中用来描述药物最大效应的参数 $E_{\max}$，可以通过加和型误差模型定义：

```
TVEMAX = THETA(1)          ; Population Typical Value
EMAX = TVEMAX + ETA(1)     ; Individual Specific Value
```

其中 TVEMAX 为 $E_{\max}$ 的群体典型值，EMAX 则表示 $E_{\max}$ 的个体估算值，其中还包含了一个来自 η_1 分布的 η_i 项，其分布均值为 0，方差为 ω^2。由于每个个体都有一个独一无二的 η_1，因此每个个体 $E_{\max}$ 的常数值也不同。

在加和型误差模型中，无论参数的估算值是多少，模型变异的绝对大小都是相同的。在上述例子中，较小的 $E_{\max}$ 值比较大的 $E_{\max}$ 值具有更大的变异系数（%CV），因为：

$$\%\mathrm{CV} = \frac{标准差}{均值} \times 100 \tag{2-6}$$

由于加和型误差模型对所有参数都设定了恒定的标准差（standard deviation，SD），当参数值较小［即均值较小］时，其%CV 要比参数值较高的情况下更大。换言之，随着参数值的增大，变异的比例逐渐减小，因此在这种误差模型中，%CV 不是常数。

2.5.2　比例型变异

与此相反，比例型误差模型（又称常系数变异，CCV）中，变异的比例大小保持不变，但是绝对数值会随参数值的增大而增大。比例型模型（proportional model）可以写成：

```
TVK20 = THETA(2)
K20 = TVK20 + TVK20 * ETA(2)
```

或写成

```
TVK20 = THETA(2)
```

```
K20 = TVK20 * (1 + ETA(2))
```

在此类误差模型中，标准差随着参数值增大而呈比例增大。因此，在参数值的范围内，变异的%CV 都是恒定的常数。

2.5.3　指数型变异

对于 IIV，指数型模型（exponential model）可能是最为常用的，用以描述服从对数正态分布（log-normal distribution）的参数变异，即指数型变异（exponential variation）。例如，参数 $K20$ 的指数型误差模型如式（2-7）所示，$K20$ 的方差与 $TVK20$ 呈比例关系，$\text{Var}(K20) = TVK20^2 \times \omega_{K20}^2$。

$$K20_i = \widehat{K20} \times e^{\eta_i} \tag{2-7}$$

式中，$\widehat{K20}$ 代表群体典型值（固定效应）；η_i 是服从对称分布的随机变量，均值为 0，方差为 ω_{K20}^2。如果假设 η_i 服从正态分布，则 $K20_i$ 服从对数正态分布，其代码可以写为：

```
TVK20 = THETA(1)
K20 = TVK20 * EXP(ETA(1))
```

在 Fortran 语言中，EXP(…)表示 e 的指数函数，上述代码中 ETA(1)即在指数位上。

在 NONMEM 中使用一级估计法时，比例型和指数型误差模型会得到同样的群体参数的方差值。然而，如果采用贝叶斯后验分析或条件估算法，个体参数的估算结果会有所不同，指数型模型因能避免参数估算值为负数而优于比例型模型。

2.5.4　针对个体间变异的来源进行建模

由于 L1 随机变量 η_i 的值在同一个体中是不变的，因此模型参数在该个体中也保持不变。但是，个体参数（如 CL 或 V）的系统性或随机性变化是可以模型化的。诸如酶诱导或影响参数的协变量发生可测定的变化等因素，可引起参数随时间发生系统性变化，从而表明参数不稳定。例如，如果有一种有效治疗肥胖症的药物，其分布容积与体重相关，且药物的 PK 通过长期数据来建模，则分布容积参数 V 就可能随着体重变化而发生系统性变化。

```
V = (THETA(1) + THETA(2) * WTKG) * EXP(ETA(1))
```

此例中，个体的 η_1 值保持不变，但 V 值随着每次体重（WTKG）记录的变化而变化。模型参数在两个或多个场景间的随机变化，也可以通过对每个场景特定的随机效应来建模。

若参数总体的 IIV 较小，则不同患者间的浓度-时间曲线具有相似性。因此，达到一定浓度范围所需的剂量在这些患者中也是相似的。此时由于常规剂量在不同患者间的暴露量相似，因此可以遵从"同一剂量适合于多人"的指南。

然而，当参数存在较大变异时，常规给药方案下不同患者间的浓度-时间曲线会出现较大差异。如果这种差异是系统性的，并且能以可测量的协变量加以解释，通过个体化给药方案则能够达到预期的浓度范围。如果 IIV 很大且来源不明，则个体间的浓度-时间曲线将存在较大差异，且个体的血药浓度很难准确预测。

2.6　观测值中的随机变异（L2）模型

因变量观测值（Y）和相应的个体模型预测值（F）之差，被定义为观测水平的残差（residual error）或无法解释的误差（unexplained error）。

$$Y - F = \text{ERROR} \tag{2-8}$$

对于数据集中每一个非缺失的因变量，都有一个这样的误差元素（$\varepsilon_{i,j}$）。这种 L2 误差的分布可以通过与 L1 随机变量类似的函数形式进行建模。

2.6.1　加和型变异

残差可以用独立于其他因素的单个差异来表示。这部分误差可以简单地加到预测值上以解释预测值与观测值之间的偏离，而不用考虑预测值的大小或其他因素，该误差元素（ε_i）服从均值为 0、方差恒为 σ_1^2 的分布。

NONMEM 中加和型残差模型的代码可以写为：

```
Y = F + ERR(1)          ;适用于个体或群体数据
```

或

```
Y = F + ETA(1)          ;适用于个体数据(L1 误差)
```

或

```
Y = F + EPS(1)          ;适用于群体数据(L2 误差)
```

浓度范围内的同方差如图 2.3 所示。

这种模型常适用于描述因变量值的范围相对较小（小于一个数量级）的 PK 或

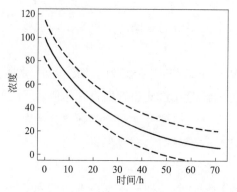

图 2.3　加和型残差模型的浓度非依赖性（尽管高浓度时
由于曲率原因使误差和中位值的距离显得较小，但实际
上在所有时间点两者的距离均相等）

PD 数据。与其他模型相比，这种模型可能更合适于那种在小范围内波动的 PD 数据，或观测浓度值在小范围内波动的 PK 数据（如收集的数据为谷浓度或恒速输液时的稳态浓度）。

合适的残差模型的选择应作为建模过程的一部分进行评价。我们可以将"DV-F"（即残差）对预测浓度作图，以评价变异与预测值是否相关。关于模型诊断图（model diagnostic plot）及其在模型选择中的相应说明，将在第 5 章详细讨论。

2.6.2　比例型变异

若误差的大小随预测值的大小而变化，可以采用比例形式表示残差。这种残差模型也称为常系数残差或乘法型残差，其误差的变异与模型预测值呈比例关系。

NONMEM 中比例型残差模型的代码可以写为：

```
Y = F + F * ERR(1)
```

或

```
Y = F * (1 + ERR(1))
```

ERR（…）、ETA（…）或 EPS（…）的表达方式与加和型残差模型中所述相同。
观测值与预测值之差的大小取决于当前预测值：

$$Y-F=F*\mathrm{ERR}(1) \tag{2-9}$$

因此，预测值较小时，残差相对较小，而预测值较大时残差则较大。

图 2.4 中以 y 值（如浓度或药效）对时间作图。该图可以表示单次静脉注射后的血药浓度的变化。图中实线为预测的中位值或典型值，虚线为给定浓度下观测值变异的置信区间（confidence interval，CI）的上下限。

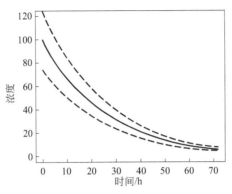

图 2.4　比例型残差模型的浓度依赖性

在起初浓度较高时，浓度典型值的变异较大，后期浓度较低时，其变异也随之减小。

此种残差模型常用于 PK 数据中浓度范围较大的情况，尤其是当范围超过一个数量级时。

2.6.3　混合型变异

PK 中另一种常用的模型是将前文所述的加和型残差模型和比例型残差模型结合在一起。当预测浓度较低时，加和型残差占主导位置；当预测浓度较高时，比例型残差的比重增加。该模型可以用两个随机变量来表示：

```
Y = F + F * EPS(1) + EPS(2)
```

其中，EPS(1) 为比例型残差的随机变量，而 EPS(2) 为加和型残差的随机变量。总的残留误差表达为 F 值的 %CV，因此在预测值范围内不是一个常数。%CV 在最低浓度时最大，随着浓度增高而逐渐减小至最小值 [最小 %CV 值 $=100 * \sigma_1$]。

该模型中总的 %CV 计算方法如下：

$$\%CV = 100 \times \frac{\sqrt{F^2 \times \sigma_1^2 + \sigma_2^2}}{F} \qquad (2\text{-}10)$$

在该模型中，低、中、高预测浓度下的 %CV 可用简表表示，在某一浓度范围内的残差可以迅速查到。例如，若$\sigma_1=0.3$，$\sigma_2=10$，则残差的结果可能会涵盖很广的浓度范围，至少超过测定的线性范围，如表 2.3 所示。

表 2.3　混合型残差模型的残留变异（%CV）

预测浓度(F)	%CV
5	202.2
10	104.4
15	73.1
20	58.3
25	50.0
30	44.8
40	39.1
50	36.1
100	31.6
150	30.7
300	30.2
1500	30.0

显然，在混合型残差模型中，当 F 值最小时，%CV 最大；而高浓度时 σ_1 占主导位置，%CV 减小。混合型残差模型如图 2.5 所示。

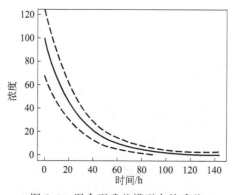

图 2.5　混合型残差模型中的残差

混合型残差模型中还有两种替代的参数化方法可供考虑。这两种替代方法均以一个固定效应参数来表示两个随机效应的比值，从而减少了待估算的随机变量的数量。这样做有两个好处：一是随机变量数量的减少可以减少模型运行时间；二是可以准确计算出个体加权残差。

如果采用如前所述的两个随机变量：σ_1^2，与比例型残差相关；σ_2^2，与加和型残差相关，则可将这两个随机变量的比值表达为：

替代方法 1：　　　　　　　　　　　$\theta_1 = \dfrac{\sigma_1}{\sigma_2}$　　　　　　　　　　(2-11)

或

替代方法 2：　　　　　　　　　　　$\theta_1 = \dfrac{\sigma_2}{\sigma_1}$　　　　　　　　　　(2-12)

通过估算一个随机效应参数和一个固定效应参数，则可充分确定一个混合型模型。对于上述两种替代方法，θ_1 值的下限应确定为 0。

对于替代方法 1，某预测浓度下的 RV 值的计算公式如下：

$$\% \mathrm{CV} = 100 \times \sqrt{\dfrac{\sigma_2^2}{F^2} + \theta_1^2 \times \sigma_2^2} \tag{2-13}$$

对于替代方法 2，某预测浓度下的 RV 值的计算公式如下：

$$\% \mathrm{CV} = 100 \times \sqrt{\sigma_1^2 + \dfrac{\theta_1^2}{F^2} \times \sigma_1^2} \tag{2-14}$$

关于使用一个固定效应参数和一个随机效应参数来代替混合型残差模型，以及用两个 THETA 参数和一个锁定为 1 的随机效应参数的替代参数化方法，将在 5.6.2.1 节中说明。

2.6.4　对数型误差模型

除此之外还有其他残差模型可供选择，此处介绍对数型误差模型。该模型假设残留误差的变异随浓度预测值的增加而呈对数-线性方式增加，模型中将 ln 转换（即自然对数转换）后的数据作为因变量。将预测浓度进行 ln 转换之后加上一个加和型残差即为对数型误差模型，其代码为：

```
Y = LOG(F) + EPS(1)
```

这里有个重要问题需要考虑，即当 F 为 0 或负数时，无法计算 $\mathrm{LOG}(F)$，模型会返回一个数值错误。解决这一问题和模型其他问题的方法将在 3.5.3.1 节中讨论。

2.6.5　RV 表达式与预测浓度之间的关系

考虑预测值与 RV 之间的关系有助于为给定用途选择最佳残差模型。加和型、比例型、混合型及对数型误差模型中 RV 与预测浓度的关系如图 2.6 所示。

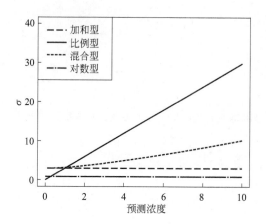

图 2.6   各种残差模型中 σ 值（残留变异的标准差）与预测浓度之间的关系

以标准差（σ）形式表达变异时，无论浓度值如何，加和型与对数型残差模型的方差都是恒定的，而比例型和混合型残差模型中，σ 值随着预测浓度增加而增加。比例型与混合型残差模型的主要区别在于最低浓度下的表现，当预测浓度趋近于 0 时，比例型的 σ 估算值也趋近于零，而混合型的 σ 在浓度很低时会趋向于一个接近于零的非零特定值。

图 2.7 展示了在同一模型中各种残差模型的相对变异（%CV）与浓度之间的关系。顾名思义，比例型残差模型的 %CV 是恒定的，与预测浓度无关，而其他残差模型（加和型、混合型和对数型）的 %CV 值都在低浓度时相对较高，但随着预测浓度的增加而降低，最后在高浓度时趋于一定值。

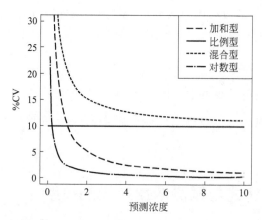

图 2.7   各种残差模型中残留变异（%CV）与预测浓度之间的关系

模型的选择取决于给定的数据集，建模过程应当包括对给定数据集和假设的最适模型的评价。

2.6.6　RV 大小的意义

RV 值的量化在建模过程中非常重要，因其可以定量解释患者体内看似随机的药物浓度的变化。RV 大小的影响见图 2.8。

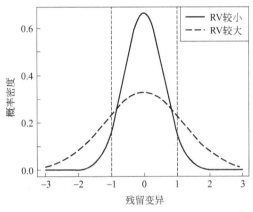

图 2.8　残留变异（RV）大小的影响

对于 RV 较大的药物，其血药浓度随时间变化的全貌难以预测。即使给药方案一致时，患者在各给药间隔之间的相同给药时间后的血药浓度可能存在很大差异，甚至在同一给药间隔内也可能发生很大的"随机"变化。对于治疗浓度范围较窄的药物，这可能会限制其使用。

相比之下，对于 RV 较小、具有线性且稳定 PK 性质的药物而言，各给药间隔之间的相同给药时间后的药物浓度将相对稳定，每个给药间隔内浓度的可预测性也会提升。如果 RV 较低，药物浓度在给定的给药方案下可以被合理预测，而且一个稳定的给药方案也可以将药物浓度控制在预期范围之内。

2.7　估算方法

定量药理学模型的建立需要估算模型参数的值和不确定度，非线性混合效应模型中参数的估算需要能实现数值分析的高级计算机应用。在这本介绍性的书中，我们不讨论数值方法的细节，而是介绍各种估算方法应用的一些基本概念，这些内容在第 3 章进行详述。

2.8   目标函数

NONMEM 的传统估算方法是计算目标函数（objective function）的值，以引导参数估算过程，并对建模过程中产生的一系列模型进行比较。目标函数某种程度上量化了模型与数据的匹配度。在估算过程中，随着参数迭代而改变的目标函数值给出了一个停止迭代的标准，明确了模型参数的变化无法进一步实质性改善模型拟合程度的点。每一次参数迭代估算的同时都会计算目标函数，一直持续到目标函数达到其最小值。这些概念将在第 5、6 章进一步讨论。

2.9   贝叶斯估计

贝叶斯估计（Bayesian estimation）是一种数据分析方法，可以将先验信息（如群体 PK 模型及其参数）与现有数据进行结合，以改善对个体建模过程的理解。在给定一个个体的数据和所假设的先验群体模型的前提下，贝叶斯估计可以估算适合这一个体的最可能的参数值。估算个体参数可以用于很多目的，包括指导临床治疗决策、PK/PD 建模中估算暴露量、推算有限浓度数据的个体的暴露量，等等。个体参数估算的应用将在第 7 章单独讨论。

（卢　炜　姚庆宇　李　健）

参考文献

Beal SL，Sheiner LB，Boeckmann AJ，Bauer RJ，editors. *NONMEM 7.2.0 Users Guides*（1989—2011）. Icon Development Solutions，Hanover，MD；2001. Available at ftp://nonmem.iconplc.com/Public/nonmem720/guides. Accessed December 13，2013.

Gobburu JVS. Pharmacometrics 2020. J Clin Pharm 2010；50；151S-157S.

Petersson KJF，Hanze E，Savic RM，Karlsson MO. Semiparametric distributions with estimated shape parameters. Pharm Res 2009；26（9）；2174-2185.

Woodcock J，Woosley R. The FDA critical path initiative and its influence on new drug development. Annu Rev Med 2008；59；1-12.

第 3 章
NONMEM 概述及 NM-TRAN 控制文件编辑

3.1 概述

在描述了 NONMEM 系统的主要组成部分之后，本章将对编辑 NM-TRAN 控制文件（control stream）的关键要素进行详细解释。由于 NONMEM 是批量运行模式（即所有程序或控制文件一次性编码并提交运行，而不是逐行执行），整个系统的其他部分均是在 NM-TRAN 控制文件的基础上建立的。因此，在建立更高级和复杂的模型之前，必需深刻理解如何编写简单的控制文件。本章将介绍许多常见的控制文件模块，解释不同情况下适用的各种选项，并给出一些典型控制文件的实例。

3.2 NONMEM 系统的构成

NONMEM 系统包括三个主要的程序元件：NM-TRAN（NonMem TRANslator），即 NONMEM 编译器；PREDPP（PREDiction of Population Pharmacokinetic models and parameters），即群体药物动力学模型和参数的预测子程序；NONMEM（NONlinear Mixed Effects Models），即非线性混合效应模型的计算引擎。程序的核心 NONMEM 包含控制非线性混合效应模型估算的 FORTRAN 子程序。就其本身而言，NONMEM 的应用不仅仅局限于对于群体和个体药物动力学以及药物动力学/药效动力学的应用。尽管 PREDPP 的特定子程序库为定量药理学家准备了多个预先写好的常用或典型 PK 模型的子程序，但是为了有助于模型的开发，可通过对它们的自定义来满足特定化合物的个体化需求。建模者使用的语言由 NM-TRAN 提供，NM-TRAN 是设置模型框架以及与整个系统交互的平台（Beal et al. 1989）。

近年来，为使与 NONMEM 的交互更为便利，已开发出了许多接口界面和辅助程序，NONMEM 系统本身可以看作是一种批处理程序语言。建模者编写并运行 NM-TRAN 控制文件，控制文件则依次调用 NONMEM 数据文件（将在第 4 章中详细描述）和相应的子程序来完成某个特定模型的运行，并产生若干个供审阅的结果文件。这里没有图形化的用户界面，也没有可供选择模型特征或选项的窗口或下拉框。因此，精通 NONMEM 使用的学习过程比其他可以反复点击试错的程序要难一些。本文旨在减轻这一学习过程的难度。

图 3.1 描述了 NONMEM 系统一些主要组成部分的交互关系。用户需要分别创建一个 NM-TRAN 控制文件和一个数据文件。通常，当 NONMEM 运行命令被启动时，用户文件首先通过 NM-TRAN 进行语法和格式解析，然后将其转化为适合 NONMEM 的版本。NM-TRAN 也根据具体模型调用合适的 FORTRAN 子程序，并将它们送到 FORTRAN 编译器进行编译和加载。如果 PREDPP 也被调用（根据控制文件的具体命令），那么生成的 PK 和 ERROR 子程序将和 NONMEM 的控制文件和数据文件一起，通过 NONMEM 进行计算或根据控制文件进一步的命令执行其他步骤。最后，将根据控制文件的指令生成多个 NONMEM 输出文件，其中一些是默认的，一些是可选的（Beal et al. 1989）。

本章其余部分将主要关注 NM-TRAN 控制文件的编写，这些程序或指令文件明确了模型及其与估算相关的各种选项和所需的输出文件。读者可以参考用户指南 IV（User's Guide IV）：NM-TRAN 或在线帮助文件来获取对每一模块和选项的更多信息（Beal et al. 1989）。本章旨在为初学者提供如何编写一个典型 NM-TRAN 控制文件，以解析简单 PK 模型的一些基本信息。

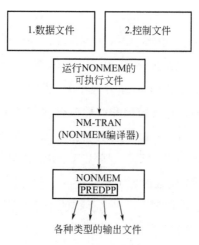

图 3.1   NONMEM 系统组成示意

3.3　一般规则

NM-TRAN 控制文件是 ASCII 文本文件，通常使用文本编辑工具进行编写，如 Microsoft WordPad[®]，Notepad，emacs，vi，或其他与 NONMEM 兼容的文本编辑程序。文件必须保存为一个 ASCII 的纯文本文件，虽然可以在文字处理程序如 Microsoft Word[®] 中编写，但由于建模者需时刻记得要转化格式并另存为一个纯文本文件（DOS），所以并不推荐。NM-TRAN 控制文件由一系列经定义的语句（record 或 statement）和代码模块（block of code）组成，每行语句或每个代码模块均以一个美元符号"＄"加一个特殊的字符串开头，＄代表一行新的语句或一个新的代码模块的开始。所有的语句或代码模块标识符名称均可以缩写，缩写至少要包含语句或代码模块名称的前 3 个字母（如 $PROBLEM 可以缩写为 $PROB 或 $PRO）。在控制文件里，语句之间或某一语句的选项之间可以使用空格。虽然最近的 NONMEM 版本里某些情况下允许使用制表符，即 Tab 键（先前的版本不允许），但根据笔者经验，在控制文件（或数据文件）中避免使用 Tab 键更为妥当。当后来的 NONMEM 版本中的语法规则和选项随着时间发生改变时，将会特别注明。

控制文件中的每行指令最多可以有 160 个字符。NONMEM 6.2 以前的版本每行指令不允许超过 80 个字符。如果字符数必须超过允许范围，则可按下 Enter 键后继续编写。这个规则也适用于程序模块内单独的代码行，比如 $PK 或 $ERROR 模块。超出规定长度的方程必须被拆分成多段，每段都小于最大允许字符数，然后再以独立的等式适当联立。在 NONMEM 7.2 或更高的版本中，控制文件允许使用混用形式（大写和小写字母的组合）。但在 NONMEM 7.2 以前的版本中，除了文件名，控制文件的所有部分都必须使用大写字母。控制文件的各个地方都可以使用注释，以分号"；"开始，后面一直到该行结尾的文字都视为注释，不被 NM-TRAN 读取。对于 NONMEM 的早期版本（NONMEM 7.0 以前），为了识别最后一行指令，控制文件最后一个字符的后面要加一个回车键。

下面的实例给出了一个控制文件供读者参考，同时也展示了将本章要讨论的文件元素。如前所述，这仅是应用 NM-TRAN 的典型 PK 模型的一个例子，并未包含所有内容，也没有显示语句中的所有选项。

简单的一室 PK 模型的 NM-TRAN 控制文件示例：

```
$PROBLEM Example NM-TRAN Control Stream for a 1-cmt Model
```

```
$DATA/home/pathtomydatsaset/datafilename.dat IGNORE= #
$INPUT ID TIME AMT DV CMT EVID MDV
$SUBROUTINES ADVAN2 TRANS2
$PK

TVCL = THETA(1)
CL = TVCL * EXP(ETA(1))
TVV = THETA(2)
V = TVV * EXP(ETA(2))
TVKA = THETA(3)
KA = TVKA

; scale predictions based on dose(mg) and Cp(ng/mL)
S2 = V/1000

$ERROR

Y = F * (1 + EPS(1))
$THETA    (0,3.9)            ; Clearance(L/h)
          (0,52.1)           ; Volume(L)
          (0,0.987)          ; Absorption Rate(1/h)
$OMEGA    (0.09)             ; IIV on CL(use 30% CV as init est)
          (0.16)             ; IIV on V(use 40% CV as init est)
$SIGMA    (0.04)             ; RV(use 20% CV as init est)
; Use conditional estimation with interaction
$EST METHOD=1 INTER MAXEVAL= 9999 PRINT=5 MSFO=example.msf
$COVAR PRINT=E

$TABLE ID IME AMT CMT ONEHEADER NOPRINT FILE=example.tbl
```

3.4 控制文件的必需组件

3.4.1 $PROBLEM

通常，NM-TRAN 控制文件的第一行语句为 $PROBLEM，是必需项，可作为整个控制文件的标题，允许用户对文件进行描述性标记，以便于后期的参考和识别。用户在 $PROBLEM 后面编辑的文字会被复制到输出文件作为标题，将所研究的问题和结果链接在一起。如果想通过修改或编辑最近一个控制文件以作为一个新模型的控制文件来运行（而不是采用一个空白文档重新写一个控制文件），在进行其他修改之前先修改 $PROBLEM 以匹配新的研究目的会是一个好习惯。随着模型越来越复杂，采用系统方法来描述模型和命名文件有利于保持较好的条理性。另外一个可取的做法是在保存和运行控制文件之前，在每个新的控制文件顶部使用注释（分号后面的文字）以写入更完整的标题，标题可以包含该控制文件作者的名字、编辑日期/时间标识、控制文件的用途以及所使用的数据文件。

3.4.2　$DATA

$DATA 语句用来指示 NM-TRAN 读取相关数据文件的路径，该语句给出了文件的相对路径或完整路径以及文件名称。需要注意的是，文件路径要与操作系统/环境相关的语法相匹配。本文中的例子使用正斜杠符号 "/" 来分隔不同的子路径，适用于基于 UNIX 或 Linux 的系统。许多基于 Windows 的系统使用反斜杠符号 "\" 来表述文件路径，并以驱动盘符开头（例如 C：\My Documents\...）。一个典型的 $DATA 控制文件示例参见 3.3 节。

3.4.2.1　用 $DATA 定义子数据集

$DATA 语句的附加选项（即 IGNORE 和 ACCEPT）可用来为特定模型定义子数据集（subsetting）。最简单的定义子数据集的方法需要修改数据文件本身，并结合使用特定版本的 $DATA 中的 IGNORE 选项。使用 IGNORE 选项的这个功能时，需要在数据文件中准备排除的记录的最左端插入一个字符。仅在需要排除的数据记录前面插入字符（除了 "；"，大多数的 ASCII 字符均可使用），而那些不需排除的数据记录无需改变。用作此目的的典型字符有 "#"，"@" 或 "C"。如果采用 "#" 号，NM-TRAN 默认排除数据文件中第一列包含 "#" 的记录，而无需在 $DATA 中添加 IGNORE 选项。然而，如果使用了其他字符（例如 "@"），$DATA 则变为：

```
$DATA mydatafilepath_and_name IGNORE=@
```

此处的 "@" 可以替换成在数据文件中表示此类排除的任何字符。这样，NM-TRAN 在数据文件中读取时，所有第一列为 "@" 的数据记录都会被略过，而不被保留在用于处理和计算当前模型的 NONMEM 数据文件中。这种数据文件中的排除可以通过查看 FDATA 输出文件确认，也可以通过检查输出文件中数据记录的数目、个体的数目以及观测记录的数目来进行确认（关于如何在输出文件中找到这些信息的进一步内容请参见第 6 章）。

如果在创建数据集时已经意识到需要进行一些排除，可以考虑额外添加带有排除标识的一列或多列。假设创建一个取值为 0、1、2 的变量 EXCL，0 代表该行不应被排除，1 和 2 分别指示由于不同原因可能导致的排除。如果想要利用这个数据字段，可以采用 IGNORE 的另一个选项，相应的 $DATA 语句可编辑如下：

```
$DATA mydatafilepath_and_name IGNORE=(EXCL.EQ.1)
```

或

```
$DATA mydatafilepath_and_name IGNORE=(EXCL.EQ.2)
```

或

```
$DATA mydatafilepath_and_name IGNORE=(EXCL.GE.1)
```

这种类型的条件 IGNORE 选项可以和之前介绍的 IGNORE＝♯ 类型的排除联合使用，既排除第一列有 "♯" 的记录，同时也排除符合上述例子括号内排除条件的记录。在这种情况下，IGNORE 选项可以使用两次，例如下面代码所示：

```
$DATA mydatafilepath and name IGNORE=#  IGNORE=(EXCL.EQ.1)
```

这些选项显然对于建模者是很有用的，其真正的优势在于定义子数据集的时候不需要改变原来的数据集，仅仅使用不同的控制文件就能简单地区分不同的子数据集。从 $INPUT 中读入的任何变量（即数据项）均可以使用条件 IGNORE 选项，除了那些用 "＝DROP" 的选项之外（参考 3.4.3 小节），还包括那些并非专门为可能的排除而创建的变量。采用这种方法，数据文件可以通过重新定义子数据集而仅纳入某一特定研究的个体，或仅纳入体重超过某一水平的个体，甚至排除那些疾病严重程度达到某一级别的个体。这个功能的另一个重要用途在于，建模中当少量浓度数据有很大的加权残差（weighted vesidual，WRES）时，可以暂时排除一个或多个观测值以评价它们对模型拟合的影响。使用单一的条件参数的语法如前所述：

```
$DATA mydatafilepath_and_name IGNORE=(STDY.GE.2000)
```

NONMEM 也允许使用两个及以上的 IGNORE 条件参数来表示更为复杂的排除标准。不过，如果使用了多个条件参数，则假定这些条件之间通过 ".OR." 运算符相连，且不能指定其他运算符。因此，如果想要从数据集中排除体重大于等于 100 kg 的个体或来自研究 301（STDY 301，指研究课题的编号）的个体，$DATA 可以编辑如下：

```
$DATA mydatafilepath_and_name IGNORE=(WTKG.GE.100,STDY.EQ.301)
```

注意，附加条件语句与之前的条件语句在同一括号内，用逗号隔开。事实上，在一个 IGNORE 选项里可以通过这种相同的方式添加多达 100 个不同的条件参数。

也可以使用与 IGNORE 选项相反的 ACCEPT 选项。ACCEPT 选项的条件参数陈述方式与 IGNORE 选项相同，多个条件之间也是假设用 ".OR." 运算符相连。与 IGNORE 相似，ACCEPT 选项也可以和 IGNORE=♯ 选项联合使用，但不能与定义了条件参数的 IGNORE 同时使用。例如，如果想要拟合数据集中体重小于 100 kg 或不是来自研究 301 的个体，同时仍然排除第一列中带 "♯" 的个体，$DATA 语句可以编辑如下：

```
$DATA mydatafilepath_and_name IGNORE=#    ACCEPT=(WTKG.LT.100,STDY.NE.301)
```

有些情况下可能最简单最直观的定义子数据集方式就是用 ".AND." 运算符。此时可以考虑使用一个隐式的 ".OR." 来编辑一个隐式的 ".AND." 这种技巧。如表 3.1 所示，如果想要排除研究 101 的个体和疾病严重程度大于等于等级 2 的个体（即排除 STDY.EQ.101.AND.DXSV.GE.2——由于有 ".AND." 运算符，NONMEM 的 IGNORE 选项不允许使用这种陈述语句），期望的排除用黑色方块表示，$DATA 语句可以采用如下编码：

```
$DATA mydatafilepath_and_name ACCEPT=(STDY.NE.101,DXSV.LT.2)
```

表 3.1　基于研究编号和疾病严重程度的期望纳入和排除

		研究	
		101	非 101
疾病严重等级	<2		
	≥2	■	

3.4.2.2　$DATA CHECKOUT

在 $DATA 语句中可能有用的另一个选项是 CHECKOUT。当 $DATA 中使用这个选项时，表示用户只是想要根据相应的数据文件、$INPUT 和控制文件中的其他记录对数据集进行检查。使用此选项，不会执行控制文件中除 $TABLE 和 $SCAT 之外的任何任务（参见 3.9 节）。此外，$SCAT 中不应包括 WRES，因为其在此类 checkout 运行时是不被计算的。如果要求的话，使用数据集可生成表格文件和散点图，以便用户确认通过 $INPUT 读入 NONMEM

的数据集内容的适当性。

3. 4. 3 $INPUT

$INPUT 语句通过指示在数据集里按照什么顺序读入什么变量来读取数据文件。在 $INPUT 后面根据数据集的每一列的相应名称指定变量列表，在适当的位置可使用变量的保留名称（reserved name） （参见第 4 章关于 NONMEM 和 PREDPP 必需变量的完整表述）。变量列表最多可以读进 50 个数据项，但在 NONMEM 6.0 及其以前的版本，$INPUT 语句中最多只允许有 20 个数据项。由于创建一个包含所有建模相关变量以及符合监管提交标准需要的多个其他变量的主数据集并不少见，数据集里通常包含多于 50 个（或 20 个）变量。此时可以通过 $INPUT 中的一个功能来适应这种情况。如果数据文件包含的变量数超出了最大允许范围，对一特定模型不需要的变量可在该变量名后面加上修饰符"＝DROP"来舍弃。因此，如果数据集包含了很多人口统计学变量，而仅仅一小部分需要在给定模型中使用，那么列表中的其他变量可以通过"＝DROP"功能予以舍弃。任何情况下，通过 $DATA 中的 IGNORE 或 ACCEPT 选项来定义的子数据集划分都先于通过 $INPUT 中的"＝DROP"来舍弃变量，因此即使是这些想要舍弃的变量也可以用来指定 NM-TRAN 的子数据集。

类似的，如果一个变量使用的不是保留名称（例如，使用 DOSE 代替系统保留的变量名 AMT），"＝DROP"用于舍弃变量的"昵称功能"（nickname feature）也可用来指定一个替代变量名，这种情况下，变量 AMT 可以通过定义 AMT＝DOSE 来指定。利用这个功能可以确保读进的变量是正确的保留名称，并在引用此字段的任何输出中使用替代名称。此外，如果日期里使用了"/"或"-"符号，那么 DATE 变量一定要通过"＝DROP"修饰符读进，虽然事实上它根本不会被舍弃，而是被 NM-TRAN 读进并结合 TIME 变量以计算相对时间。读进日期和时间的具体选项将在第 4 章详细讨论。

3. 5　用 NM-TRAN 指定模型

3. 5. 1　为特定的 PK 模型调用 PREDPP 子程序

在编写 PK 模型时，可以使用 PREDPP 里特定的子程序。NM-TRAN 控制文

件里的 $SUBROUTINES 语句根据模型结构和需要的参数化方法,向 PREDPP 指定使用哪个子程序。一个典型的 $SUBROUTINES 语句包含一个特定的 ADVAN 子程序和一个特定的 TRANS 子程序,分别通过数字来标识。例如,ADVAN1 子程序包含适用于一级消除一室模型的方程,ADVAN2 子程序包含适用于一级吸收一级消除一室模型的方程(因此可以用于口服或皮下给药),ADVAN3 子程序包含适用于一级消除二室模型的方程,ADVAN4 子程序包含适用于一级吸收一级消除二室模型的方程,ADVAN11 子程序(编号 11 是因为它是在核心程序 ADVAN1-10 开发出的数年之后加入 PREDPP 程序库中的)包含适用于一级消除三室模型的方程,ADVAN12 子程序包含适用于一级吸收一级消除三室模型的方程。本章主要侧重介绍一些特定的 ADVAN,更为常规的线性和非线性的 ADVAN 将在第 9 章讨论。此处,读者可以参考用户指南 VI:PREDPP 或在线帮助文件来获取 PREDPP 程序库里每个子程序更详细的信息(Beal et al. 1989)。

　　特定的 ADVAN 子程序定义具体要使用的模型,而相应的 TRANS 子程序则指示模型参数如何被转化,也就是说,模型更倾向于采用哪种参数化方式。TRANS1 子程序可用于先前讨论的任何一个特定的 ADVAN 程序,将模型参数化为药物以一级转运速率常数在隔室间进行转运的形式,或者 k_{10}、k_{12}、k_{13} 类型的参数。TRANS2 子程序也可用于目前讨论的任何一个特定的 ADVAN 子程序,将模型参数化为清除率和分布容积的形式。其他的 TRANS 子程序可用于选定的 ADVAN,为参数化为清除率和分布容积参数或指数(即 α,β,γ 等)给出附加的选项。

　　$SUBROUTINES 选定的 ADVAN 和 TRANS 子程序的组合决定了哪些必需参数(required parameter)被定义,以及哪些附加参数(additional parameter)可以被识别和拟合。表 3.2 给出了在选定的 ADVAN 和 TRANS 组合下的必需参数和可供选择的附加参数。例如,当 $SUBROUTINES 中选定 ADVAN2 和 TRANS2 子程序时,必需参数包括 CL、V 和 KA,附加参数包括 $F1$、$S2$、$ALAG1$,以及合适情况下也可被指定和拟合的其他参数。如果 $SUBROUTINES 选定了 ADVAN3 和 TRANS4 子程序,那么必需参数有 CL、$V2$、Q 和 $V3$,也可以有多个附加参数。如 3.5.2 一节所述,需要书写方程以定义每一个必需参数和用到的附加参数。读者可再参考用户指南 VI:PREDPP 或在线帮助文件,以了解每一个 ADVAN 和 TRANS 子程序的组合中必需参数之间的关系(Beal et al. 1989)。

表 3.2 指定 ADVAN 和 TRANS 子程序组合的必需参数和附加参数

ADVAN 子程序	TRANS 子程序	必需参数	附加参数
ADVAN1	TRANS1	K	S1,S2,F1,R1,D1,ALAG1
	TRANS2	CL,V	
ADVAN2	TRANS1	K,KA	S1,S2,S3,F1,F2,R1,R2,D1,D2,ALAG1,ALAG2
	TRANS2	CL,V,KA	
ADVAN3	TRANS1	K,K12,K21	S1,S2,S3,F1,F2,R1,R2,D1,D2,ALAG1,ALAG2
	TRANS3	CL,V,Q,VSS	
	TRANS4	CL,V1,Q,V2	
	TRANS5	AOB,ALPHA,BETA	
	TRANS6	ALPHA,BETA,K21	
ADVAN4	TRANS1	K,K23,K32,KA	S1,S2,S3,S4,F1,F2,F3,R1,R2,R3,D1,D2,D3,ALAG1,ALAG2,ALAG3
	TRANS3	CL,V,Q,VSS,KA	
	TRANS4	CL,V2,Q,V3,KA	
	TRANS5	AOB,ALPHA,BETA,KA	
	TRANS6	ALPHA,BETA,K32,KA	
ADVAN10	TRANS1	VM,KM	S1,S2,F1,R1,D1,ALAG1
ADVAN11	TRANS1	K,K12,K21,K13,K31	S1,S2,S3,S4,F1,F2,F3,R1,R2,R3,D1,D2,D3,ALAG1,ALAG2,ALAG3
	TRANS4	CL,V1,Q2,V2,Q3,V3	
	TRANS6	ALPHA,BETA,GAMA,K21,K31	
ADVAN12	TRANS1	K,K23,K32,K24,K42,KA	S1,S2,S3,S4,S5,F1,F2,F3,F4,R1,R2,R3,R4,D1,D2,D3,D4,ALAG1,ALAG2,ALAG3,ALAG4
	TRANS4	CL,V2,Q3,V3,Q4,V4,KA	
	TRANS6	ALPHA,BETA,GAMA,K32,K42,KA	

3.5.2　在 $PK 模块中指定模型

3.5.2.1　定义必需参数

调用了合适的子程序后，下一步就是在控制文件中定义模型的变量。包括将 θ（theta）和 η（eta）分配给选定的 ADVAN 和 TRANS 子程序组合所指定的必需参数（和附加参数）以及 PK 参数中个体间变异的随机效应，这些都是在 $PK 模块里进行指定和分配的。与迄今为止介绍的 NM-TRAN 模块不同的是，在 $PK（以及随后将讨论到的其他模块）模块标识符（此例中为 $PK）之后与下一个模块标识之前，需要编写一段代码或一系列的程序语句。对于 NM-TRAN 语句（如 $PROB，$DATA 和 $INPUT），尽管单个语句有时可能会持续多行，例如很多情况下 $INPUT 就是如此，但在下一语句或模块开始之前不允许使用多个语句。新变量可以在 $PK 模块内创建并初始化，也可以是根据 $DATA 指定的数据集通过 $INPUT 读入的数据项。在一个模块中，可以使用 FORTRAN 语法进行 IF-THEN 编码和变量赋值等。

下面示例的 $PK 模块代码指定了每个参数的典型值，并用一个单独的语句指定了药物清除率和表观分布容积的个体间变异（interindividual variability，IIV）。许多定量药理学家采用一种通用的表示方法来表示典型值参数（typical value parameter），并将其与个体参数拟合值进行区分。用于表示典型值参数的变量名是在参数名称前面加上字母 TV。因此，表示清除率群体典型值的变量名称通常被称为 TVCL，而 CL 表示个体参数值。类似的，表观分布容积的群体典型值通常用变量名 TVV 表示。需要特别注意的是，这些典型值参数的名称不是可被 NM-TRAN 识别的预定义变量名（保留变量），而仅仅是许多 NONMEM 建模者使用的惯例。

部分 $PK 模块的示例：

```
$PK

TVCL = THETA(1)
CL = TVCL * EXP(ETA(1))

TVV = THETA(2)
V = TVV * EXP(ETA(2))
```

显然，这些清除率和分布容积可以使用更简单的方法描述：

```
CL = THETA(1) * EXP(ETA(1))
V = THETA(2) * EXP(ETA(2))
```

使用单独的语句来定义典型值参数（如上述的部分 $PK 模块示例）的原因有两个：(i) 通过将 *TVCL* 和 *TVV* 定义为参数，每个参数（对于每个个体）的估算值可输出到输出文件中以用于图形化或模型结果的其他后处理；(ii) 随着协变量的加入，*TVCL* 和 *TVV* 的方程将变得更为复杂，以这种标准化的方式编辑代码更容易修改方程。例如，为了纳入体重对清除率的影响以扩展清除率的模型，只需将 *TVCL* 的方程修改为：

```
TVCL = THETA(1) * (WTKG/70) ** THETA(3)
```

3.5.2.2   定义附加参数

对于一个特定的模型和数据集，针对每个 ADVAN 和 TRANS 子程序组合可以定义各种相关的附加参数。附加参数通常包括吸收滞后时间（absorption lag time，ALAG），相对生物利用度分数，零级输入的速率参数、该输入的持续时间参数，以及缩放参数（scaling parameter）等。所有附加参数的参数名后面可跟一个数字，表示参数适用的隔室。对一个特定的模型，某些参数在某些隔室中允许使用（或可被定义），而在其他隔室中不允许使用。表 3.2 给出了常见的模型结构可定义哪些附加参数的详细说明。

如果选择 ADVAN2，ADVAN4 或 ADVAN12，则允许输入药物进入一个储库隔室中，还可以定义和估算吸收滞后时间参数。使用这些子程序时，可以在 $PK 模块中指定变量 *ALAG*1，定义为药物从储存隔室或第 1 隔室开始吸收的时间（以时间为单位，与数据集中 TIME 变量的单位保持一致）。如果第一个采样时间远远超过预期的吸收滞后时间，这个参数也可以固定为某个值，而不进行估算。

大多数模型隔室的相对生物利用度分数都可以估算，以定义药物吸收、转移到某隔室或某一隔室可利用药量的分数。这些参数表示为 *F1*、*F2* 或 *F3*，通常被限定在 0 和 1 之间，但如果定义为相对于另一个分数的比值（参见下面的例子）且适当的情况下，估算值也可以大于 1。这些参数的默认值为 1。

```
F1 = 1                      ; 将所有受试者/剂量的 F1 初始化为 1(虽然技术上并不
                              需要如此,因为默认值就是 1)

IF(DOSE.LE.5)F1 = THETA(4)  ; 若剂量小于等于 5,则用 THETA(4)估算一个相对生物利
                              用度,这个值限定在 0 到 1 之间,或者如果在适当或允许
                              的情况下,其估计值也可以大于 1(此例中,THETA(4)的
                              估计值是相对于剂量大于 5 时的 F1 值= 1 的情况)
```

当需要描述零级输入过程时，速率（*R1*）和持续时间（*D1*）参数可以被估算或固定为某一特定值。如果药物输入不是在第 1 隔室而是其他隔室，则将索引值改变为恰当隔室的编号（例如，*R2* 和 *D2* 描述输入到第 2 隔室）。

　　根据剂量和参数的单位，需要引入缩放因子（scaling factor）来获得与观测值单位一致的预测值。因此，理解和设置正确的缩放因子非常重要。

　　用某隔室的药物量除以该隔室的分布容积 V，或这里讨论的缩放后的容积，可得到模型的预测浓度。药物在第 n 个隔室（cmt_n）中的质量单位与数据集中表示剂量的数据项 AMT 的单位相同。此外，建模者可能希望获得具有某一特定单位（例如升）的容积的估算。这可以表示为式(3-1)：

$$C(\text{cmt\_}n) = \frac{A}{V} \tag{3-1}$$

　　如果预测浓度的单位不同于因变量（dependent variable，DV），即观测浓度，那么必须将它们归一化，或进行换算，以便在拟合过程中正确计算残差。如果两个值用不同的单位表示，则不能通过观测浓度减去预测浓度来计算残差。

　　可以定义一个缩放因子以将预测浓度与观测浓度的单位进行归一化。缩放因子 Sn 用于协调：(i)剂量和浓度的质量单位，以及(ii)分布容积和观测浓度的体积单位。这里的 n 是观测浓度的隔室编号。

　　缩放因子 Sn 被定义为分布容积和一个平衡预测和观测浓度单位的无量纲标量值（unitless scalar value，usv）的乘积。

　　这种情况下，无量纲标量值如式(3-2)中的 usv 所示，

$$Sn = V \times \text{usv} \tag{3-2}$$

　　定义 usv，用 Sn 替换 V 代入式(3-1)，预测和观测浓度具有相同的单位。因此，第 n 个隔室中的预测浓度如式(3-3)所示：

$$C(\text{cmt\_}n) = \frac{A}{Sn} = \frac{A}{V \times \text{usv}} \tag{3-3}$$

　　预测浓度必须与数据集中 DV 数据项的 DV 记录具有相同的单位。如果观测浓度的单位是 $\text{DV}_{\text{mass}}/\text{DV}_{\text{vol}}$，则应如式(3-4)所示，通过以下关系来平衡单位：

$$\frac{A}{V \times \text{usv}} = \frac{\text{DV}_{\text{mass}}}{\text{DV}_{\text{vol}}} \tag{3-4}$$

　　将每一项中的单位替换，可以求出 usv 的值。

　　例如，假设剂量的单位为 mg，分布容积参数的单位为 L，而观测浓度的单位是 ng/mL。将这些值代入式(3-4)，可以得到：

$$\frac{\text{mg}}{\text{L} \times \text{usv}} = \frac{\text{ng}}{\text{mL}} \tag{3-5}$$

　　DV 的单位是 ng/mL，比单位 mg/L 小 1000 倍，因此对于同一浓度，以 ng/mL 为单位的数值比以 mg/L 为单位的大 1000 倍（1 mg/L＝1000 ng/mL）。因此，需要将左边的数值乘以 1000 以得到与右边单位相同的数值。在这种情况下 usv 的值应为 1/1000，式(3-6)显示如何在 \$PK 模块中用代码实现此换算：

$$S2 = \frac{V_2}{1000} \tag{3-6}$$

计算步骤如下。对于此例，从式(3-5) 开始，期望使用 usv 来实现方程右侧与 ng/mL 等价 [1]。

$$\frac{mg}{L} \times \frac{10^6\ ng}{1mg} \times \frac{1L}{10^3\ mL} = 10^3 \times \frac{mg}{L} = \frac{ng}{mL} \tag{3-7}$$

如果想用容积来表示缩放因子，可以重新排列前面给出的关系：

$$Sn = \frac{L}{10^3} \tag{3-8}$$

从而平衡单位 $mg \times mL/ng$。

这里 usv = 1/1000，当在 $PK 表达式中代入缩放因子 Sn 时，例如 $S2 = V2/1000$，预测浓度和观测浓度的单位将归于一致。

这种确定适当缩放因子的方法可以很容易地应用到剂量和/或浓度具有不同单位的情况。不过需要谨记的是，容积参数的变量名是由模型所选的 ADVAN 和 TRANS 组合决定的，应当进行相应的设置。

3.5.2.3　估算个体间变异 (IIV)

在 3.5.2.1 节给出的部分 $PK 模块的例子中，使用指数函数［即 FORTRAN 中的 EXP(x)］将 IIV 引入清除率和分布容积。当采用一级估计法（即经典方法）时，对于通过 ETA 获得的群体估计而言，该模型与比例型误差模型（详细内容参见第 2 章）是等价的。这是因为，当应用一级泰勒近似时，这种参数化的模型［×EXP(ETA(x))和×(1+ETA(x))］的结果相同。但是，指数函数计算 IIV 的优势（相对于比例函数）是如果固定效应被限定为正值，那么 PK 参数也被相应约束为正值。简单情况下，当 PK 参数的典型值被定义为下限为 0 的 THETA 时，即使在 ETA(1)非常小或为负值时，使用指数形式 IIV 会总能得到正的 PK 参数的个体拟合值。然而，当采用比例型误差模型时，即使当固定效应参数被约束为正，负的 ETA(1) 值仍可导致出现负的个体 PK 参数估计值。其他用于 IIV 建模的选项可编码如下。

加和（同方差或常数变异）模型：

```
TVCL = THETA(1)
CL = TVCL + ETA(1)
```

注意，当 ETA(1)为负时，这种参数化方法也可能出现负的个体参数值 (CL_i)。对于 PK 参数通常会有此顾虑，但对于某些 PD 参数，负值却可能是非常

---

[1]　译者注：请注意 usv 是通过在某一"数值"上特定倍数，从而使等号两边不同量纲的"数值"相同，因此公式(3-7) 并非通常的量纲转换过程。

合理的（例如，测量相对于基线变化的参数可能增加或者减少）。加和型误差模型 IIV 所得的个体 PK 参数值符合正态分布。

比例型误差模型：

```
TVCL = THETA(1)
CL = TVCL * (1 + ETA(1))
```

与指数型误差模型的 IIV 类似，这种参数化方法使个体 PK 参数值呈对数正态分布。此处，变异与参数典型值的平方成比例。

Logit 转换可将加和型 IIV 的参数限定在 0 到 1 之间：

```
TVF1 = THETA(1)
TMP = THETA(1)/(1 - THETA(1))
LGT = LOG(TMP)
TRX = LGT + ETA(1)
X = EXP(TRX)/(1 + EXP(TRX))
```

该模型中，典型值 THETA(1) 可以被限定在 0 到 1 之间［通过设定初值（initial estimate）］，导致 TMP 被约束在 0 和 +∞ 之间，以及 LGT 和 TRX 被"限定"在 -∞ 和 +∞ 之间。变量 X（可以被认为是一个包含 IIV 的概率）也被限定在 0 和 1 之间，即生物利用度的个体估计值 F1。

3.5.2.4　定义和初始化新变量

有时需要使用新的变量，这些新变量可以在 $PK 模块中定义并初始化。新变量的初始化很重要，也就是说，在被任何针对某些个体或情况的条件语句改变之前，将其定义为某个值，可以确保依赖于该变量值的代码正常运行。一种简单的新变量初始化方法如下所示：

```
NEWVAR = 0
IF (conditional statement based on existing variables(s))
NEWVAR = 1
```

一些需要新变量的更常见的情形包括：当一个变量需要重新编码以便解读协变量效应，或从一个多重变量创建多个指示变量时。这两种情形示例如下。

为了从现有的性别变量 SEXM（0＝女性，1＝男性）重新编码一个新变量 SEXF（0＝男性，1＝女性），首先创建并初始化这个新变量：

```
SEXF = 0                 ; 创建新变量 SEXF 并对所有个体将其初始化为 0
IF(SEXM.EQ.0)SEXF = 1    ; 当现存变量 SEXM＝0 时 (受试者是女性)，将新变量
                           SEXF 赋值为 1
```

对于种族，从一个多重变量（即 RACE，其中 1＝白种人，2＝黑种人/非洲裔美国人，3＝亚洲人，4＝太平洋岛民，5＝其他）创建多个指示变量：

```
RACB = 0                        ; 创建新变量 RACB 并对所有受试者将其赋值为 0
IF(RACE.EQ.2)RACB = 1           ; 当现存变量 RACE=2(受试者是黑种人)时,设置新变量
                                   RACB= 1
RACA = 0                        ; 与上述类似
IF(RACE.EQ.3)RACA = 1
RACP = 0
IF(RACE.EQ.4)RACP = 1
RACO = 0
IF(RACE.EQ.5)RACO = 1
```

注意，使用这种编码方法，总共只需要 $n-1$ 个指示变量，其中 n 等于原始多重变量的级别或类别数。在本例中，原始的 RACE 变量共有五个类别，因此创建了四个指示变量（RACB，RACA，RACP 和 RACO）。不需要使用第五个新变量来定义 RACE＝Caucasian（唯一剩余的组），因为当所有新的二分变量都＝0 时，该组就可以被唯一识别，表明该受试者不符合任何其他的分级，因此一定是 Caucasian。可以认为没有具体指示变量的类别所代表的是该协变量的参照组或参照人群。虽然作为参照的特定组群的选择可以基于所需参数的可解读性，但选择占比最大的组也是确保模型稳定和参数估计精度的一个合理策略。

3.5.2.5   IF-THEN 结构

有时，将分析人群的不同部分定义为不同的参数可能是一种必要或更方便的做法。此时，使用 IF-THEN 条件结构对模型进行编码是一种有效手段。有几种方法可以实现这样的结构，示例如下。

例 3.1

估算经特定途径（RTE＝1）给药后所收集数据的相对生物利用度：

```
IF(RTE.EQ.1)F1 = 1
ELSE F1 = THETA(6)
```

注意赋值可以通过类似于之前给出的初始化代码来完成：

```
F1 = 1
IF(RTE.NE.1)F1 = THETA(6)
```

使用 NM-TRAN 通常可以有多种方式来编码相同的结构。

例 3.2

估算清除率个体间变异在男性（ω_1^2）和女性（ω_2^2）中的差异。

```
TVCL = THETA(1)
IF(SEXF.EQ.0)THEN
CL = TVCL * EXP(ETA(1))
ELSE
CL = TVCL * EXP(ETA(2))
ENDIF
```

例 3.3

估算剂量小于等于 5 时的 k_a 典型值及其个体间变异，并比较与高剂量组下的区别。

```
IF(RTE.EQ.1)THEN
    IF(DOSE.LE.5.0)THEN
        KA = THETA(1) * EXP(ETA(1))
    ELSE
        KA = THETA(2) * EXP(ETA(2))
    ENDIF
ENDIF
```

例 3.4

估算剂量大于 10 且标记 flag 值为 1 时的 E_{max} 的典型值，并与其他组比较。

```
TVEMAX = THETA(1)
IF(FLAG.EQ.1.AND.DOSE.GT.10)TVEMAX = THETA(2)
EMAX = TVEMAX * EXP(ETA(1))
```

3.5.3　在 $ERROR 模块中指定残留变异

到此为止，我们讨论了在 $PK 中对特定模型定义必需和附加 PK 参数，以及这些参数中一个或多个 IIV 的编码。剩下的尚未进行的随机残留变异的指令将在 $ERROR 模块中完成。$ERROR 模块与 $PK 模块很像，也是用特定函数形式的代码模块来描述随机变量，此处描述的是残留变异。在 $ERROR 模块中，适当情况下也可以定义和初始化新变量。除了来自 SIGMA 矩阵的 ε（epsilon），用户在 $ERROR 中可以使用的与定义残留变异相关的变量是 F，即个体预测浓度（基于个体特异性的 PK 参数的模型预测浓度；更多内容参见第 5 章），和 Y，即个体实测浓度（或数据集中 DV 列的值）。第 2 章中介绍了编码残留变异的几个例子，后面的小节中会再次给出。

3.5.3.1 残留变异的典型函数形式

残留变异是受试者内部的个体内变异（within-subject variability，WSV）、测定变异、模型的错误设定，以及特定测量的数据错误导致的额外随机变异的组合。残留变异可用多种函数形式表示，并可在 $ERROR 模块中进行编码。

加和（同方差）型残留变异：

```
$ERROR
Y = F + EPS(1)
```

比例型残留变异：

```
$ERROR
Y = F * (1 + EPS(1))
```

指数型残留变异：

```
$ERROR
Y = F * EXP(EPS(1))
```

混合型残留变异：

```
$ERROR
Y = F + EPS(1) + F * EPS(2)
```

残留变异的一种替代结构是所谓的对数型误差模型。这个模型与指数模型等价，将指数模型中的浓度进行对数变换就得到了此处定义的对数型误差模型。这种结构也称为双侧对数变换方法。该模型的使用首先要将数据集中的浓度（DV）进行自然对数变换，并将转换值作为 DV 读入。在数据集中总是添加一列浓度的自然对数转换值是一个良好习惯，可用于对数残留变异模型和/或探索性作图。当需要尝试新的误差模型时，这样做可以节省宝贵的时间，也不需再创建一个新的数据集和文档。该模型的编码如下。

对数型残留变异模型

如果最初的 $INPUT 语句是：

```
$INPUT ID TIME AMT DV LNDV EVID MDV AGE WTKG
```

这里 DV＝原有单位未经转化的浓度，LNDV＝自然对数转化后的浓度值。

在需要尝试对数型误差模型的控制文件中，可以修改 $INPUT 语句，将 LNDV 读为 DV：

```
$INPUT ID TIME AMT ODV=DROP DV=LNDV EVID MDV AGE WTKG
```

（注意，数据文件中不能有两列同时命名为 DV，即使其中一列在读入时被舍弃掉。因此，在此例中，原有位置的 DV 列赋予了新变量名 ODV。）

那么，在 $PK 之后：

```
$ERROR(OBSERVATIONS ONLY)
Y = LOG(F) + EPS(1)
```

或者：

```
$ERROR
CALLFL = 0
Y = LOG(F) + EPS(1)
```

或者：

```
$ERROR
FLAG = 0
IF(F.EQ.0)FLAG = 1
Y =(1- FLAG) * LOG(F+ FLAG) + EPS(1)
```

注意原有位置的 DV 列在舍弃之前已重命名为 ODV。这一特定的变量名是任意的，只是用于替换 DV，DV 不能被舍弃而是在下一列中被重新定义，因为它是一个 NONMEM 需要的数据集变量。接下来，请注意调用的 $ERROR 中给出了一个选项（OBSERVATIONS ONLY）。此选项指示 NONMEM 仅对于观察记录（而不对剂量或其他事件记录）运行误差模块编码。使用 CALLFL＝0 选项也指示 NONMEM 仅对于观察记录调用 ERROR 子程序。这样做是为了避免在剂量记录里，由于尝试在个体预测浓度期望值 F 为 0 时对 F 进行对数变换而产生的某些数学错误。但请注意，除给药时间之外，其他时间的个体预测值也可能为 0（例如给药后很长时间），即使采用（OBSERVATIONS ONLY）或 CALLFL＝0 选项，这些预测仍然会导致数学错误，需要采用另一种方式进行处理。最后，要注意对数型残留变异模型的编码采用了 F 对数变换值的加和型误差模型。此外，FORTRAN 中的 LOG() 函数实际上是自然对数，而 $\log_{10}$ 函数由 LOG10() 指定。最后，上面给出的第三个同时也许是最安全的模型，使用了一个称为 FLAG 的指示符变量。给出的编码应避免任何 LOG(0) 的计算（在剂量或其他记录上），否则将生成错误信息并停止模型的最小化过程。

5.6.2.1 一节中将给出更多残留变异模型编码的详细内容。

3.5.3.2　更复杂的残留变异结构

对特定的研究设计和/或分析数据集，如果需要的话，可以在残留变异模型中引入更复杂的形式。例如，如果分析数据集是来自几个不同研究的数据汇总，那么一些研究使用了某种特定的分析方法，而其他研究使用不同研究方法的现象是很常见的。前述群体模型中的残留变异是一个由测量变异、真实的个体内变异、模型的错误设置和数据中的误差组成的复合变异，这里允许对某一测量方法得到的数据与其他测量方法的数据采用不同的残留变异。为了实现这一点，需要一个变量来指示每个浓度点采用的是哪种测量方法。如果数据集中不存在这个变量，但可以根据现有的其他变量进行定义，如研究（STDY）或 ID 编号，如前所述，就可以在 $ERROR 模块中创建和初始化这一新的分析变量。假如定义一个指示变量 ASAY，其值在方法♯1 时为 0，方法♯2 时为 1，则下面给出了各方法下估计不同残留变异的方法。

```
$ERROR
Y = F + F * EPS(1)*(1 - ASAY)+ F * EPS(2) * ASAY
```

因为 ASAY 指示代码取值为 0 或 1，所以当 ASAY＝0 时，$Y = F + F * \text{EPS}(1)$；而 ASAY＝1 时，$Y = F + F * \text{EPS}(2)$。因此，方差为 σ_1^2 的 EPS(1)反映的是与方法♯1 相关的残留变异，方差为 σ_2^2 的 EPS(2)反映的是与方法♯2 相关的残留变异。

类似的，当药物开发不同期的研究数据合并在一起时，可以合理预期残留变异的函数形式不仅因不同的开发期，还会因不同开发期之间采样方案的不同而不同。为了容许这种差异，还需要使用一个指示不同期的指示变量。假设这样的变量不存在，则可以根据数据集中研究（STDY）编号这一现有变量很容易地创建出来，以下代码展示了这样的区分。

```
$ERROR

P1 = 0
IF(STDY.LE.110)P1 = 1
P3 = 0
IF(STDY.GE.300)P3 = 1
Y = F + EPS(1)*P1 + F * EPS(2)*P1 + F * EPS(3)*(1-P1)*(1-P3) + F * EPS(4)*P3
```

以 STDY 编号在 110 和 300 之间的数据作为参照群体的部分，编制了Ⅰ期（P1）和Ⅲ期（P3）的指示变量，如其中 P1 和 P3 的值均为 0 时，则表明数据来自Ⅱ期。因此在这种情况下，对于来自Ⅰ期研究的数据，方程为 $Y = F + \text{EPS}(1) + F * \text{EPS}(2)$；来自Ⅱ期研究的数据，方程为 $Y = F + F * \text{EPS}(3)$，因为 P1 和 P3 都等于 0；来自Ⅲ期研究的数据，方程为 $Y = F + F * \text{EPS}(4)$。注意，$F$ 项恒存在于所有模型中，不与任何指示变量相乘。代表 II 期的残留变异项因为乘以（1−P1）和（1−P3），所以在 P1 或 P3 为 1 时，该项都为 0；而当 P1 或 P3 都为 0 时，该项将得以保留。另外需要注意的是，各个研究期之间函数形式不同；I 期数据由混合型残留变异模型表示（σ_1^2 和 σ_2^2），而 II 期和 III 期的数据则以比例型残差模型表示，二者具有不同的方差，分别为 σ_3^2 和 σ_4^2。

关于其他编码残留变异模型的更多信息请参见 5.6.2.1。

3.5.4　使用 $PRED 模块指定模型

当使用 NONMEM 建立一个不包含 PK 方程或不需要使用 PREDPP 库的模型时，可以使用另外一种结构替代 $SUBROUTINES、$PK 和 $ERROR。在控制文件的 $INPUT 和 $DATA 语句之后插入 $PRED 模块，给出一段基本代码，通过多个方程来指定模型，并以带有一或多个 ε 项的关于预测响应值 Y 的方程结束。因为预写的子程序未被调用，没有必需参数或附加参数，用户可以使用任何想要的参数名称。$PRED 模块中一个简单的以剂量为函数的 E_{max} 方程示例如下。

```
$PRED

BSLN = THETA(3) + ETA(3)
TVEMX = THETA(1)
EMAX = TVEMX * EXP(ETA(2))
TVD50 = THETA(2)
ED50 = TVD50 * EXP(ETA(1))

NUM = EMAX * DOSE
DEN = ED50 + DOSE
RESP = BSLN * (1 + NUM/DEN)

Y = RESP + EPS(1)
```

这部分的代码给出了如何使用 $PRED 模块编写模型的例子。这个代码片段也说明在控制文件中，THETA 矢量和 OMEGA（和 SIGMA）矩阵中的元素不需要以特定顺序引入。如上述代码所示，出现在代码中的第一个 θ 和 η 是 THETA(3) 和 ETA(3)。类似地，THETA 和 OMEGA 的元素也不需要在下标上彼此对应；THETA(1) 可以与 ETA(2) 或任何其他 η 配对，而不要求与具有相同下标的 η 配对。还需注意的是，本例中个体预测响应值被定义为变量 RESP，并且 Y 的最终方程用 RESP 和 EPS(1) 来表示。

使用 $PRED 模块指定模型的另一个重要特性是许多与 PREDPP 相关的数据集处理要求在此不适用,比如将给药记录和观察记录分开。此外,在上例中,需要 DOSE 值来预测 RESP,DOSE 必须存在于数据集中的所有记录上。事实上,如果在一条特定记录里 DOSE 缺失,那么这条记录的预测 RESP 将等于 BSLN,因为 DOSE 将被假定为 0。

3.6　以 $THETA、$OMEGA 和 $SIGMA 指定初始估算值

与大多数非线性回归程序包一样,为了在 NONMEM 里估算模型参数,必须给出每个参数的初始推测值。通过 $THETA、$OMEGA 和 $SIGMA 给出每个固定和随机效应参数的初始估算值(以下简称为初值)。对于每种类型的参数,可以为矢量或矩阵中的每个元素给出初值,对于固定效应参数还可以设置每个参数的下限和上限。这些边界用于限制拟合过程中寻找全局最小值的计算范围。在这种情况下,除非使用的边界是系统相关的,否则在执行过程中会有妨碍找到全局最小值的风险,因此使用时需谨慎并理解其风险。

下面给出一个 $THETA 语句的示例,并进行解释。

```
$THETA    (3.9)(52)(0.7)
```

在此语句中,按上述代码顺序列出了三个参数的初值:3.9 表示 THETA(1) 的初值,52 是 THETA(2) 的初值,而 THETA(3) 的初值为 0.7。在这个语句中,每个估计值外面的圆括号不是必需的,但在需要使用上下界时使用括号会显得更有条理性。同样有效的包括所有参数下限为 0 的 $THETA 语句如下:

```
$THETA    (0,3.9)(0,52)(0,0.7)
```

在与每个 THETA 元素相对应的括号中,边界可以指定为:下限,初值和上限。下限和上限是可选的,但是当在括号中只给出两个值时,如上例那样,则它们分别为下限和初值。如果只想给出初值和上限,那么这两个值都需要在前面加一个逗号,如下所示:(,3.9,100);这意味着没有设置下限,初值为 3.9,上限为 100。没有下限或上限意味着界限分别为负无穷或正无穷。若要明确给出这样的界限,可以表述为 (−INF,5,+INF)。

如果某个参数不需估算,而是固定为一个特定值,可以在 $THETA 中使用 FIXED 选项实现。如上述示例,如果想要将 THETA(3) 固定为所给出的值,那么

不对该参数使用下限或上限，语句如下：

```
$THETA  (0,3.9)(0,52)(0.7 FIXED)
```

或者，也可以直接在 $PK 模块中的方程里使用固定值而不是指定 θ 为一个固定的参数。针对吸收速率常数 KA，将参数固定的方法的示例如下：

```
$PK

TVCL = THETA(1)
CL = TVCL * EXP(ETA(1))
TVV = THETA(2)
V = TVV * EXP(ETA(2))
KA = 0.7

S2 = V/1000
```

OMEGA 和 SIGMA 矩阵的元素也需要初值。需谨记，这些矩阵是方差-协方差矩阵（variance-covariance matrix），默认假设为对角矩阵（diagonal matrix），非对角线的元素假定都为 0。对于这种结构，给每个 ETA 和 EPS 的初值为方差项，而不是单个 ETA 或 EPS 的平均值或中位值（假定为 0 或至少接近 0）。

三个 ETA 的 OMEGA 矩阵默认形式如下（表示为下对角线形式）：

$$
\begin{array}{ccc}
\omega_{1,1}^2 & & \\
0 & \omega_{2,2}^2 & \\
0 & 0 & \omega_{3,3}^2
\end{array}
$$

有两个 EPSILON 的 SIGMA 矩阵默认形式：

$$
\begin{array}{cc}
\sigma_{1,1}^2 & \\
0 & \sigma_{2,2}^2
\end{array}
$$

因此，下例中的 OMEGA 和 SIGMA 的初值可通过 $OMEGA 和 $SIGMA 语句给出：

```
$OMEGA    0.25    0.25    0.49
$SIGMA    0.04    0.0625
```

这些语句给出了 $\omega_{1,1}^2$ 和 $\omega_{2,2}^2$ 的初值，例如清除率和分布容积的个体间差异均为 0.25，吸收速率常数的个体间差异 $\omega_{3,3}^2$ 的初值为 0.49。类似的，$\sigma_{1,1}^2$ 和 $\sigma_{2,2}^2$ 的初值分别为 0.04 和 0.0625。注意，$OMEGA 和 $SIGMA 后跟一系列的初值相当于使用 $OMEGA DIAGONAL($x$) 或 $SIGMA DIAGONAL($x$)，其中 x 等于矩阵的大小（以行、列或对角元素表示的矩阵元素的数量）。

在某些估算和/或仿真的情形下，将 OMEGA 或 SIGMA 的某个元素的方差固定为某一特定值可能是有意义的。当使用 $OMEGA 或 $OMEGA DIAG 语句时，FIXED 可以出现在语句的任何地方，此时 NONMEM 假定该语句由单独的维度为 1 的模块组成。

```
$OMEGA  0.25  FIXED  0.25  (FIXED 0.49)
```

此例中，ETA(1)和 ETA(3)的方差均被固定了，而 ETA(2)的方差被估算，其初值为 0.25。

如果 FIXED 出现在 $OMEGA BLOCK 语句（将在后面的示例中进行详细描述）的初值列表中的任何地方，那么整个模块都认为是固定的。0 不能用于 $OMEGA 或 $SIGMA 语句，除非固定为 0。

由于确定适当的方差初值可能比较困难，下面给出了对残留变异的 %CV 的推导（使用比例型误差模型）。

原始方程为：

$$Y = F \times (1 + EPS(1)) \tag{3-9}$$

等价于：

$$Y = F + F \times EPS(1) \tag{3-10}$$

现在将两边取方差得到：

$$var(Y) = var(F) + var(F \times \varepsilon_1) \tag{3-11}$$

或

$$var(Y) = 0 + F^2 \times var(\varepsilon_1) \tag{3-12}$$

由于 F 是一个常数 [$var(F) = 0$]，常数（即 F）乘以一个随机变量（即 ε_1）的方差等于常数值的平方乘以这个随机变量的方差。

简化方程，将 EPS(1)的方差设定为 σ_1^2，我们得到：

$$var(Y) = F^2 \times var(\varepsilon_1) \tag{3-13}$$

然后，得到标准差：

$$SD(Y) = \sqrt{(F^2 \times \sigma_1^2)} \tag{3-14}$$

由于 CV=SD/mean：

$$\frac{SD(Y)}{mean} = \frac{\sqrt{(F^2 \times \sigma_1^2)}}{F} \tag{3-15}$$

因为个体预测浓度 F 可以被认为是平均值或期望值，进一步简化方程得到：

$$\frac{(F \times \sigma_1)}{F} = \sigma_1 \tag{3-16}$$

最终，我们将 CV 乘以 100% 来计算 $\%CV$，如下：

$$\%CV = \sigma_1 \times 100\% \tag{3-17}$$

基于此推导，并使用 $\%CV = \sigma_1 \times 100\%$ 的结果，如果我们以 $\%CV$ 的形式从残留变异的初值开始，通过逆运算，可以从 $(\%CV/100)^2 = \sigma^2$ 获得方差估计值。当然，也可以基于以 $\%CV$ 表示的 IIV 的初始估计导出 OMEGA 矩阵元素的初值。因此，如果我们认为清除率的 IIV 大约 $30\%CV$ 或稍高一点，分布容积的 IIV 大约是 $45\%CV$，我们可以对 OMEGA 采用如下初值：

$$CL \text{ 的初值：} \quad \left(\frac{\%CV}{100}\right)^2 = \left(\frac{30}{100}\right)^2 = 0.09 \tag{3-18}$$

$$V \text{ 的初值：} \quad \left(\frac{\%CV}{100}\right)^2 = \left(\frac{45}{100}\right)^2 = 0.2025 \tag{3-19}$$

```
$OMEGA   0.09   0.2025
```

如果 OMEGA 或 SIGMA 矩阵的非对角元素等于 0 的默认假设是不适当的或想要测试其适当性，可以选择估算这些矩阵元素。可以通过给出所有 OMEGA 或 SIGMA 矩阵的对角和非对角元素的初值（以特定的方式）来指定 $OMEGA BLOCK$(x)$ 或 $SIGMA BLOCK$(x)$。在没有对角矩阵假设的情况下，OMEGA 矩阵表示如下：

$$
\begin{matrix}
\omega_{1,1}^2 & \omega_{1,2} & \omega_{1,3} \\
\omega_{2,1} & \omega_{2,2}^2 & \omega_{2,3} \\
\omega_{3,1} & \omega_{3,2} & \omega_{3,3}^2
\end{matrix}
$$

注意，这里仍然是对称矩阵，根据定义，其中 $\omega_{2,1} = \omega_{1,2}$，$\omega_{3,1} = \omega_{1,3}$，$\omega_{3,2} = \omega_{2,3}$。因此，这种矩阵仅需要指定下三角矩阵或上述矩阵中标为粗体的元素的初值。在 $OMEGA$ 中估算值按顺序排列，从矩阵的顶部逐行读入。例如，上述矩阵的初值将按照以下顺序指定：

```
$OMEGA BLOCK(3)   ω²₁,₁ ω₂,₁ ω²₂,₂ ω₃,₁ ω₃,₂ ω²₃,₃
```

请记住，这些非对角元素表示相应方差之间的协方差项，即 $\omega_{2,1} = \text{cov}(\omega_{1,1}^2, \omega_{2,2}^2)$。因此，为了给 OMEGA 矩阵这些非对角线元素选择适当的初值，可以考虑绘制各个 Eta 估算值的成对散点图（如图 3.2 所示的具有明显相关性的 Eta 成对散点图）。这样作图不仅可以考察没有协方差的默认假设是否适当，也有助于设定非对角元素的初值。通过这些图还可以较容易地计算出表示 OMEGA 两元素之间线性相关程度的相关系数。根据相关系数 (r^2)，可以由以下公式容易地推导出协方差：

$$\text{相关系数}(\rho_{1,2}) = \frac{\text{cov}(\omega_{1,1}^2, \omega_{2,2}^2)}{\left[\sqrt{\omega_{1,1}^2} \times \sqrt{\omega_{2,2}^2}\right]} \quad \text{或} \quad \frac{\omega_{2,1}}{\left[\sqrt{\omega_{1,1}^2} \times \sqrt{\omega_{2,2}^2}\right]} \tag{3-20}$$

因此,

$$\rho_{1,2} \times \left[\sqrt{\omega_{1,1}^2} \times \sqrt{\omega_{2,2}^2}\right] = \omega_{2,1} \tag{3-21}$$

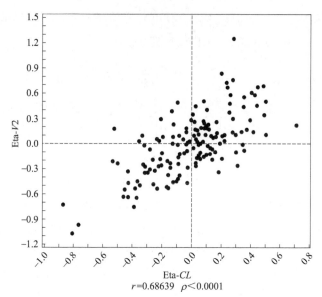

图 3.2　代表性的 Eta 成对散点图:清除率(CL)
的 Eta 与容积(V2)的 Eta 散点图

　　NONMEM 在估算 OMEGA 和 SIGMA 矩阵中的非对角元素时有一定的限制。当一个非对角 OMEGA 或 SIGMA 矩阵由一个特定的 $OMEGA 指定时〔使用 $OMEGA BLOCK($n$),如下例所示〕,所有非对角元素都必须估算(参阅 BAND 矩阵的例外)。例如,假设由一级吸收二室模型的 Eta 的成对散点图显示 η_{CL} 和 η_Q,η_{V2} 和 η_{V3},η_{V3} 和 η_{k_a},以及 η_{V2} 和 η_{k_a} 之间存在相关趋势,OMEGA 元素按从 1 到 5 的顺序依次是 $CL(\eta_1)$,$V2(\eta_2)$,$Q(\eta_3)$,$V3(\eta_4)$ 和 $k_a(\eta_5)$。一个完整的 OMEGA 模块可能包括一些并非我们目标的指令,例如:η_1 和 η_2,η_2 和 η_3,η_1 和 η_4,η_1 和 η_5,η_3 和 η_4,以及 η_3 和 η_5 之间的协方差。一种简单避免估算非目标的非对角元素的方法是对 OMEGA 元素进行重新排序;此例中需要调换 η_2 和 η_3 的顺序。将 η_2 重新定义为 Q 的 IIV,而 η_3 重新定义为 $V2$ 的 IIV,可以避免对不感兴趣或不必要的 OMEGA 非对角元素进行估算。以下两行 $OMEGA 的结合使用,允许用户仅指定本例中目标元素的初值:

$OMEGA BLOCK(2) $\omega_{1,1}^2$　$\omega_{2,1}$　$\omega_{2,2}^2$

$OMEGA BLOCK(3) $\omega_{3,3}^2$　$\omega_{4,3}$　$\omega_{4,4}^2$　$\omega_{5,3}$　$\omega_{5,4}$　$\omega_{5,5}^2$

在矩阵表示法中，其相当于以下的矩阵：

$$
\begin{matrix}
\omega_{1,1}^2 & \omega_{1,2} & 0 & 0 & 0 \\
\omega_{2,1} & \omega_{2,2}^2 & 0 & 0 & 0 \\
0 & 0 & \omega_{3,3}^2 & \omega_{3,4} & \omega_{3,5} \\
0 & 0 & \omega_{4,3} & \omega_{4,4}^2 & \omega_{4,5} \\
0 & 0 & \omega_{5,3} & \omega_{5,4} & \omega_{5,5}^2
\end{matrix}
$$

类似地，如果想要计算三阶 OMEGA 矩阵中两个元素之间的协方差，而第三个元素和其他两个元素之间的协方差假定为 0，可以将元素排序为与下列矩阵相对应的形式，并使用下面的 $OMEGA 语句：

$$
\begin{matrix}
\omega_{1,1}^2 & \omega_{1,2} & 0 \\
\omega_{2,1} & \omega_{2,2}^2 & 0 \\
0 & 0 & \omega_{3,3}^2
\end{matrix}
$$

```
$OMEGA BLOCK(2)
0.3
0.01    0.3
$OMEGA   0.4
```

需要非常注意的是，如果在 $OMEGA BLOCK($n$) 语句的任何地方使用了 FIXED，那么整个模块将被固定为给出的值。可用 $OMEGA 和 $SIGMA 指定的一个特殊的矩阵类型是 BAND 矩阵（在 BLOCK OMEGA 结构中不使用初值为 0 的例外）。根据具体问题，这时 BLOCK OMEGA 结构中的一个或多个元素的初值可以被指定（有效地固定）为 0，表明这些元素之间不存在需要拟合或仿真的协方差。仅限于矩阵下三角形中的元素可被固定为 0，因而整个矩阵呈现为带状。例如，下面的矩阵说明了使用 BAND 结构的情况：

$$
\begin{matrix}
\omega_{1,1}^2 & \omega_{1,2} & \omega_{1,3} & 0 & 0 \\
\omega_{2,1} & \omega_{2,2}^2 & \omega_{2,3} & \omega_{2,4} & 0 \\
\omega_{3,1} & \omega_{3,2} & \omega_{3,3}^2 & \omega_{3,4} & \omega_{3,5} \\
0 & \omega_{4,2} & \omega_{4,3} & \omega_{4,4}^2 & \omega_{4,5} \\
0 & 0 & \omega_{5,3} & \omega_{5,4} & \omega_{5,5}^2
\end{matrix}
$$

相应的 $OMEGA 语句如下所示：

```
$OMEGA BLOCK(5)
0.3
0.01    0.3
0.01    0.01    0.3
0       0.01    0.01    0.3
0       0       0.01    0.01    0.3
```

该编码将 $\omega_{4,1}$，$\omega_{5,1}$ 和 $\omega_{5,2}$ 的估算值固定为 0，同时允许剩余的非对角线和对角线项按照给出的初值进行估算。

3.7　请求执行估算和相关选项

通过控制文件，现在已经确定了问题，读进了数据，调用了适当的子程序，指定了结构模型，包括个体间变异和残留变异，并给出了所有参数的初值。此时，剩下的重要步骤之一就是请求执行估算、设置相关选项以告知 NONMEM 执行哪种类型的估算以及如何输出估算结果。这些步骤通过 $ESTIMATION 语句完成。

NONMEM 给出了几种不同的算法，使用户在用一个工具进行不同类型的分析以及比较不同方法获得的结果方面具有很大的灵活性。默认方法是用 NONMEM 最早开发和实现的方法，即所谓的一级估计法（first-order estimation，以下称 FO 法）。该方法的名字是因为采用了一级泰勒近似以实现模型的线性化，从而得到给定时间下与 η（和 ε）相关的预测浓度，其中的 η 最常以非线性方式引入。FO 法仅给出所有参数群体平均值（典型值）的估算值；获得个体特定参数的估算值需要进行此估计方法的第二个步骤，即 POSTHOC 估算，因为它是通过 $ESTIMATION 行中的 POSTHOC 选项完成的，并在第一步确定群体值（典型值）的估算之后执行。其他的经典算法选项包括一级条件估计法（first-order conditional estimation，FOCE）、混合方法（the hybrid method）和拉普拉斯计算方法（the Laplacian estimation method）。FOCE 法通过在最小化过程中对 ETA 项个体特异估计的调节，一步实现群体参数和个体特异性参数的估算。除了运行时间较长，FOCE 方法相比于 FO 法具有很多优势。

混合方法，顾名思义，是 FO 法和 FOCE 法混合的方法，允许用户在同一模型运行中根据参数灵活选择算法。拉普拉斯计算方法也是一种条件估计法，它比 FOCE 方法需要更长的计算时间，因为它在最小化过程中要用到每个 ETA 的二阶导数。在分析分级数据［有时称为奇异型数据（odd-type data）］时，拉普拉斯计算方法是最适当的选择，例如用 logistic 回归模型分析二分类终点数据，用比例优势模型分析有序分类数据，或用生存类模型分析时间-事件数据。

通过 $ESTIMATION 语句对各种算法指定如下：

$ESTIMATION POSTHOC	; 请求使用 FO 法（默认方法）加上 POSTHOC 估算个体特异性参数
$ESTIMATION METHOD=1	; 请求使用 FOCE 法
$ESTIMATION METHOD=COND	; 是 METHOD= 1 的另一种表示方式, 也请求使用 FOCE 法
$ESTIMATION METHOD=1 LAPLACIAN	; 请求使用拉普拉斯计算方法
$ESTIMATION METHOD=HYBRID ZERO=(1, 3)	; 请求使用混合方法, 对于 ETA1 和 ETA3 使用 FO 法, 其他的 ETA 使用 FOCE 算法

对于任何前述算法，可以在 $ESTIMATION 语句中指定 INTERACTION 选项。此选项要求 NONMEM 在计算目标函数时，模型的个体内随机变异要对 ETA 保存依从。没有这个选项（默认为没有）的话，在目标函数计算时 ETA-EPS 交互项的计算会被忽略。此选项在 $ESTIMATION 的算法之后由 INTERACTION、INTER 或 INT 来指定。在 NONMEM 中一种特定算法常简写为 FOCEI，表示是带有 INTERACTION 选项的一级条件估计法。

虽然到目前为止绝大多数的 NONMEM 文献均采用 FO 法或 FOCE 法（即经典方法），随着 NONMEM 7.0 版本的发布，在 NONMEM 系统中可用的算法库有了极大扩展。新方法包括两步迭代法（iterative two-stage method）、蒙特卡洛重要性采样 EM 方法［Monte Carlo Importance Sampling EM method，也受益于模式 A 后验估计（Mode A Posteriori estimation）］、随机逼近期望最大值法（Stochastic Approximation Expectation Maximization, SAEM）和全马尔科夫链蒙特卡洛（Full Markov Chain Monte Carlo，MCMC）贝叶斯分析方法。

随着应用这些方法的案例研究和比较不同方法的性能和特点的仿真研究，对于这些方法的应用经验逐渐丰富，未来关于每种方法的最佳适用条件的指南有可能出现。在撰写此文时，NONMEM 的开发者显然已经致力于将许多的替代算法纳入 NONMEM 系统，从而与非线性混合效应模型拟合和仿真的众多新软件和软件选项保持同步。

在 $ESTIMATION 语句中还有几个其他选项，包括指定函数迭代次数的最大值，在最小化过程中打印迭代的详细结果，以及确定最终拟合中要求的有效数字（significant figures）❶ 的数值。此外，在 $ESTIMATION 中还有一个用于恢复（最近一次的）THETA 的特定选项，以及为了进一步进行 NONMEM 处理，在一个二进制文件里收集（最近一次的）最小化结果的选项。下面介绍每个选项的更多详细内容。

可以在 $ESTIMATION 中通过 MAXEVAL＝$x$ 选项设置在拟合中允许函数迭代的最大次数（maximum number of function evaluation，MAXEVAL），其中 x 是所选的值。在 NONMEM 6.2 及以上版本中，可选介于 0 和 99 999 999 之间的值（以前的版本为 9 999），以限制计算程序的进度。这在建模的最早阶段，想要限制在不可能产生有意义输出的模型形式上浪费时间时可能是有用的。如果设置为 0，相当于请求不进行估算；在这种情况下，在 $THETA、$OMEGA 和 $SIGMA 中的指定值，或暗含于 $MSFI 中的值将用于计算目标函数、预测值和残差。关于 MAXEVAL＝0 这类运行的其他用法将在第 5 章中讨论。如果在 $ESTIMATION 中没有指定 MAXEVAL 选项，程序将自动选择最大值，不过有可能程序选择的值太小，以至于运行过程因超过该值而停止。此时将产生一个特定的错误信息，该错误可在后续运行时通过将其预设为远高于 NONMEM 所选值来补救。当运行过程超过用户设置的值时，也可以使用类似的操作补救，除非预计即使在计算次数增加之后模型也不可能收敛（convergence）。

$ESTIMATION 语句中的 PRINT＝$n$ 选项用于请求每隔 n 次的迭代结果被详细地输出到报告文件中。该选项的一个典型设置是 PRINT＝5，但在需要更多或更少信息时也可以用更小或更大的值。如果 PRINT＝n 选项没被指定，默认是在最小化过程中仅输出第 0 次和最后一次迭代；实际上，无论 PRINT 选项指定的是多少，这些迭代都会输出在报告文件中。使用此选项默认提供的信息包括最小化计算的输出：目标函数值、每个参数按原本单位的值（在 7.2.0 及以上版本中用行标题 NPARAMETR 列出）、在最小化特定步骤中每个参数转换后的换算值［称为无约束参数（unconstrained parameter，UCP），将每个参数的初值换算为 0.1❷；在 7.2.0 及以上版本中给出了 PARAMETER 的行标题］以及该参数的梯度（gradient）。这个输出

---

❶ 译者注：此处的"有效数字"与分析工作中的常用的有效数字这一术语有所区别。NONMEM 中的有效数字定义为：$\mathrm{SIGDIG}=-\log_{10}\left|\dfrac{\theta-\theta_{\mathrm{true}}}{\theta_{\mathrm{true}}}\right|$，其中 θ 为某次目标函数的迭代值，θ_{true} 为目标函数迭代值的真值。该"有效数字"即为目标函数值在最小化过程中一次迭代值与上一次迭代值的差值与该次迭代值之比的绝对值的负对数（Kyun-Seop Bae et al 2016）。有效数字数值的选择与模型收敛的标准有关，有效数字越大，计算越为精细。关于有效数字的其他信息请参见第 6 章。

❷ 译者注：NONMEM 在参数估算值的运算过程中会先将参数转化为无约束参数，以便于在运算过程中它们能取到任何可能的值，各个参数转化为无约束参数的初值都是 0.1。

对于实时跟进运行时间极长的模型非常有用，以确认获得目标函数最小值的工作正在持续进展。跟踪每个参数响应表面的梯度以确保梯度值均不为 0 也是一种有用的手段，梯度为 0 表示该参数对于目标函数和最小化过程不再做出贡献。

在第 0 次迭代、计算期间以及在最后一次迭代时，应特别检查每个梯度的值是否为 0。第 0 次迭代梯度值正好为 0，这表明相关参数对模型或目标函数计算没有任何贡献。出现这种情况有几个可能的原因，但有时也可能在没有任何其他语法错误或问题提示的情况下出现。例如，假设在 \$DATA 语句中使用 IGNORE 和/或 ACCEPT 选项之后，所有女性受试者已从 NONMEM 可用的数据集中排除。进一步假设用户在不知道数据集中的这些排除的情况下，希望通过测试以下 \$PK 模块中的模型来评估性别对药物清除率的影响：

```
TVCL = THETA(1) + THETA(2) * SEXF
CL = TVCL * EXP(ETA(1))
```

由于变量 SEXF 仍然存在于数据集中，在 \$PK 内被调用时不会出现语法错误，但显然数据集中没有用于估计性别对清除率影响的有用信息（因为所有的 SEXF＝0）。在这种情况下，无论 THETA(2) 的初值是多少，其梯度在第 0 次迭代时将为 0。对于任何其他的迭代，THETA(2) 的梯度将仍然保持为 0。另一方面，如果我们无意地在 \$PK 中将 SEXF 变量称为 SEXG，那么在 \$INPUT 中读进 SEXF 之后，将会出现语法错误，指示变量 SEXG 未定义。关于解读输出的更多详细内容将在第 6 章中给出。

在最终参数中期望获得的有效数字的值可以通过 \$ESTIMATION 语句中的 SIGDIGITS＝n 选项指定。如果未指定此选项，则默认的有效数字的值是 3。如果用户需要在特定模型中使用更大或更小的有效数字值，仅需简单地用较大或较小的整数代替选项中的 n 值。当 NONMEM 在最小化估计中最终无法获得指定数值的有效数字时，运行可能会由于舍入错误（rounding error）而失败。但在这种情况下，当有效数字的总体值或某一参数的有效数字的最小值与所要求的值相当接近时（例如，要求的是 3，得到的是 2.9），可以选择接受这个运行结果，但需谨记与其他模型比较时存在有效数字的这个小偏差。或者，如果希望模型在所要求的选项下，在没有错误或警告的情况下最小化成功，可以将 SIGDIGITS 选项改为一个较小的值。有趣的是，与直觉不同，一些情形下设定较大的有效数字值也可能导致成功最小化；这是因为这个估计选项的变化将导致最小化时遵循不同的路径寻找响应面中的最低点（与目标函数最小值相关）。

\$ESTIMATION 语句中另一个有用的选项是 NOABORT。该选项请求只要在 THETA 最小化期间 PRED 出现错误、导致返回码（return code）为 1 时就执行

THETA 修复（THETA-recovery）；若出现这种现象，则表明 PRED 子程序由于某种原因不能计算。（返回码为 2 时更为严重，提示 NONMEM 运行应该被终止。）根据 NONMEM 帮助文件，使用 NOABORT 选项时，数据集中因一些个体的非正值 Hessian 矩阵导致的最小化过程的终止也被降到最低。在 \$EST 中使用 NOABORT，并且在最小化期间因某个条件调用 NOABORT 时，在报告文件结尾处附近会给出一个警告，表示在 PRDERR 文件中有错误信息。当要细查需要调用这个修复的状态和个体，以寻找数据中可能的错误、问题的根源或有关模型不稳定性的信息时，分析人员会发现检查此文件的内容可能很有用。

　　\$ESTIMATION 的另一个可控选项与警告有关。警告通常是由于初值选择不当而产生的。当 NONMEM 最后计算得到的某一参数的估算值与相应的初值相差两个数量级以上时，将收到如下警告：

PARAMETER ESTIMATE IS NEAR ITS BOUNDARY THIS MUST BE ADDRESSED BEFORE THE COVARIANCE STEP CAN BE IMPLEMENTED

　　如警告信息所示，这会导致 COVAR 步骤失败。当相关系数矩阵（correlation matrix）中的元素非常接近 0 或 1 时，也会获得该错误提示。为了避免此信息并允许协方差步骤在不考虑这些检查的情况下进行，可以在 \$ESTIMATION 中使用以下选项：NOTBT NOOBT NOSBT，即 NOTHETABOUNDTEST NOOMEGABOUNDTEST NOSIGMABOUNDTEST 的缩写（如果更偏好详细的表述，也可以这样写）。对于各类参数可以分开使用这些选项，可以使用选项中的任何一个或全部。指定这些选项实际上会关闭默认的边界测试，而这在初值不太确知的情况下很可能是需要的，特别是在模型开发的早期。

　　在 \$ESTIMATION 中可用的另一个选项可以将个体对目标函数的贡献在求和之前进行排序。已经表明，将目标函数值从最小到最大（与受试者在数据集中显示的默认顺序相反）相加可以使得一些数据集和模型出现舍入错误的可能性更小，从而使最小化过程更稳定。用户只需在 \$ESTIMATION 语句的任何地方指定选项 SORT 便可请求执行这样的排序。在这种情况和其他情况下，即使不执行排序，也可以检查个体对目标函数的贡献，以探索哪些个体对其贡献最大。在这种情况下，当一个个体对总体目标函数的贡献远大于其他个体时，表明这是一个拟合不好的个体，或其数据不支持所提出的模型。在 NONMEM 7.0 及更高版本中，*.phi 输出文件默认给出这些个体的目标函数值。

　　在 \$ESTIMATION 中可指定一个特殊类型的输出文件——模型规范文件（model specification file，MSF）。这个二进制的小文件用于收集有关模型估计和相关选项的信息，以及最小化的结果。文件通过在 \$ESTIMATION 使用 MSFO＝选项生成，如下所示：

```
$ESTIMATION MAXEVAL=9999 PRINT=5 METHOD=COND MSFO = run49.msf
```

　　如果模型的运行成功终止，将有一个名为 run49.msf 的 MSF 文件可供后续使用。这种 MSF 文件有许多用途。首先，当需要后处理步骤时，这样的文件可以节省宝贵时间，假如在原估算过程中没有设定的话，这里可以请求 $COVARIANCE 步骤，或请求额外的表格文件或更改表格文件的输出，或者甚至换一种算法进行估算。不间断电源（uninterrupted power supplies，UPS）和其他复杂系统和技术使得在网格系统和云计算上运行 NONMEM 成为可能，最小化期间的电源故障问题不再有之前那样的破坏性。然而，即使 NONMEM 在某一模型的极长运行时间里出现电源或硬件故障，MSF 文件仍可为分析者的后续运行节省宝贵时间，通过从 MSF（其特征将在下面的示例中说明）的输入，可以从上次中断的地方继续运行，而无需从头开始。除了这些用途，MSF 在设置仿真问题时也非常有用，不需要键入和检验每个参数拟合值的初值或实际值。

　　要读取现有的 MSF 文件，可以简单地用以下语句替换 $THETA、$OMEGA 和 $SIGMA：

```
$MSFI run49.msf
```

　　新的运行将以 MSF 中收集的信息作为起始点。请注意，MSF 只能在与原运行中 $PK（$PRED）和 $ERROR 相同格式的模型中使用。如果对模型语句进行了更改，添加了一些参数、删除或改变了现有参数，运行将报错并终止。因此，这种文件的使用局限于后处理步骤（$COVARIANCE、$TABLE 和 $SCATTERPLOT 将在后续章节中详细介绍）的执行，在尝试备选计算选项时会受到限制。

3.8　请求参数估算值的精度

　　现有控制文件中的 $COVARIANCE 包含了指示 NONMEM 在最小化程序完成之后附加执行对拟合输出的后处理。典型的协方差步骤的输出包括每个拟合参数的标准误差、拟合的完整方差-协方差矩阵、对应的相关系数矩阵，以及方差-协方差矩阵的逆矩阵。在 NONMEM 报告文件中，这些矩阵在参数的最终估计之后给出。

　　当 $COVARIANCE 没有指定与计算有关的其他选项时，将采用默认算法。此默认方法是 $R^{-1}SR^{-1}$，或称为三明治矩阵计算。在 $COVARIANCE 之后，指定 MATRIX＝R 或 MATRIX＝S 选项，也可以指定 R 或 S 矩阵。对于某些诸如拟合分类型 DV 模型的问题，推荐使用替代的协方差矩阵（如 S 矩阵）。除了这些选项之外，COMPRESS 选项可以指定协方差步骤结果以压缩形式输出在 NONMEM 输出文件中。由于结果已明确标识了每个元素的简单行和列输出，而不是矩阵的形式，从而节省了许多输出行。

$COVARIANCE 行中另一个有用的选项是 PRINT＝E，除其他典型的协方差步骤输出以外，该选项还允许用户请求方差-协方差矩阵的特征值输出到 NONMEM 输出文件中。特征值通常通过将最大特征值（列表中的最后一个）除以最小特征值（列表中的第一个）来计算模型的条件数（condition number）。这两个值的比值作为模型的条件数，可给出一些关于模型状态和特性的信息。虽然不同文献中认为条件数过高或者需要引起注意的临界值不同，但一般来说，高条件数（＞200，＞1000，或＞10000）被认为是模型条件设置错误的指标（Bonate 2006）。当模型参数可能存在多组近似解时，就会出现设置错误的状态。当模型被过度参数化（overparameterization），即相对于数据的数量而言有过多参数时，就可能会出现这种情况。这时，简化模型可以消除设置错误状态并获得设置更好（且更稳定）的模型。

最后，作为另一个可能有用的选项，$COV 允许无论计算过程以何种状态终止，均进行协方差步骤输出的计算。$COV 的默认选项（CONDITIONAL）仅在拟合步骤成功终止时请求执行协方差步骤。UNCONDITIONAL 选项可以强制请求协方差步骤输出而不考虑拟合步骤成功与否。

3.9 控制输出

除了 NONMEM 报告文件中模型结果的标准和典型信息以及默认的各种其他输出文件外，NM-TRAN 还允许用户使用另外两种机制来控制给定模型的特定输出，即 $TABLE 和 $SCATTERPLOT。通过这些语句，用户可以请求包含个体值和观测值详细结果的输出表，以及其简单的 ASCII 散点图。

$TABLE 语句允许用户请求一个或多个包含指定内容的输出表。列表内容的格式可以通过各种选项来指定。以下语句举例说明了几个选项的应用：

```
$TABLE ID TIME DOSE CL V KA ETA1 ETA2 IPRED NOPRINT ONEHEADER FILE=run23.tbl
```

在这个 $TABLE 语句中，用户请求表格文件不包括在 NONMEM 报告文件中（NOPRINT 选项），而是单独输出到一个名为 run23.tbl（FILE＝option）的外部文件，并在文件中包含一个所有变量名的标题行（ONEHEADER）。如果没有 NOPRINT 和 FILE＝选项，NONMEM 报告文件中将会有表格输出。如果没有

ONEHEADER 选项，表格文件将在文件最上方，然后每 900 条记录输出一个标题行（一系列的附加行，以表示表格的序号，数据集中的对应行，并列出每列中变量的名称）。将内容输出到单独的文件可以使其他辅助程序处理起来更容易。其他与表格文件格式相关的选项包括 NOHEADER、FIRSTONLY 和 NOAPPEND。NOHEADER 选项请求表格文件中不包含任何标题信息，需要用户从控制文件 \$TABLE 语句或 NONMEM 输出文件的列表中读取相关信息。FIRSTONLY 选项请求表格文件对于数据集中每个个体仅输出一行（即每个个体的第一条记录）。当输出的变量在同一个体的记录中不会改变时，此选项是很有用的（如参数的经验贝叶斯估计、η 以及数值不变的协变量）。最后，NOAPPEND 选项请求 NONMEM 不在每个表格文件中附加以下四个默认列：DV，PRED（群体预测值），RES（群体残差或 DV 和 PRED 之差）和 WRES（群体加权残差）。

　　\$SCATTERPLOT 选项曾用于获得模型结果的粗略简图，这对于大多数可以使用其他更精美更复杂的图形程序的 NONMEM 用户来说是一个有限的功能。通常，用户可将表格输出文件读入另一个程序，例如 R（R Core Team 2013），SAS® （SAS Institute 2008）或 Xpose（Jonsson and Karlsson 1999），并编写预置程序来提取结果并返回标准和典型的拟合优度诊断图（goodness of fit，GOF）。然而，如果没有这样的软件，用户也可以要求 NONMEM 在输出文件的结尾处给出一些基本的散点图。几乎没有什么选项可用于改善这些 ASCII 散点图的外观，其 x 轴在图的顶部，并且在一个图中仅限有 900 条记录。然而通过仔细审视（特别是数据集包含了 900 条以上的记录时），从 NONMEM 给出的散点图还是可以粗略了解变量间的关系。典型的 \$SCATTERPLOT 示例如下，其后将对这些选项进行简要解释：

```
$SCAT DV VS PRED UNIT
$SCAT(RES WRES)VS PRED
$SCAT DV VS IPRED UNIT FROM 1 TO 900
$SCAT DV VS IPRED UNIT FROM 901 TO 1800
$SCAT DV VS IPRED UNIT FROM 1801
$SCAT CL VS WTKG FIRSTONLY
```

　　散点图是变量 X 对 Y 作图。第一个示例中的 UNIT 选项要求在散点图上加一条单位线（单位斜率线）。在第二个示例中，对一系列的 X 变量加了括号，要求分别绘制其中的每个 X 变量对 Y 变量的图形。下一个图形列表也包括单位斜率线，还允许检查数据集中的所有数据，即使超过 900 条的数据集也可以分别在图中检查。要求输出的 DV 对个体预测值的第一个图包含了数据集的前 900 行，第二个图包含了后续的 900 条，而第三个图则包含 1801 行到数据集的结尾（假设剩余的少于 900 条记录）。事实上，如果数据集包含超过 2700 条，那么本系列中的第三个图将被截断而仅包括在 1801 和 2700 之间的记录。2700 行以外的数据点将不会显示。对于所有未使用 FROM X TO Y 指定记录值范围的 $SCATTERPLOT 语句，都会采取相同的方式——如果未指定，则只显示前 900 条。对于大数据集，如果未指定此选项则必须格外小心，不要过度解读从前 900 条的图形中的发现或其展现的数据特征。最后一个 $SCATTERPLOT 的例子说明了 FIRSTONLY 选项的使用，它请求（完全与 $TABLE 选项一样）只绘制每个个体数据的第一条记录。

（卢　炜　陈文君　姚庆宇）

参考文献

Beal SL，Sheiner LB，Boeckmann AJ，Bauer RJ，editors. 1989 *NONMEM 7. 2. 0 Users Guides*（1989—2011）. Icon Development Solutions，Hanover. Available at ftp：//nonmem. iconplc. com/Public/nonmem720/guides. Accessed December 13，2013.

Bonate PL. *Pharmacokinetic-Pharmacodynamic Modeling and Simulation*. New York：Springer Science + Business Media，LLC；2006. p 65-69.

Jonsson EN，Karlsson MO. Xpose—an S-PLUS based population pharmacokinetic/pharmacodynamic model building aid for NONMEM. Comput Methods Programs Biomed 1999；58（1）：51-64.

R Core Team. R：*A Language and Environment for Statistical Computing*. 2013. R Foundation for Statistical Computing，Vienna. Available at http：//www. R-project. org. Accessed December 13，2013.

SAS Institute Inc. ，*SAS User's Guides*，Version 9，1st ed. ，volumes 1-3. Cary：SAS Institute Inc. ；2008.

第**4**章

数据集

4.1 概述

用于群体分析的定量药理学数据集，需要通过较为复杂的信息整理以转换成分析程序能够执行的格式。定量药理学数据集的记录通常是按时间顺序排列，表示参与临床试验的个体或特定患者关于给药、血药浓度和/或药效学（pharmacodynamics，PD）响应的时间变化过程。数据集的复杂性取决于所建模型系统特性的复杂性。

在考虑建模的过程时，有时会忽略数据集构建的讨论。数据集的构建可能是一项乏味的工作，但是必须在"有趣"的建模工作之前完成。数据集是建模的一个关键组成部分，因此不能低估构建数据集的技能的重要性。构建数据集的工作并不简单，尤其是对于由多项研究或"纷杂"的临床试验数据组成的大数据集，例如当分析数据集中协变量是以不同单位记录时（如以磅和千克表示不同个体的体重），或当合并用药的时间和日期信息需要根据给药和血样采集予以排序时。构建一个复杂的数据集所需的时间和精力有时可与构建模型所需的时间和精力相匹敌。在构建反映数据事件产生的数据集时，质量控制至关重要。如果给药或对应浓度的时间出错，那么分析就会产生纰漏。当模型用于监管和/或决策目的时，质量控制（quality control，QC）过程的文档尤为重要。良好的质量控制有助于数据集的构建。

药物动力学（pharmacokinetics，PK）数据的建模通常需要研究中关于给药（给药事件）、自变量（如时间、体重、年龄）以及因变量（dependent variable，DV；即药物浓度）的详细说明，然后用模型拟合或仿真给定剂量下的药物浓度的时间过程。

PD模型的数据集是否包括给药事件，这取决于所建模型系统的结构、数据是否表示疾病进展的生物过程或安慰剂效应，以及药物浓度是否包括在模型中。此外，一些PD模型可能不需要将数据按时间顺序排列，例如在 QTc 对峰浓度进行简单线性或非线性回归时。对于不使用以时间排序的数据的模型，不使用 PREDPP 模块，而是使用用户自定义的 PRED 程序。用于这种分析的数据集将个体的自变量与 DV 用一个记录联系起来，但不一定要按时间顺序排列，且不包括独立的给药记录，而用 PREDPP 模块建立模型则要求数据是时间导向的。

当对内源性化合物的浓度随时间变化过程建模，或系统初始条件不为零时，化合物初始的循环量或浓度必须输入到系统中。类似的，如果一个 PD 响应变量的基线值不为零，那么建模时必须指定一个不为零的初始值。基线值可以输入到数据集中或者根据控制文件中的某些选项进行指定。

通常，定量药理学数据集的组成元素包括"输入的药量"、时间、协变量，以及要使用模型描述的观测事件。此外，还有一些 NONMEM 要求的变量以保证程序按照分析人员所期望的方式恰当地解读和处理数据。

可以用多种不同的数据管理软件包、电子表格、编程语言或文字编辑器来生成数据文件。编程语言如 R（R Development Core Team 2013）或 SAS®（SAS Institute Inc. 2002—2010）等在以一致、可重复和可验证的方式处理数据上具有显著优势。然而，使用这种系统需要掌握相应语言技能。对于小型数据集或初学者而言，使用电子表格处理和格式化数据可能更为容易，但也更容易出现不易察觉的错误，比如无意中按了一个键会导致意外的数据更改。由于电子表格不记录文件中所做的更改，因此不容易发现此类错误。联邦法规 21 CFR Part 11 要求对数据采取问责制，并对所做的任何更改进行记录，这在不记录所有更改的电子表格中是不容易做到的。当用电子表格建立数据集时，数据集需要与源数据进行 100% 的校验。采用编程语言构建数据集，可以对数据集所做的每个更改进行追踪。电子表格可以用作个体数较少或 Ⅰ 期单个研究的小样本数据分析；然而，当对较复杂的剂量方案进行分析，或合并 Ⅰ 期和 Ⅱ 期的多个研究，或分析 Ⅲ 期数据时，使用编程语言构建数据库是很有必要的。根据监管标准进行数据集的整合时，为符合质量管理要求最好采用编程语言。

对于大部分平台配置，使用旧版本的 NONMEM 软件时，数据文件不能包含嵌入式制表符。而在当前版本，空格、逗号、制表符等列分隔符是可以使用的。

4.2　数据集的排列

NONMEM（NM-TRAN）系统对分析数据集有一定的结构要求。数据必须以文本（即 ASCII）形式的"平面文件（flat file）"呈现，并用适当的分隔符分隔开。数据文件以行和列的二维方式排列数据。除了某些格式的 DATE 和 TIME 中可以包括文字外，NONMEM 的其他所有数据都应该是数值型的。

一条数据"记录（record）"指的是一行数据，如表 4.1 所示。

表 4.1　数据记录示例

ID	TIME	AMT
01	10:00	100 ←

一行为一条记录

记录中包括了相关数据元素的特定集合。当对一个时间依赖的系统建模时，记录便是在特定时间点同时得到的数据和变量的集合。

变量、字段或数据项这些术语是指特定文件中用空格分隔的列中所含的信息，或用逗号分隔的文件记录中的特定位置。空格分隔文件以一个或多个空格分隔数据集中各行的数据项。空格分隔文件中的数据按列整理有助于分析人员读取数据。若某一个体的数据在拟合上出现问题，或者在处理某一记录的数据时报错，空格分隔比逗号分隔的文件更便于检查。

每条数据集记录必须包含相同个数的变量。变量的顺序是任意的，但在所有记录中（个体内和个体间）必须一致。缺失值（missing data）应有一个占位符，如"."或"0"；在空格分隔文件中不能使用空格作为缺失值的占位符。虽然不总是必需的，但是建议在所有记录中保持变量格式的一致。NONMEM 允许一些变量以混合格式输入，但是为了使分析人员更清楚并避免意外错误，保持格式的一致性是有益的。在表 4.2 的示例中，可以在一条记录中将 TIME 表示为 hh：mm 的形式，在另一条记录表示为一个实数（经过的时间）。如果分析人员将 8：00 定为零时刻，而 0.5 小时指某一事件的发生时间是在半个小时之后，表 4.2 的第二条记录会导致 NONMEM 报告文件中的数据错误："ELAPSED TIME MAY NOT BE NEGATIVE"（"经过时间不能为负"）。NONMEM 对 TIME 的每条记录所指定的值可以在文件 FDATA 中看到。本例中，0.5 小时的事件会算为 -7.5 小时。第 1 条记录的 8：00 在 FDATA 中指定为 TIME＝0，但 0.5 的记录就会转变为 -7.5 小时。

表 4.2　数据记录单位不同导致分析出错的示例

ID	TIME
001	8:00
001	0.5

若数据集中的其他变量如协变量以不同的单位表示，则需找出这些不同并在控

制文件中将其转换成一致的单位。例如，如果一项研究中估算的肌酐清除率（CrCL）以常用的临床单位 mL/min 表示，另一研究采用的是国际单位制 mL/s，那么在将 CrCL 用于协变量模型方程之前，控制文件需要调整其中一种的单位。根据笔者的经验，具有一致单位的分析数据集最好是在构建时通过编程来完成。一般而言，好的文档格式和好的一致性会减少分析过程中的错误。

在 NONMEM 7.0 版本中可以读入并用于任何一个模型运行的变量（数据项）的最大数目是 50。数据集中可以包含更多的项，但是在每次运行时必须使用 $INPUT 语句中的 DROP 选项略掉其中的一些项。这样 NM-TRAN 就可以通过简单的忽略或舍去一些当前不用的变量，来处理一个变量数多于变量最大数目的数据集。NONMEM 早期版本的最大变量数只有 20 个，因此就这一点而言这些版本的使用很受限制。

控制文件中的 $INPUT 语句为 NONMEM 指定数据集记录中变量的顺序。在 NONMEM 7.0 版本中，该语句中的变量名（数据标签）可达 20 个字符，但是在早期版本中必须在 1 到 4 个字符之间。控制文件将使用变量名识别从数据集中读取的数据。

NONMEM（和 PREDPP）中保留了一些变量名，使用时必须与之定义的相一致。如下是变量保留名称的示例：ID、DATE、DAT1、DAT2、DAT3、TIME、DV、AMT、RATE、稳态（steady state，SS）、给药间隔（interdose interval，II）、ADDL、事件类型（event identification，EVID）、缺失 DV（missing dependent variable，MDV）、CMT、预测隔室（prediction compartment，PCMT）、CALL、CONT、L1 和 L2。另外，PK 参数名的保留定义要与使用的 ADVAN 子程序相一致。例如，ADVAN2 中保留了 KA、CL、V、F1、F2、ALAG1、ALAG2、S1 和 S2。

不像一些其他的分析程序，NONMEM 的 PREDPP 要求数据集的记录要采用"事件类型"的结构。每条记录都含有一个特定事件的信息。对于一些给药选项，给药记录也可能暗示过去和未来其他事件的发生。事件可以是如下类型：（i）给药事件（dosing event），（ii）观测事件（observation event），或（iii）"其他"类型事件（other-type event）。

给药事件是将因变量 DV（如药量或 PD 模型中的响应变量）在特定时间的量值（记录于变量 AMT 中）引入系统。观测事件（记录于变量 DV 中）记录在特定时间的浓度或效应的测量值。"其他"类型事件记录一些其他系统参数的改变，如生理状态中体重的改变或合并用药。"其他"类型事件也可以作为给药记录或观测记录的一部分。然而，给药剂量不能和观测浓度或效应的测量值出现在同一条记录上。同样地，观测数据也不能与给药剂量出现在同一条记录上。记录中要么没有 AMT，要么没有 DV，或是两者均没有。除了"0"或"."以外，这两类变量的其他值不能同时出现在同一记录中，如表 4.3 所示。

表 4.3　分析数据集中同时发生事件的错误表达示例

ID	TIME	AMT	DV
001	0.0	100	35.4
001	0.5	.	12.6
001	1.0	.	8.6

不允许

有时需要在同一时间记录某一个体的两个事件，如一个给药事件和一个观测事件。这种情况下应将这两个事件以相同的时间值进行单独、连续地记录，如表 4.4 所示。

表 4.4　分析数据集中同时发生事件的正确表达示例

ID	TIME	AMT	DV
001	0.0	100	.
001	0.0	.	35.4
001	0.5	.	12.6
001	1.0	.	8.6

记录患者描述性信息（协变量）的数据项，如年龄或体重，在所有记录（给药事件、观测事件或"其他"类型事件）中都不能有缺失值。如果模型中使用了这些项，那么在处理时它们必须出现在每一条记录中。如果一个协变量的值缺失了，模型就会以缺失值（NM-TRAN 解读为 0）进行计算，可能会出现计算误差或意外的错误结果。

不以 PREDPP 建模的数据集不使用事件类型结构中的所有元素。这种数据集中有些会用于各种 PD 模型，每条记录都是一个观测事件。在这种数据集中，通常没有"给药记录"的概念。这些数据集是为特定的非线性回归方法而构建的，且构建的方式必须与应用的模型一致。

4.3　数据集中的变量

某种程度上，NONMEM 的效率和灵活性来自数据集的构建过程。使用 NONMEM 和 PREDPP 时，有多个数据项可用来传达欲要建模的事件。有些数据项在 NONMEM 的所有群体模型中都需要（如 ID 和 DV），而其余数据项则只在某些情况下才是必需的，而其他情况下可选。使用 PREDPP 时，所有数据集均要有TIME 和 AMT。一些有特定使用要求的数据项将在接下来的部分进行介绍。

4.3.1 TIME

在一个时间导向的数据集（用于 PREDPP）中，所有记录中 TIME 的值一定不能缺失且不能为负。一个个体的所有记录必须按 TIME 值逐渐增大（或相等）的顺序排列，除非有一条记录指示重置事件（reset event）的发生，对经过的时间间隔进行重置。

TIME 值的格式可以设置为时钟格式（如 13：30）或十进制型时间（13.5），但所有记录的格式需保持一致。然而，如果 TIME 选择了时钟格式，那么使用 24小时制记录时间是至关重要的，以避免 NM-TRAN 在处理中午以后的非连续时间序列时出现语法错误。十进制型时间表示的是从某一起始事件开始所经过的时间，但是不要求每一个体的 TIME 起始值为零。

4.3.2 DATE

DATE 数据项不是必需的，但在构建事件的时间序列时可能有用。它与 TIME联用，以构建事件记录的时间序列。DATE 数据项可以表示成一个整数（如表示研究日期）或日历日期。有几种变量可用于将日期以不同的格式表示为日历日期，如表 4.5 所示。

表 4.5   日历日期的输入格式

变量名	格式
DATE	MM/DD/YY 或 MM-DD-YY
DAT1	DD/MM/YY 或 DD-MM-YY
DAT2	YY/MM/DD 或 YY-MM-DD
DAT3	YY/DD/MM 或 YY-DD-MM

采用这些形式，年份可以用 1 到 4 位数字表示（如 9，09，或 2009）。如果年份用 1 到 2 位数字表示，那么控制文件中的 $DATA 行应指定 LAST20＝n 这一选项，n 是一个从 0 到 99 的整数。n 的值决定了该年份是在哪一世纪。n 的默认值是50。若年份值（YY）比 n 大，就将这一年假定为 19YY 年，若 YY≤n，则为20YY 年。例如，如果 n＝50，YY＝9 或 YY＝09，那么这一年就是 2009 年。

每当 DATE 表示为日历格式（以 "/" 或 "-" 为分隔符），$INPUT 必须指定

DATE＝DROP。在这种情况下，数据预处理程序将使用 DATE 值计算事件发生的相对时间，但会将该值从数据集中舍去。DATE 由于被舍去所以不能输出到 $TABLE 文件中。

每当数据集中使用了 DATE 变量，TIME 值要限定在 0～24 小时的范围内。若要指定大于 24 小时的时间间隔，日期必须适当增加，以便时间值落在 0～24 小时内。例如 2013/1/1　0：00 给药，36 小时后收集样品。样品记录的编辑可以如表 4.6，而不是表 4.7 的格式。

表 4.6　TIME 和日历日期的正确使用示例

DATE	TIME
1/2/13	12

表 4.7　TIME 和日历日期的错误使用示例

DATE	TIME
1/1/13	36

数据预处理程序会同时使用 DATE 和 TIME 计算个体从第 1 个记录开始的相对时间或经过时间。需要特别注意的是，TIME 输出到 $TABLE 文件中的是相对时间，而不是原始数据文件中的 TIME 值。

如果没有使用 DATE 数据项，TIME 必须定义为从第 1 个事件开始的经过时间。跨越 1 天以上的事件的时间值将大于 24 小时。

即使使用 TIME 和 DATE 定义了事件的时间序列，用一个时间变量来描述一个个体所有事件的经过时间还是很有用的，将其称为"首次给药后时间"（time since first dose，TSFD）。第 2 个较为有用的时间值是最近一次给药后经过的时间，或是"给药后时间"（time after dose，TAD）。这些时间值通常有助于绘制数据图，生成拟合优度图，以及作为某些数据处理操作的合并键。

4.3.3　ID

对于群体数据，数据集必须有一个 ID（identification，身份）变量，这是个体的识别符。单独一个个体的所有记录必须是连在一起的，且使用 PREDPP 时是以时间增加的顺序排列的。如果数据集中一个特定个体的记录被另一个 ID 的记录分隔开，那么 NONMEM 就会把这些分开的记录视为不同的个体（即使他们有着相同的 ID 值）。因此一个 ID 编号可以"多次使用"并被视为不同的个体，但这通常不是一个好习惯，在作图、排序、个体计数中或以其他方式处理数据集时可能会出现意外错误。

在分析数据集中，创建唯一的患者识别符是一个好方法。当数据由多个研究合并时，这个值尤其有用。在这种情况下，将临床研究编号与研究中受试者编号的独特信息连接起来，就会生成一个唯一的 ID 数值。例如，在研究编号 10 中的个体编号 126 可以有一个新的 ID 值 10126。这样，研究 10 编号中的个体编号 126 就不会和研究编号 7 中的个体编号 126（ID 值为 7126）混淆。可以在建立数据集的过程中进行这种 ID 的再赋值，当然，赋值过程要有准确的文档记录，以便可以用源数据对数据集中的每一个体进行维护。

NONMEM 7.0 版本中 ID 值的长度可达 14 位数。然而，使用长度大于 5 位数的值会在表格文件中出现意想不到的问题。NONMEM 能正确读取 ID 栏长达 14 位数的分析数据集。然而，表格文件只默认输出 5 位数组成的 ID 值。表格所有的默认格式均为 s1PE11.4。这种格式允许的总宽度为 11 个字符，包括符号和小数点。采用四位小数，小数点的左边有 1 位数字。一个默认值的例子如下：-2.4567E+01。因此，默认设置下显示的是至多由 5 位数组成的唯一值。NONMEM 会将数据集中 ID 值为 12345678901234 和 12345678901235 的两个相邻个体视为不同的个体，模型估算也会按照预期进行。然而，表格中两个个体的 ID 输出值均为 1.2346E+13。因此，在进行汇总数据、图或表的后处理时，两个个体的记录将会被视为来自一个个体。通过改变表格文件的输出格式可以处理更长的 ID 记录或其他数据项。这可以用 FORTRAN 语法中的 LFORMAT 和 RFORMAT 选项实现。例如，下面的代码可以用来生成能够区分上述 ID 编号的表格文件：

```
$TABLE ID DOSE WT TIME NOPRINT
FILE=./filename.tbl
RFORMAT="(F15.0,"
RFORMAT="7(s1PE11.4))"
```

这个例子给出的是一个有 14 个字符 ID 值的实数输出，加上小数点占据 1 位，其余的 7 项用默认格式输出到表格文件中（3 个命名项，加上 4 个自动添加到表格文件中的项目）。有关 LFORMAT 和 RFORMAT 使用的详细信息，请参阅用户手册和帮助文件。

4.3.4 DV

DV 是"因变量"数据项，其数值代表用于建模的观测值。这些观测值可以是 PK 模型的药物浓度或 PD 模型的药效，DV 项也可以包括 PK/PD 模型中 PK 和 PD 两种类型的观测值。DV 项与隔室（CMT）项联合使用，后者指定读进程序的观测值出自哪一隔室。

DV 值在所有给药记录中都必须缺失，在"其他"类型事件记录中也会缺失。然而，如果一个"其他"类型事件和 DV 出现在同一条记录上，NONMEM 会将其视为一条包含其他变量（如体重）变化的 DV 非缺失的观测记录。

4.3.5　MDV

MDV（missing dependent variable，缺失 DV）数据项允许用户告知 NON-MEM 中 DV 项的数据是否缺失。MDV 是一个逻辑变量（logical variable），因此对于 DV 缺失的记录，MDV 的值为 1（即"真"），例如在给药记录中。在 DV 非缺失的观测记录中 MDV 的值为 0（即"假"）。如果一条观测记录的 DV 缺失，而 MDV 没有指定或 MDV=0，那么就会报告错误。

MDV 不是一个必需的数据项。如果没有 MDV 项，NM-TRAN 会根据数据集的上下环境赋予一个值。不过为了确保程序能按照预期运行，在构建数据集时给 MDV 赋值是一个好习惯。

4.3.6　CMT

隔室编号（compartment，CMT）项用于指定给药事件或观测事件发生在哪一隔室。在一些模型中，CMT 不是必需的，此时给药事件和观测事件发生在默认隔室中。在 PREDPP 模型中，如使用 ADVAN 1～ADVAN 4，ADVAN 11 和 ADVAN 12 时，有默认定义的给药隔室和观测隔室，因此 CMT 是不需要的。在用户自定义模型（user-written model）或给药和观测发生在非默认隔室的情况下，CMT 是必需的。默认的给药隔室和观测隔室与某一 ADVAN 子程序的关系如表 4.8 所示。

表 4.8　特定 ADVAN 程序的默认给药隔室和观测隔室

ADVAN	默认给药隔室	默认观测隔室
1	1	1
2	1	2
3	1	1
4	1	2
10	1	1
11	1	1
12	1	2

当数据集中包括 CMT 时，其值在数据集中是一个整数，对应于记录中所描述的事件发生的隔室编号。在"其他"类型事件的记录中，一般将 CMT 设为缺失（如"."）。

对于描述两种类型数据的模型，如原药与代谢产物浓度的模型，或 PK 和 PD 观测模型，CMT 是一个必要组成部分。不同类型的观测值用特定的隔室建模，CMT 用于指示 NONMEM 观测记录的类型。当给药时既将药物给入吸收隔室，又进行静脉注射（如静脉给予负荷剂量后口服维持治疗，或将静脉和口服给药的数据合并），会采用 ADVAN2 或 ADVAN4，此时 CMT 也是必需的。这些模型默认给药隔室是吸收隔室，即 CMT＝1。静脉给药是避开吸收过程而直接注入中央隔室，所以这些给药记录中 CMT＝2。使用 CMT 来指示给定记录所调用的隔室，为 NONMEM 建模中的事件处理功能提供了很大的灵活性。在过去，这是通过一个用额外隔室来转换系统状态的高级技巧来实现的。但现在对这些技术的需求已经随着 NONMEM 中模型事件时间（model event time，MTIME）变量功能的实现而减少了。MTIME 是一个 NONMEM 可以估算的模型事件时间变量。MTIME 变量的使用将在第 9 章简要介绍。

4. 3. 7　EVID

EVID（event identification，事件类型）数据项用于给 NONMEM 一个关于当前记录"类型"的直接说明。与 MDV 一样，通常其不是一个必需数据项，但在数据集中定义该项是一个好习惯。EVID 的值是整数 0、1、2、3 或 4。

EVID＝0 是将记录定义为观测事件，EVID＝1 为给药事件，EVID＝2 为"其他"类型事件。EVID＝3 或 4 为"重置"系统状态，EVID＝4 是 EVID＝3（仅重新设定）和 EVID＝1（给药）事件的结合，即在给药记录时间之前的即刻进行重置。"重置"表示模型所有隔室中的药量或浓度值都重归为零（即隔室被清空）。这种方式允许 NONMEM 在两个不相连的时间段之间跟踪个体，在这两个不相交的时间中第 1 周期的浓度不会影响第 2 周期的浓度（即两段时间没有浓度上的重叠）。这种用途一个可能的例子是交叉研究，在进行第 2 周期的给药和取样之前，有充足的时间使第 1 周期的所有浓度清除。使用重置事件可以将个体的记录保存在一起，因此 NONMEM 将为个体保留相同的随机效应参数值，并允许在个体内重置时间而不会产生错误信息。

某些情况下使用 EVID 意味着 AMT 和 DV 值出现在同一条记录中的某些条件。根据模型是用于拟合一个 DV 值非缺失的数据集，还是在 DV 项都缺失的情况下根据已定义模型和参数组仿真一个新的数据集，这些指示的含义会存在不同。这些区别将在本文的后面详细介绍。如表 4.9 所示，当拟合一个数据集时，隐含的条件如下：

表 4.9　不同类型的 EVID 记录中 DV 和 AMT 变量值的一般要求

EVID	DV	AMT
0	通常不缺失	要求缺失
1	要求缺失	要求不缺失
2	要求缺失	要求缺失
3	要求缺失	要求缺失
4	要求缺失	要求不缺失

除了给药和观测记录，还可以包括一些缺失 DV 值的事件记录，MDV＝1 和 EVID＝2。没有缺失值（EVID＝0）的观测记录用于拟合。而 DV 值缺失（EVID＝2）的观测记录则对于在特定时间点返回模型预测值非常有用。这些预测值可以用于其他的目的，如重建一个个体的完整 PK 曲线，将预测浓度与同时的 PD 记录相匹配，或用于生成预测值的图形。

一个相关的可选项是 PCMT 数据项。使用这一项可以规定在诸如给药事件、"其他"类型事件以及重置事件等非观测记录中，将在哪一隔室中计算预测值。如果不使用 PCMT 项，那么这些记录中的预测值将存在于默认的观测隔室。对于 EVID＝1（给药事件）或 2（"其他"类型事件）的记录，PCMT 值可以指定从哪一隔室得到预测值 F。这为这些类型的记录给出了一种从非默认观测隔室提取预测值的方法。需要注意的是，在观测记录（EVID＝0）中 PCMT 值被忽略，这是因为 CMT 为观测记录定义了 PCMT。

4.3.8　AMT

给药剂量（amount，AMT）记录在给药记录的 AMT 变量项中。当数据集没有指定时，所有给药记录的剂量单位必须一致。与所有数据项一样，NONNMEM 数据集一般不允许有字符，所以没有表示剂量单位的数据项，除非此项在 $INPUT 语句中被舍去。AMT 值在所有观测记录和"其他"类型记录中必须是缺失的。AMT 给出给药剂量，而与给药途径（如口服给药、注射或输注）无关。

给药记录可以有其他的变量以给出关于给药的附加信息，包括 RATE、ADDL、SS、II 和/或一些表示输注持续时间的变量。含有这些附加的限定性的记录仍需在 AMT 中指定总剂量。

4.3.9 RATE

对于输注给药或任何零级输入的模型，给药速率可以用 RATE 定义。RATE 定义了单位时间的给药量。使用 RATE 数据项时要求指定给药方式为输注，尽管该方式可能并不总是包含输注速率。用 RATE 项定义输注过程有几种可选方法：可以将输注速率作为一个数据项，也可以将输注速率作为一个建模参数予以估算。不论采用何种方法，RATE 数据项都必须包含在数据集中。数据中 RATE 的值决定了 NONMEM 中输注速率的处理方式。

在数据集中，RATE 的值可以是 0、−1、−2 或一个大于零的实数。当给药记录中 RATE=0 时不认为是输注给药。例如，在一个既有注射又有输注给药的数据集中，注射给药的 RATE 值设为零。

RATE 可以是一个大于零的实数值。在这种情况下，RATE 值指定的输注速率是单位时间的量。药量是 AMT 中的剂量，时间或输注时间由 AMT/RATE 确定。

输注的时间过程也可以通过两种可选方式中的一种进行建模：①将输注速率作为模型参数；②将输注时间作为参数。无论哪种建模方式，给药的总量都在 AMT 中定义。

当数据集中 RATE=−1 时，输注速率被定义为模型中的一个参数。因此控制文件必须定义附加参数 Rn，其中 n 是输注所进入的隔室的编号。在数据集记录中包含 RATE=−1，且在控制文件中给定 $R1=THETA(1)$ 时，指示 NONMEM 记录中的给药方式为输注，由 AMT 的值以及模型中 NONMEM 拟合的输注速率参数来定义。

类似的方法也适用于根据时间对输液过程进行建模。当 RATE=−2 时，输注时间被作为模型的一个参数。在这种情况下，Dn 必须在控制文件中定义，其中 n 是输注所进入的隔室的编号。数据集中 RATE=−2 时，$D1=THETA(1)$ 定义的是输注给药进入第 1 隔室，输注速率由 AMT 的值和 NONMEM 估计的输注时间来定义。THETA(1) 是输注时间的固定效应参数。也可以加入随机效应以获得输注时间 $D1$ 的个体估算值。

然而，通常情况下，临床试验的病例报告表会设计成通过记录输注的确切开始和停止时间来获得每个受试者输液的确切时间。事实上由于试验条件不同，超过 30 分钟的输注给药在时间长短上可能变化很大。如果可以得到每个个体输注时间的数据，那么输注时间值可以作为一项数据加入数据集。在这种情况下，$INPUT 会指定一个输注时间变量［如输注时间（duration of infusion，DUR）］，而 $PK 模块将包含一个相当于时间变量（即个体特异的输注时间）的时间参数（如 D1）。如下所示：

```
$INPUT ID TIME... ...AMT DUR RATE... ... ...
$PK
...
D1 = DUR
```

此处的数据集含有输注给药的确切持续时间，由输注结束的时间和输注开始的时间之差计算得出。此例中，输注过程是完全指定的，不需要通过参数的估算来定义输注过程。

为了根据输注持续时间调用指定输注中的一个选项，数据集中的输注给药记录需包含 RATE 并赋值为 −2。在观测记录和"其他"类型事件记录中 RATE 必须是缺失的。

4.3.10　ADDL

以上已经描述了数据集中明确包含于给药记录中的内容。当以相同剂量和相同给药间隔多次给药时，NONMEM 还可以将多次给药记录合并在一起表达。其计算用 ADDL（additional doses，额外给药次数）数据项实现。若要指示系统在当前记录的时间之后还会进行多次给药，并以 II 指定给药间隔（将在 4.3.11 描述），那么给药记录上 ADDL 的值要大于零。如果给药总次数是 N，那么 ADDL 的值就是"$N-1$"，因为给药记录明确给出了给药的序列。

例如，如果研究受试者 10010 接受了 100 mg 每日 2 次的 5 天给药，那么用一条给药记录就能指定所有的给药，如表 4.10 所示。

表 4.10　用一条记录描述多次给药的示例

ID	TIME	AMT	ADDL	II	EVID	MDV
10010	0	100	9	12	1	1

这条记录明确指定了时间为 0 时的剂量为 100 mg，并间接定义了在其后每隔 12 小时给药 1 次的 9 次给药。在开始处理个体记录时，NONMEM 会在内存中设一个隐含给药的数组。与处理该个体时的任何新增记录一样，这些隐含的给药记录会按照时间顺序插入到该个体的总记录集中。这条记录隐含的事件顺序与表 4.11 中给出的 10 条单独的给药记录是一样的。

表 4.11   前例的 ADDL 指定个体给药记录的扩展表

ID	TIME	AMT	ADDL	II	EVID	MDV
10010	0	100	.	.	1	1
10010	12	100	.	.	1	1
10010	24	100	.	.	1	1
10010	36	100	.	.	1	1
10010	48	100	.	.	1	1
10010	60	100	.	.	1	1
10010	72	100	.	.	1	1
10010	84	100	.	.	1	1
10010	96	100	.	.	1	1
10010	108	100	.	.	1	1

只要假定给药间隔恒定和剂量保持不变，就可以看到 ADDL 项在简化数据集构建上的效率和能力。

4.3.11   II

如上所述，II（interdose interval，给药间隔）数据项定义了给药间隔的时长。II 与 ADDL 或 SS 数据项的联用会在下一部分介绍。由于使用的 II 项必须是常数，因此有些给药方案可能无法使用 ADDL 和 II 指定。对于 1 天之内给药间隔不同的给药方案有一个变通的解决方法。例如，在常规的进餐时间给药 100 mg，连续给药 10 天，如上午 8：00，中午 12：00 和下午 6：00，那么 1 天之内的给药间隔分别是 4、6 和 14 小时。由于 II 不一致，不能用一条记录通过 ADDL 和 II 项定义给药历程。然而，可以认为这是在适当时间每日 1 次给药的 3 个方案。这样，给药历程就可以用 ADDL 和 II 通过 3 条单独的给药记录进行指定，如表 4.12 所示。

表 4.12   多次、不规律给药方案的给药记录的示例

ID	TIME	AMT	ADDL	II	EVID	MDV
10010	8：00	100	9	24	1	1
10010	12：00	100	9	24	1	1
10010	18：00	100	9	24	1	1

这个例子表明了在指定复杂的事件历程时 NONMEM 所具有的一定程度的灵活性，可创造性地将各种复杂情况的描述相对简化。当然，理解 NONMEM 怎么利用数据记录并确保实现想要达到的目的也很重要。

当使用 II 时，时间间隔的单位必须与 TIME 变量的单位保持一致。II 可以表

示为实数的形式，也可以表示成时钟时间形式（hh：mm）。在观测记录和"其他"类型事件记录中 II 的值必须是缺失的。

4.3.12　SS

与 ADDL 相似，SS（steady state，稳态）数据项表示的是关于过去和当前给药的系统状态。SS 是一个可以取整数值 0、1 或 2 的数据项。

当给药记录的 SS＝0 时，不具体假定系统处于稳态。若给药记录的 SS＝1，则假定给药为稳态给药，并且记录会将隔室中的量重置为稳态，而忽略该个体之前的任何一次给药的贡献。由于达到稳态取决于给药间隔，因此 SS 值大于 0 时，给药记录中必须总包含一个非缺失的 II 值。

当 SS＝2 时，假定当前的给药为稳态下的给药，但是之前记录的给药不被忽略，因未对系统进行重置。根据叠加原理，将两个来源的浓度加起来就可以共同决定浓度的时间过程。

变量 SS 在观测记录和"其他"类型事件记录中必须是缺失值。

4.4　灵活构建数据集以应用于各种替代模型

某些情况下，探索一系列模型时可能需要不同的数据结构，在单一数据集中对诸如 CMT 的某些数据项定义不同的值，就可以只建立一个数据集，而不用为每种模型方法分别建立单独的数据集。在这个数据集中，可以有两个 CMT 列，适当地定义每个 CMT 以用于某一可能尝试的特定模型。当用控制文件定义特定的模型时，通过将保留变量名 CMT 放在 $INPUT 语句的正确位置，以选择所需的 CMT 值。另一项 CMT 的位置将赋予一个不同的非保留变量名，并被舍去，例如 CMT2＝DROP。

4.5　事件记录示例

4.5.1　指定时间的可选方式

假设在早上 6：00 口服给药 200 mg，采用一级口服吸收的一室模型。表 4.13

给出了用于描述这一给药历史的可选的 3 种数据记录方式。

表 4.13 指定时间值的可选记录表示方法示例

ID	TIME	AMT	DV	EVID	MDV	CMT
1	6∶00	200	.	1	1	1
ID	TIME	AMT	DV	EVID	MDV	CMT
1	6.0	200	.	1	1	1
ID	TIME	AMT	DV	EVID	MDV	CMT
1	0	200	.	1	1	1

注意每个例子中的时间。TIME 可以是如第 1 种方式所示的时钟时间，也可以表示为一个实数，且不一定从 0 开始；也可以患者第 1 次给药时间为起始时间 0，将 TIME 表示为第 1 次给药后经过的时间。

4.5.2 输注和零级输入

假设从下午 1∶00 开始，10 分钟内输注给药 500 mg。如果数据集中只含有静脉给药，那么有两种可选方式来编辑数据集中的这一输注记录，如表 4.14 所示。

表 4.14 定义零级输入给药记录的可选方法示例

ID	TIME	AMT	RATE	DUR	DV	EVID	MDV	CMT
1	0	500	3000	.	.	1	1	1
ID	TIME	AMT	RATE	DUR	DV	EVID	MDV	CMT
1	13∶00	500	−2	0.167	.	1	1	1

在第 1 种方式中，PREDPP 用 AMT 和 RATE 的值来表示以速率 3000 mg/h 给药 500 mg。以这个速率，药物在 10 分钟输注完，因此给药持续时间为 10 分钟。第 2 种方式中的 RATE＝−2，指示 NONMEM 将输注表示为特定时间内的给药量。此处的输注时间在数据集的 DUR 列进行定义。$INPUT 行会包含针对这一项的一个任意变量名，例如 DUR，在控制文件中必须设定参数 $D1$ 与该变量名相符：$D1＝DUR$。

对于上例，如果有足够的数据可以拟合输注过程，那么另一种可选择的方式就是估算输注持续时间。如果这样做，则不需给出持续时间的数据，而采用至少一个固定效应参数，如 $D1＝THETA(n)$ 对 $D1$ 估算。当不能确切得知输入时间（即药物吸收时间的长度）时，后面这个例子可能是估计药物零级过程输入的有用方法，例如由膜控透皮制剂的给药，贴剂从皮肤上移走之后，皮肤中的药物储库还可以使药物持续吸收。

4.5.3 ADDL 的使用

用 NONMEM 的 PREDPP 拟合数据时，要求将每个个体的给药和观测记录按照时间顺序排列成一系列事件。假设每日 2 次口服某抗生素 250 mg，一共 10 天，并在第 1 天和第 10 天收集血浆样品。给药和观测值的编码可以如表 4.15 所示。

表 4.15 **NONMEM 数据集中给药和观测记录示例**

ID	TIME	AMT	ADDL	II	DV	EVID	MDV	CMT	TAD
1	0	250	19	12	.	1	1	1	0
1	1.0	.	.	.	10.6	0	0	2	1.0
1	220	.	.	.	12.3	0	0	2	4.0

在表 4.15 中，TAD 计算为"前次（最近 1 次）给药后时间"。由于浓度曲线可能是由两个或更多给药间隔的数据整合的，为每一个观测值增加这一变量值有助于展示数据图。前面给出的 CMT 值假设药物给入隔室 1，即口服给药的吸收隔室，而观测值在隔室 2，即中央隔室。

理解 NONMEM 另一个与记录顺序有关的重要特征是非常重要的，尤其是在使用 ADDL 时。当用 ADDL 指定一系列给药过程时，如果观测记录也恰恰出现在相应的给药时间，NONMEM 假定系统先给药，然后才是浓度。如果研究设计要求在某些随访时，样品在给药前的即刻进行采集，那么就需要寻找另一种方法来编辑这种记录。使用 ADDL 且仍能确保给药和观测事件以正确的顺序发生的一种方法是在给药记录的时间上加上一个极短的时间（例如数秒）。例如，如果每天 1 次的一系列给药的起始给药记录为 TIME＝8.0（小时），那么就将给药时间替换为 8.001 小时。用这种方法，一系列给药会发生在观测记录的时钟时间的数秒之后，就会避免在给药事件之后才预测同时（8.0 小时）收集到的样品。

4.5.4 稳态法

这里给出了一个证明以 SS 方法编码数据集优点的示例。假设给 12 号患者 1 日 2 次口服给药 25 mg，共 6 个月。同时假设消除半衰期很短，36 小时后达稳态，并在第 48 天早上给药后 1、3 小时采集样本。一种方法就是在数据集中插入 95 条单独的给药记录，第 1 天到第 47 天每日 2 条，加上 48 天早上的一条，但是这不是指定给药历程的最有效方法。另一种可选方法是使用 ADDL 插入一条给药记录，设定 TIME＝0，ADDL＝94，II＝12。然而，最简单的方法是用 SS 选项，指定第 1

次观测之前的剂量是在稳态条件下给药的。通常情况下，病例报告表的设计能够取得采集样本前、最近一次给药的确切信息（日期、时间、剂量等）。在本例中，这种给药记录所需要的信息很容易获得。若将给药时间定为发生于第 1 次给药（假定时间为 0）的若干小时后[(48-1)×24=1128]，这种情况可以编码为表 4.16 的形式。

表 4.16　稳态给药方案示例

ID	TIME	AMT	SS	II	DV	EVID	MDV	CMT	TAD
12	1128	25	1	12	.	1	1	1	0.0
12	1129	.	.	.	12.7	0	0	2	1.0
12	1131	.	.	.	24.3	0	0	2	3.0

用 SS=1 和 II=12 告知 NONMEM，在 1128 个小时之前的某一时间，每隔 12 小时的给药已经给予了足够次数的剂量使系统达到稳态。

4.5.5　达稳态前后的样本

在很多 PK 研究中，在达稳态之前和之后的给药都要采集样本。例如，假设 1 日 3 次口服给药 50 mg 共 5 天，大约 48 小时后达稳态。若在第 2 次给药后采样，在第 5 天再次采样，可以用 SS 数据项简化给药历史的编码，如表 4.17 所示。

表 4.17　稳态前后均有观测值的稳态给药方案示例

ID	DAY	TIME	AMT	SS	II	DV	EVID	MDV	CMT	TAD
1	1	0	50	0	.	.	1	1	1	0.0
1	1	8	50	0	.	.	1	1	1	0.0
1	1	12	.	.	.	16.3	0	0	2	4.0
1	5	8	50	1	8	.	1	1	1	0.0
1	5	9.5	.	.	.	2.0	0	0	2	1.5

4.5.6　稳态方案中的计划外给药

另一种情形是患者在定期稳态给药方案中出现了一次计划外给药。假设患者每日 1 次上午 7：00 服用 250 mg 药物，持续数月。药物的半衰期大约是 24 小时，因此可以认为 5 天后达到稳态。通过仔细询问，确定该患者至少直到上周还准确遵从早上服药的方案，但是患者说在本次就诊的两天前的下午 6：00 多服了一次药，而在就诊当天的上午 10：30 采集血样并进行了药物浓度的测定。在作给药曲线图时不能忽略这一额外给药，否则会导致模型结果出现偏差。

本例的编码应当将稳态给药与 2 天前的额外给药叠加起来。由于长期给药起始于过去某个未指明的时间，因此 SS 选项是反映给药方案和我们知识的模式的合理选择。因为已知就诊日期和额外服药的日期和时间，可以考虑用 DATE 加上 TIME 的方法编码这个例子。数据记录如表 4.18 所示。

表 4.18　带有额外给药的稳态给药方案示例

ID	DATE	TIME	AMT	SS	II	DV	EVID	MDV	CMT	TAD
1	11/20/10	18:00	250	0	.	.	1	1	1	0
1	11/22/10	7:00	250	2	24	.	1	1	1	0
1	11/22/10	10:30	.	.	.	23.4	0	0	2	3.5

长期给药方案的 SS=2 告知 NONMEM 这次给药假定是在稳态下进行，但没有重置之前隔室中的量（以便不消除额外给药的影响），这就将 2 条给药记录的浓度叠加起来。如果样品的采集是在 2010 年 11 月 21 日，那么这样的构建就不正确，因为稳态记录隐含的给药过程在当时还没有输入进系统。

编码这一事件历程的可选的正确方案有很多种。这种事件的模式也可以不用 DATE 描述。一种选择是将额外给药的时间强设为 0，再相应地调整其他事件的时间。

4.5.7　给药间隔无规律的稳态给药

用 SS 或 ADDL 给药项要求合并使用 II 数据项，以告知 NONMEM 过去和将来给药的频率。一条记录的 II 数据项只能有一个值，因此记录中隐含的给药间隔是一个常数。然而，有些药物在一天之内服用的模式常常不规律。例如，一种药物可能一天服用 3 次，但是仅限于清醒期间服用。

下面这个方案展示了怎样调整代码来适应这种情况。例如，假设在上午 8:00，下午 2:00 和晚上 8:00 分别口服给药 10 mg，服用 14 天，给药 10 天后达到稳态。如果在第 14 天的上午 8:30 从患者身上采集样本，表 4.19 所示的记录能够正确指定每天的给药间隔以及观测记录。

表 4.19　给药间隔无规律的稳态给药示例

ID	DATE	TIME	AMT	SS	II	DV	EVID	MDV	CMT	TAD
1	13	14:00	10	1	24	.	1	1	1	0
1	13	20:00	10	2	24	.	1	1	1	0
1	14	8:00	10	2	24	.	1	1	1	0
1	14	8:30	.	.	.	1.25	0	0	2	0.5

给药历史是通过在一天里的每个给药时间分别插入间隔为 24 小时的给药记录

的方式指定的。第一条给药记录的 SS＝1，在每日 1 次的剂量下将系统初始化为稳态。SS＝2 用于随后的两条给药记录，将这两次的每日 1 次的给药叠加在第 1 个给药系列上。给药按发生的先后顺序指定，最后一次给药是样本采集前的最近一次给药。如果记录了采集血样之前最近的 3 次给药的确切日期和时间，且在 24 小时内的给药间隔不同，那么可以考虑用这种方法指定稳态条件。

4.5.8　多种给药途径

在一些研究或临床情景中，浓度数据是在多种给药途径给药后收集到的。绝对生物利用度的研究就是这样一个例子，受试者会在两个交替的研究阶段分别接受静脉和口服给药。在临床环境中，浓度数据可能是从患者同时静脉和口服给药后取得的。当用口服给药的数据建模时，会包括一个吸收隔室。已吸收的药物会用一个或多个隔室建模，其中一个是中央室。静脉给药通过注射或输注进入中央室。假设用 ADVAN2 拟合如下数据：储库或吸收隔室的 CMT＝1，中央隔室的 CMT＝2。静脉给药（注射）和观测都在 CMT＝2 隔室，如表 4.20 所示。

表 4.20　多种给药途径给药示例

ID	TIME	AMT	DV	CMT	EVID	MDV
1	0	20	.	1	1	1
1	2.5	.	43.6	2	0	0
1	10	.	12.3	2	0	0
2	0	10	.	2	1	1
2	2.0	.	109.7	2	0	0
2	9	.	29.6	2	0	0

受试者 1 是口服给药，给药记录中 CMT＝1；受试者 2 是静脉注射给药，CMT＝2。对于这两个个体，每条观测记录都在 CMT＝2 的中央室中。

4.5.9　多重因变量数据的建模

在 PK/PD 模型或同时拟合原药浓度和代谢产物浓度的模型中，需对多种类型的 DV 数据建模。这些数据都必须在 DV 数据项这一列。CMT 数据项可以用来指定观测值的类型，以及这些数据适用于哪一模型隔室。

下面这个例子假定一个静脉注射给药的二室 PK 模型，第 3 隔室是 PK/PD 模型中的"效应"隔室。数据记录如表 4.21 所示。

表 4.21　给药后同时有 PK 和 PD 观测值的记录示例

ID	TIME	AMT	DV	CMT	EVID	MDV
1	0	100	.	1	1	1
1	10	.	635	1	0	0
1	10	.	45	3	0	0

此处，在零时刻将 100 mg 药物通过静脉注射入第 1 隔室。10 小时后，同时记录了 PK 和 PD 测量值。第 2 条记录是 PK 样本，CMT=1；第 3 条记录是 PD 的观测值，CMT=3。

4.5.10　用于 $PRED 的数据集

本章最后一个例子，可以由 $PRED 模块完全指定模型，而不需要使用 PREDPP 程序的功能。在这里，NONMEM 提供非线性回归工具，但不会提供剂量、时间和隔室中的药量等信息，也不会为用户提供 PK 模型。$PRED 数据集的结构更类似于其他非线性回归程序的结构，即每一条都是观测记录，回归所需的所有数据都出现在每条记录上。在这些数据集中无需考虑给药记录的概念。

举一个简单的关于 $C_{\max}$ 和 ΔQTc（DQTC）数据集的例子。可以用一个回归模型探索这些数据中 $C_{\max}$ 和 QTc 的关系。其中可以包括其他数据，如本例中的 DOSE，将其作为指示变量、群体分组或是子模型的预测因子，但是 NONMEM 不会像使用 PREDPP 那样，将这些数据视为给药过程而纳入 PK 系统。数据记录示例如表 4.22 所示。

表 4.22　$PRED 模型的数据记录示例

ID	PER	DOSE	$C_{\max}$	DQTC
1	1	300	26	5.4
2	1	300	23	3.2
2	2	400	29	3.1
3	1	300	17	4.9

4.6　给药和观测之外的内容

4.6.1　其他数据项

除了之前提到的关于给药、观测以及 NONMEM 可能用到或运行所需的内部管理项之外，分析数据集还可以包括多种数据项。最常见的是将附加的数据项作为模型参数的潜在协变量或描述研究设计的标记，例如给药剂量或分组信息。协变量值或其他的研究信息可以用于构建数据或结果的子集。评估子集以理解数据中某一亚群的数据和模型效能或预测的关系是很常见的，有时还是必不可少的。根据剂量组评估拟合优度有时能揭示其中的非线性，而这在合并所有数据的拟合优度图中不易发现。

正如先前所提到的，除了 TIME 项可以包含"："字符，DATE 项可以包含"/"或"-"字符，NONMEM 数据集中的所有数据都要求是数值型，不然就需要在 $INPUT 行舍去。通常，源数据中的字符格式数据必须在分析数据集中转换成数值型描述符。编码这些描述符并创建有意义的名称可能会减少在结果的解读和沟通时出现错误。例如，常用一个名为 SEXF 的逻辑变量编码性别，SEXF 值为 1 表示女性，SEXF 值为 0 表示男性。有了一个清晰的变量名，如 SEXF，就很容易读取数据并获知其数值的确切含义。

另外，可以用变量名清楚地辨识单位。DOSEMG、WTKG 和 HTCM，每个都清楚地传达了它们的含义和单位，即剂量以毫克为单位，体重以千克为单位，高度以厘米为单位。这样做能够帮助减少数据集构建中的错误。

临床数据比如种族、年龄、体重、器官功能状态、实验室检验值、伴随疾病、给药时间和剂量，以及用于 PK 测量的血液采集时间通常会存在于临床试验数据集中不同的版块或数据文件中。获取并适当地整合这些数据以生成一个用于 PK 或 PK/PD 分析的精确的数据集，需要大量工作和编程技能。将需要分析的数据合并在一起的关键部分是数据集之间存在一个唯一的合并键项。例如，研究编号、临床试验受试者的 ID 编号、时间和日期、治疗编号都可以用于合并来自临床试验数据集中不同版块的记录。在合并数据时一定要注意，确保合并键项是唯一的，且在任何一个用到合并键的数据集中合并键项都没有缺失值。

当记录中一个关键的合并键项缺失或多条记录有相同的合并键值时，应当怎么做呢？数据管理人员有极大的责任去找出数据中的错配或不完整的合并记录，以及缺失值或数据中其他的"缺失问题"。其他变量值也可能会缺失，处理这种情况的方法需要仔细考虑，有时还需要达成监管协议。需要就缺失值的填补作出决定，并作出必要的假设来支持这些填补。"最好的做法"应该是在数据发布之前，最迟也应在分析开始之前，在数据分析计划书中设定好缺失数据将如何处理。

用这种方法填补数据时需要注意以下问题：缺失了多少数据？这些缺失的数据主要在一个组还是不同组中？缺失值是否出现在浓度-时间图中的特定时间点？这些问题的答案可能有助于选择合适的方法处理这类数据。

4.6.2　协变量随时间的变化

在一些情况下，将协变量值随时间的变化包含在内是很重要的。例如在一个长期研究中，药物治疗会影响体重，而体重又被作为 PK 参数的一个协变量进行探索，那么不断地收集整个研究期间的体重测量值是很重要的。如果体重测量与给药或观测事件同时发生，当前体重值可以包含在这些记录中，也可以在"其他"类型记录中使用 EVID＝2 进行更新。

需注意当用隐含给药表示一系列给药事件（如 ADDL）时 NONMEM 的默认行为。隐含记录中，"用户给出的其他数据项"的值来自隐含给药后的记录，而不是之前。这也许不是人们所期望的。以表 4.23 中的记录为例。

表 4.23　随时间变化的协变量记录示例

ID	TIME	DV	AMT	ADDL	II	WTKG
100	0		100	8	12	84
100	2	56.5	.	.	.	84
100	26	61.3	.	.	.	84
100	98	60.4	.	.	.	86.5

ID 为 100 的受试者在时间为 0 时第 1 次给药，之后再以 12 小时的间隔给 8 次药，总共的 9 次给药从第 1 天直到第 5 天早上。因此给药事件发生在 0、12、24、36、48、60、72、84 和 96 小时。第 1 次给药前记录的基线体重为 84 kg。后续记录中沿用此值，直到出现变化后更新。第 5 天上午测量的体重为 86.5 kg。在第 1、2 和第 5 天早上给药 2 小时后采集用于药物分析的血样并记录浓度。NONMEM 的默认行为是在 26 小时到 98 小时之间的隐含给药记录中使用 86.5 kg 的体重值。因此，如果模型中一个参数的计算是基于 WTKG，那么在第 36 小时的隐含给药时，该参数值会随体重更新为 86.5 kg 而更新。人们可能期望的更新是在 96 小时 WTKG 更新之后。这种行为可用 \$BIND 语句加以控制。读者可以查阅 NONMEM 的用户指南来获取更多关于 \$BIND 使用的信息（Beal et al. 1989—2011）。

4.6.3　标题行的引入

NM-TRAN 读取控制文件中 \$DATA 语句指定的数据集，并将其转为 NONMEM 程序要求的特定格式。数据集中即使含有定义各项变量的标题行，NM-TRAN 也不会使用，相反，NM-TRAN 从控制文件的 \$INPUT 语句获取数据项的名称和顺序。含有标题行对于人们读取数据集是很有用的，但是控制文件、绘图或其他后处理软件导入数据文件时则必须"跳过"标题行，尽管各个程序之间可能有所不同。人们可以很容易地编写代码来删除标题行并将这些项用于变量名。

　　NONMEM 的一些早期版本需要确保在数据集的最后一行之后有一个回车键。最近的版本不再需要了。

（卢　炜　陈文君　姚　烨）

参考文献

Beal SL，Sheiner LB，Boeckmann AJ，Bauer RJ，editors．*NONMEM 7. 2. 0 Users Guides*．Hanover：Icon Development Solutions；1989-2011.

R Development Core Team（2013）．R：*A Language and Environment for Statistical Computing*．Vienna：R Foundation for Statistical Computing．Available at http：//www. R-project. org/．Accessed December 16，2013.

SAS Institute Inc．*SAS and all other SAS Institute Inc．product or service names are registered trademarks or trademarks of SAS Institute Inc*．Cary：SAS Institute Inc；2002-2010.

第 **5** 章
模型构建的典型流程

5.1 概述

考虑到群体药物动力学/药效动力学（pharmacokinetics/pharmacodynamics，PK/PD）非线性混合效应模型的分层特征以及模型开发的复杂性，本章提出了模型开发的一般框架。在致力于药物开发的背景下，框架包括了这类模型开发过程的基本步骤。关于该过程的高度概括如图 5.1 所示，图中列出的每个步骤将在本章或后续章节中讨论。

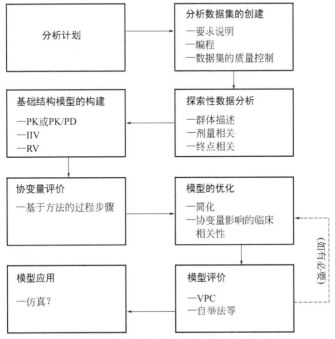

图 5.1 定量药理学模型构建的典型流程

由建模相关步骤（即基础模型、结构特征的添加、统计特征的添加、模型优化和模型测试）组成的框架在 20 世纪 90 年代初由 Sheiner 和 Beal 在他们组织的 "Introductory Workshops" 上首先提出，并在许多药理学家群体中成为比较标准 的操作（Beal and Sheiner 1992）。Ette 及其同事将此过程扩展到建模之外，以说明 在建模之前应该采取的步骤，以及在选择最终模型之后可能采取的步骤，以便将模 型应用于面对的问题（Ette et al. 2004）。然而，现在许多建模者在这个框架基础上 做出了自己的改变，包括步骤完成的程度以及某些步骤的顺序。

5.2　分析计划

分析计划可能是所有数据分析和建模工作中最重要的一步，特别是在定量药理 学模型的开发和分析中。无论分析计划过程是否需要制定正式、受控和批准的文 件，或仅仅是描述计划主要组成部分的项目符号列表，在开始数据分析之前花费时 间完成此步骤都是至关重要的。

长期以来，统计分析计划（statistical analysis plans，SAPs）一直被统计学家 用于各种研究领域，以促进数据的正确处理，并确保分析的一致性和可重复性。在 锁定研究数据库、揭盲治疗代码和/或分析开始之前，就制定分析计划是良好的统 计学习惯，可以最小化潜在的偏差并且提高分析结果的可信度。一个写得好的 SAP 应该包含足够的细节，以使两个独立的分析师遵循该计划时能得到基本相同的结 论。国际协调会议（International Conference on Harmonization，ICH）的《临床 试验统计原则（Statistical Principles for Clinical Trials，欧洲药品管理局（European Medicines Agency，EMA），1998）》建议在研究揭盲之前完成 SAP 并记录这些 事件。对群体 PK/PD 建模者来说，两个最相关的监管指导文件［《FDA Guidance for Industry，Population Pharmacokinetics（美国食品和药物管理局，1999）》和 《Guideline on Reporting the Results of Population Pharmacokinetic Analyses（欧洲药 品管理局，2007）》］都指出了分析计划的重要性，强调需要确定分析假设和决 策规则，以及偏离计划分析时的处置。

仅仅详细地预先指定主要分析步骤和偶然事件就常会得到如下发现：数据中需 要进一步处理分析的特征，可能在建模之前提供额外发现的探索性作图，一个不太 可能被满足的建模假设，需要细化的数据编辑规则，或者值得考虑的进一步的模 型。这种事先的仔细计划有助于分析质量的提高。除此之外，从团队中代表其他学 科的成员获得对定量药理学分析计划的意见和/或肯定，所得到的分析结果将可能 获得更多的接受和支持。在分析之前进行项目团队意见协调，以及就计划方法达成 一致以支持基于模型得出的最终结论，将有助于使建模和仿真技术成为一种关键的路径方法并得到进一步应用。

代表不同职能部门的团队成员可以在参与分析计划的过程中提供不同类型的意见，并从不同方面获益。负责准备数据以供分析的数据管理人员将理解建模和仿真工作的目的，鉴别对满足分析假设最关键的数据类型，以及深入了解并细化数据编辑规则。数据管理人员在分析计划和数据集生成中的持续参与，也可以实现代码和过程的标准化。临床医生参与对计划考察的协变量的选择和规范，可以避免浪费时间和精力去评价那些虽然具有统计学显著性、却不具有临床相关性或生理可信性的因素。临床医生或临床疾病专家的意见在计划临床试验仿真的工作中可能是最重要的，他们对可能影响效应的因素的了解，以及对患者群体特征的理解，特别是那些可能影响对依从性或脱落（dropout）行为的预期的患者特征的理解，对于结果最终的实用性和适用性至关重要。

团队仔细制定的分析计划还有其他好处，包括提高研究周期和资源管理的透明度，在开发计划时间表中纳入建模工作的结果和关键节点的能力，以及在信息传递时间有限的情况下，在得到最终结果之前能够投入时间和资源来考虑对可能结果的解释。这一面向团队的分析计划的制定过程可以直接减少完成建模和仿真工作的时间，并且如果分析计划工作可以直接转化为代码甚至报告文本，则准备后续的汇总报告的时间也可减少。当团队对于结果的审查可能有助于进一步的规划时，关键停止点和决策点也可以根据该计划来阐明。

本章附注内容是对定量药理学分析计划内容的建议。

5.3　分析数据集的创建

如第 4 章所述，虽然 NONMEM 需要特定结构和格式的数据集，以便软件正确理解和解读，但它的最大优点之一在于适应不同类型的给药方案和形式，以及适应特定个体给药史的变化上的极大的灵活性。这种优点与对稀疏数据（sparse data）的混合效应建模的统计学优势相结合，使得在面对常常包含协议违反、数据编码错误、剂量和采样异常，以及数据缺失的繁杂的实际临床试验数据（Ⅱ/Ⅲ期）时，NONMEM 系统成为模型开发工作的理想平台。此外，来自不同试验或不同开发阶段的合并数据集通常需要大量的标准化工作，通过标准化数据字段和数值以进行适当的模型解读。

随着试验设计的复杂性和数据集的混乱性不断增加，分析数据集（analysis dataset）创建任务的复杂性也随之增加。虽然构建标准Ⅰ期的单剂量爬坡或年龄-

性别效应交叉研究的分析数据集,可以使用诸如 Microsoft Excel® 等电子制表程序中的数据导入和处理技术,但即便是单个Ⅲ期试验数据集或由几个试验组成的合并数据集,也需要许多复杂的数据合并和操作任务,来为经常遇到的各种场景生成适当的给药和采样的事件记录。因此,这些任务需要程序化的方法和一定的编程专业知识,因为使用手工的方法几乎完全不可能。

创建一个可用于分析的数据集包括基于分析计划要求的源数据的处置和清理。给药历史或采样频率的异常将需要编码,以便被程序准确地理解;变量的单位或编码的不一致性必须标准化;还可能需要根据试验期间收集的数据字段,生成 NONMEM 要求或分析目的要求的新变量。为每个个体生成准确的给药和采样记录(若需要)的过程,也伴随着在数据集中引入诸多误差的可能。因此,对每个主要的数据集版本及其改动,均应该执行详细的数据集审查和检查计划。

5.4 数据集的质量控制

尤其重要的是,当分析数据集由建模者以外的人创建时,分析数据集的质量控制(quality control,QC)审查应至少包括两个主要步骤:①单个字段的数据和关联数据的检查,以及②数据集结构检查。当由不同人负责数据集创建和模型开发的任务时,通常会准备分析数据集要求的书面文档。质量控制过程不仅是检查数据和数据集,也是理解和解读这些要求的重要机会。对相同书面要求的两种不同解读可能生成两个不同的数据集——可能其中一个是"正确"的,或者两个都是"正确"的,或者都不"正确"(由制定要求的人员的想法来判断)。

单个数据字段的质量检查可以包括分级或离散变量(discrete variable)的频率表,及基于期望的连续变量的汇总统计量[最小值、最大值、平均值、标准偏差(SD)、中位值等]。关联数据的检查可以包括程序化计算,例如某一 PK 采样和前次给药之间的时间差,或从每个受试者收集的各种类型样品的计数。这些关联检查部分决定于源数据集(source dataset)中两个及以上字段中收集的信息的比较。通常需要知道试验方案和/或试验设计以充分解读这种检查。

对于 NONMEM 分析数据集,在进行数据集结构的质量检查时,需要理解分析计划和拟采用的建模方法(若未在分析计划中详细描述),以及第 4 章所述的 NONMEM 数据集的规则和要求。NONMEM 数据集结构的质量控制审查包括对 NONMEM 所需变量的单个字段和关联编辑的检查、对于 NM-TRAN 的审查以及对 NONMEM FDATA 文件的仔细检查。第 12 章将会对质量控制进行详细介绍。

5.5　探索性数据分析

除了以上质量检查外，在运行第 1 个模型之前应该通过图形和表格汇总对数据进行全面的探索性考察（Tukey 1977）。在建模之前进行仔细和慎重的探索性数据分析（exploratory data analysis，EDA）的总体目标，是对与待评估模型有关的分析数据集中的信息内容进行探索。在本质上，EDA 是对所收集的数据能否支持预期分析计划的结构化评估。从简单的浓度-（前次给药后）时间散点图的例子中可以看出 EDA 的作用。当方案允许受试者在前次给药之后的任何时间来 PK 采样访视，以试图获得相对于给药的采样时间的随机分布时，在建模之前了解该分布的实际情况是至关重要的。如果相对于给药的采样时间的实际分布呈现双峰，即绝大多数采样时间集中在给药后 1～2 小时或给药后 10～12 小时，则可以考虑的 PK 结构模型是有限的。在这种情况下，若不考虑将模型的关键参数固定，以二室分布模型拟合这样的数据集的努力很可能是徒劳的。如果数据集的信息内容相对于预期模型显著缺乏，则要采用的模型开发策略可能需要改进。

当采样策略及其结果数据所包含的信息量更多时，EDA 可以用来预判某些模型是否值得尝试。重要的是，如果生成了含有信息的图形，EDA 也可以用于突显数据中的重要趋势，由此可考虑作其他的图以进一步考察趋势，或发现可能的协变量效应。在 EDA 时生成的图形和表格汇总还可以帮助人们识别需要排除的离群值（outlier）和需要进一步考查的极端数据值。

因此，EDA 的典型目标至少有 3 个方面：①了解研究设计或执行中存在的变异的实际情况（即探索数据集中研究的执行和依从性问题，了解分析人群，并探索任何缺失数据的特点）；②寻找数据中的明显趋势，这将有利于建模工作；③识别潜在离群值或影响大的数据点，这对建模的理解十分重要。

5.5.1　EDA：群体描述

EDA 的一个重要组成部分是对目标分析群体的描述。应计算汇总统计量以描述总数据集中待建模的受试者数量和患者特征，如需要合并来自不同研究的数据以进行分析，则还需对每项研究进行单独分析。如果全面评估不同的剂量水平，则还可以按剂量组或治疗组来计算这些汇总统计量，以便评估受试者和患者特征在预期药物暴露量分布中的分布情况。表 5.1 和表 5.2 给出了为描述群体而生成的汇总表的示例。图 5.2 为患者特征（年龄、体重、种族、性别等）的频率分布图，图 5.3

为连续型特征相对于分类型特征的箱线图（如年龄或体重相对于种族或性别），以及图 5.4 为连续型患者特征之间关系的散点图，通过评估这些图形可以对要建模的患者群体有一透彻的理解。

表 5.1　按研究项目总结的患者特征汇总统计量

	研究项目 1	研究项目 2	研究项目 3	合并数据集
体重(kg)				
平均值(SD)	74.0(13.1)	76.3(15.1)	81.7(16.8)	79.2(17.3)
中位值	70.1	75.4	79.9	78.5
最小值,最大值	44.3,109.1	51.9,107.9	48.3,131.4	44.3,131.4
n	50	50	200	300
年龄(岁)				
平均值(SD)	24.6(4.7)	27.2(6.8)	44.7(11.2)	41.9(12.1)
中位值	23.0	25.6	45.2	40.7
最小值,最大值	18,39	19,45	26,61	18,61
n	50	50	200	300
性别				
女性 n(%)	28(56.0)	26(52.0)	113(56.5)	167(55.7)
男性 n(%)	22(44.0)	24(48.0)	87(43.5)	133(44.3)
种族				
白种人 n(%)	24(48.0)	19(38)	123(61.5)	166(55.3)
黑种人 n(%)	12(24.0)	11(22.0)	29(14.5)	52(17.3)
其他 n(%)	14(28.0)	11(22.0)	31(15.5)	56(18.7)
亚洲人 n(%)	0(0.0)	9(18.0)	17(8.5)	26(8.7)
肾功能				
正常 n(%)	39(78.0)	37(74.0)	133(66.5)	209(69.7)
轻度损伤 n(%)	10(20.0)	9(18.0)	45(22.5)	64(21.3)
中度损伤 n(%)	1(2.0)	4(8.0)	19(9.5)	24(8.0)
重度损伤 n(%)	0(0.0)	0(0.0)	3(1.5)	3(1.0)

表 5.2　按剂量总结的患者特征汇总统计量

	100 mg 剂量	200 mg 剂量
体重(kg)		
平均值(SD)	78.7(16.1)	79.9(17.1)
中位值	76.5	79.5
最小值,最大值	44.3,120.6	52.7,131.4
n	120	180
年龄(岁)		
平均值(SD)	36.9(9.6)	42.5(11.6)
中位值	34.7	42.7
最小值,最大值	18,39	28,61
n	120	180
性别		
女性 n(%)	77(64.2)	90(50.0)
男性 n(%)	43(35.8)	90(50.0)

续表

	100 mg 剂量	200 mg 剂量
种族		
白种人 $n(\%)$	24(48.0)	19(38)
黑种人 $n(\%)$	12(24.0)	11(22.0)
其他 $n(\%)$	14(28.0)	11(22.0)
亚洲人 $n(\%)$	0(0.0)	9(18.0)
肾功能		
正常 $n(\%)$	39(78.0)	37(74.0)
轻度损伤 $n(\%)$	10(20.0)	9(18.0)
中度损伤 $n(\%)$	1(2.0)	4(8.0)
重度损伤 $n(\%)$	0(0.0)	0(0.0)

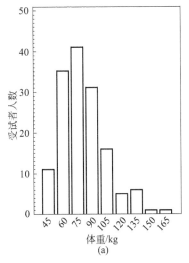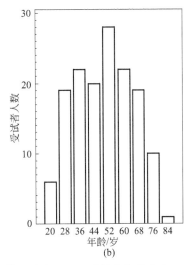

图 5.2　患者特征的频率分布[(a) 群体的体重分布；(b) 群体的年龄分布

（每条柱形下的数字代表该柱形数值的中点）]

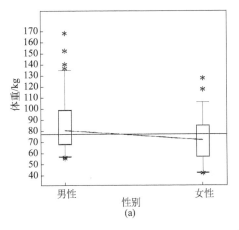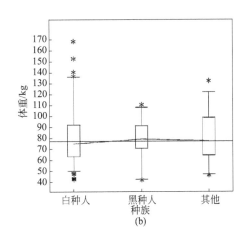

图 5.3

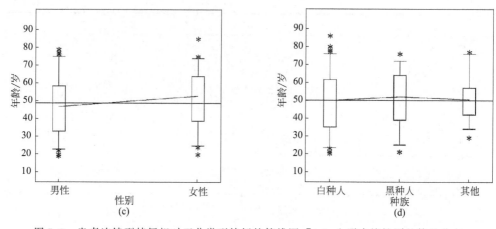

图 5.3 患者连续型特征相对于分类型特征的箱线图 [（a）人群中按性别的体重分布；
（b）人群中按种族的体重分布；（c）人群中按性别的年龄分布；（d）人群中按种族的
年龄分布；箱形跨度为亚群体相应数值的四分位距，其中的触须线延伸至数据
的第 5 和第 95 百分位数，星号表示该范围之外的值；箱形以中位数连接]

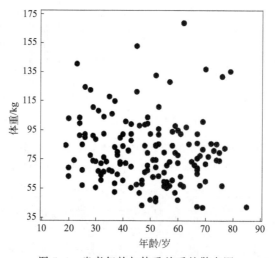

图 5.4 患者年龄与体重关系的散点图

5.5.2 EDA：剂量相关的数据

在所有的群体数据集中，特别是那些包括了不同剂量水平受试者的数据集，从
各个方面了解剂量分布以适当地解读和理解所得到的暴露量分布是十分重要的。要
关注的变量包括剂量、给药频率、药物输注时长、输注次数（如果在受试者之间不

同的话），以及药物治疗的总时长（如果相关的
话）。图 5.5 给出了剂量的频率分布的示例。此外，
还应通过图形或表格展示频率分布的方式，描述和
探讨 NONMEM 中为描述给药史所需的与剂量相关
的数据项（例如 ADDL、II 和 SS）。表 5.3 给出了
剂量相关数据项的汇总，可以检查诸如 SS 的变量
是否仅存在允许的值，而对于其他变量（例如 II），
可以检查可能表示是离群值或数据误差的非正常
值。审查这些变量的分布可以帮助识别数据收集或
给药历史中可能的异常，以及排除潜在的编码错误
和/或改进代码开发，从而充分描述有关给药的各
种典型和不寻常的患者行为。

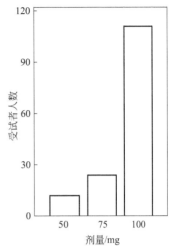

图 5.5 剂量的频率分布示例

表 5.3 NONMEM 剂量相关数据项选择的汇总

ADDL	$n,\%$
0	100,33.3%
41	7,2.3%
42	192,64.0%
43	1,0.3%
SS	$n,\%$
0	100,33.3%
1	199,66.3%
2	1,0.3%
II	$n,\%$
0	100,33.3%
24	200,66.7%

5.5.3 EDA：浓度相关的数据

为了建立群体 PK 模型，对浓度和样本采集相关数据的透彻理解是至关重要
的，因为药物浓度是用于建模的因变量（dependent variable，DV）。如前所述，通
过相对于给药的样本采集时间的频率分布以及收集的每个受试者的样本数的频率分
布，人们对数据集中 PK 样本的信息内容有了透彻的理解。图 5.6 为前次给药后时
间（time since last dose，TSLD）的频率分布的示例。对于药物和/或代谢产物浓
度，表征低于定量检测下限（below the limit of quantification，BLQ）的浓度和样
品数的总体和按剂量水平分层的汇总统计，及其相对于给药的时间，有助于建模时
选择适当的方法来处理这些样品。表 5.4 为汇总表的示例，显示了不同采样时间下

BLQ 样品的比例。处理这种样品的方法有多种（Beal 2001；Ahn et al. 2008；Byon et al. 2008），在分析计划中应描述拟采用的方法。

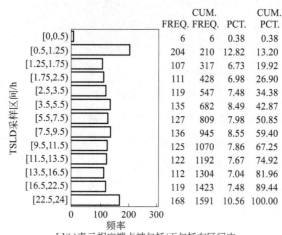

[ ]/( )表示相应端点被包括/不包括在区间内

图 5.6　TSLD（前次给药后时间）的频率分布（给出汇总统计量以定量展示在不同时间范围内的采样频率）

表 5.4　按剂量和采样时间点总结的 BLQ 数据

采样时间点 （前次给药后的时间）/h	100 mg 剂量组($n=120$)	200 mg 剂量组($n=180$)
0.5	0.5％BLQ	0.1％BLQ
	99.5％>BLQ	99.9％>BLQ
1.0	0％BLQ	0％BLQ
	100％>BLQ	100％>BLQ
2.0	0％BLQ	0％BLQ
	100％>BLQ	100％>BLQ
4.0	0％BLQ	0％BLQ
	100％>BLQ	100％>BLQ
8.0	1.5％BLQ	0％BLQ
	98.5％>BLQ	100％>BLQ
12.0	4.7％BLQ	0.6％BLQ
	95.3％>BLQ	99.4％>BLQ
24.0	11.2％BLQ	3.7％BLQ
	88.8％>BLQ	96.3％>BLQ

　　PK 数据中最重要且最富信息量的可能就是药物浓度水平对采样时间的散点图。因为通常收集的用于群体分析的Ⅱ期和Ⅲ期数据都是稀疏采样得到的，对给定剂量水平的适当性的评估是困难的，而整个群体的浓度对 TSLD 的简单散点图提供了待建群体模型的基础。图 5.7 为浓度对 TSLD 散点图的示例，y 轴采用半对数坐标。

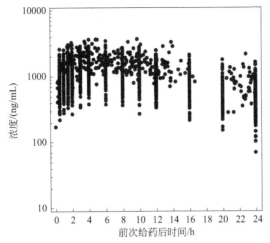

图 5.7　浓度对 TSLD 的散点图（y 轴采用半对数坐标，
采样时间标准化为最近 1 次给药后的时间）

即使对于这种简单作图，也可以采用多种作图方法使其解读更有收获。首先，x 轴可以是所研究药物相对于最近 1 次给药或首次给药后的采样时间。将所有采样时间标准化为相对于最近 1 次给药后的时间，可以对 PK 曲线的形状做出总体评价；而将所有采样时间标准化为相对于首次给药后的时间，则可以评估受试者是否处于稳态或何时达到稳态，以及研究药物的 PK 行为在治疗过程中对时间是否稳定。如果数据子集包含足够的谷浓度水平，则可以用首次给药后时间（time since first dose，TSFD）作图，以更好地评价药物在治疗和样本采集期间的稳定性。图 5.8 和图 5.9 为谷浓度相对于治疗开始时间的作图。图 5.9 中添加了平滑线以突出数据随时间变化的平均趋势。

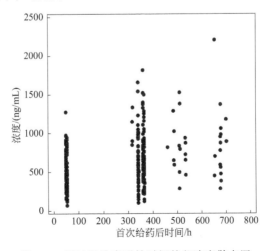

图 5.8　相对于治疗开始时间的谷浓度散点图

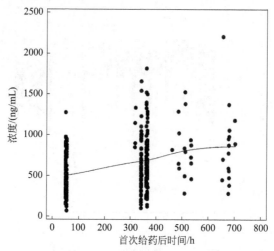

图 5.9 相对于治疗开始时间的谷浓度散点图（含通过数据点的平滑曲线，添加平滑曲线以表示谷浓度相对于时间的平均趋势）

也许解读该图时更重要的是考虑对剂量水平的处理。当对剂量处理合理时，可以评估某一特定水平值相对于其他水平是否异常，或是否落在特定化合物的典型变异的范围之内。如果未考虑到剂量因素，则可能对特别高或低浓度水平的数据做出过度解读。例如，如果已知观察到的最极端（最高）浓度水平来自接受最高剂量的受试者，则其被认为是离群值的可能性就要比来自接受最低剂量的受试者时要低。重要的是，对该图的潜在离群值的任何评估至少需要进行三重评价，即同时考虑给定的浓度水平是否：①在浓度的总样本中异常高或低，或者在该个体的浓度曲线内（如可获得的话）异常高或低；②与接受相同或相似剂量水平之后收集的其他样本相比异常高或低；③与相对于给药的相似时间收集的其他样本相比异常高或低。将符合以上每一条件的浓度值作为潜在离群值进一步考查。对于诸如剂量水平和相对于给药的采样时间（如在模型中）等因素的适当考虑，可以使分析者锁定真正异常的样本，避免花费不必要的时间调查仅是靠近分布的尾部而并不一定异常的浓度值。

在浓度-时间的散点图中，对剂量水平的处理可以通过几种不同的方式进行，每一种方法所绘图中反映的数据集的信息内容均略有不同。绘制整个群体的浓度-时间的散点图时，可以在一张图上对不同剂量下的浓度用不同的符号和/或符号颜色表示，如图 5.10 所示。或者可以针对不同剂量水平的数据生成单独的散点图。绘制这种图时，最好在所有图中采用相似的坐标轴范围，以便随后进行各研究剂量间的比较（如图 5.11 所示）。这两种处置剂量水平的方法都可以在研究剂量范围内对剂量比例性进行简单评价。还有一种评价方法，它是将每个浓度值除以对应剂量值，再以剂量标准化的浓度值对时间作图。如果在剂量标准化图中以不同的符号或颜色表示不同剂量组，那么由于大量重叠而不容易区分的剂量组，其剂量比例性也可以得到充分的确认。图 5.12 和图 5.13 是剂量标准化浓度对从前次给药所经时间作图，其中不同的符号表示不同的剂量组；在图 5.13 中，为每个剂量组添加一平滑线。在图 5.13 剂量标准化曲线中添加平滑线可进一步说明（在这种情况下）每个剂量水平下的药物处置的相似性。

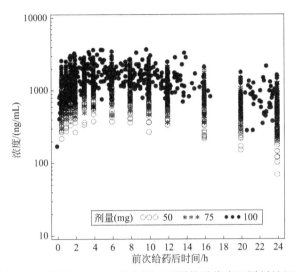

图 5.10 浓度对 TSLD 散点图（不同符号代表不同剂量组）

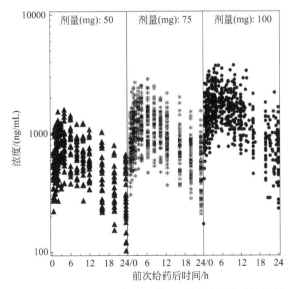

图 5.11 浓度对 TSLD 散点图（各列比较了不同剂量水平的数据。实心三角符号代表 50 mg 剂量组数据，星号代表 75 mg 剂量组数据，实心点代表 100 mg）

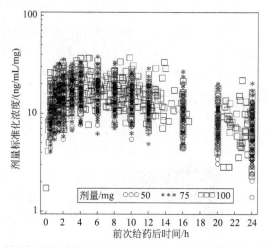

图 5.12 剂量标准化浓度对 TSLD 散点图（不同符号代表不同剂量组）

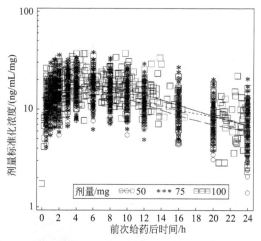

图 5.13 剂量标准化浓度对 TSLD 散点图（不同符号
代表不同剂量组，每个剂量组添加一条平滑线）

如果在待分析的各种研究中采取完整或相对完整的采样策略（给药后 4 至 6 个或更多样本），则绘制分析数据集的这个子集，连接个体的采集点可以用来了解 PK 曲线的形状，并凸显患者之间的潜在差异。如果是稀疏采样（给药后 3 个或更少的样本），连接每一患者的个体内的数据点可能会误导对 PK 曲线的理解。图 5.14 所示为采用完整采样策略的患者样本图。当从每个个体收集了多个谷浓度值时，连接自首次给药后不同时间的这些谷值可以评估之前讨论的 PK 稳定性。图 5.15 所示为具有两个谷水平样本的少量受试者的图，如果受试者数更多和/或每个受试者的样本数更多，则可以从这种图中清楚地看到整体数据的趋势。

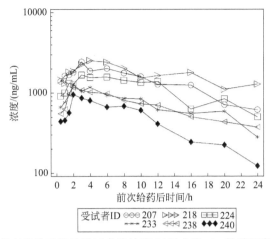

图 5.14 具有完整采样的受试者的浓度-时间曲线 (y 轴采用半对数坐标)

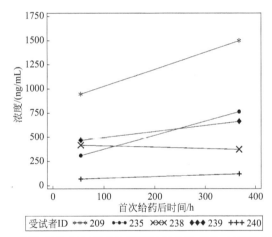

图 5.15 谷浓度对首次给药后所经时间的散点图 (按受试者连线)

浓度或 y 轴可以绘制为半对数或线性坐标,有时两种图都要绘制,因为不同的绘图格式可以凸显数据中的不同信息。线性尺度直接显示给定浓度水平的实际值,便于与已知水平或汇总统计量的比较,例如平均或中位浓度值。与同一种图的对数尺度相比,线性尺度上的高端曲线可能更便于考察 PK 曲线的峰值、吸收相和早期分布相。而当以半对数尺度绘制时,与线性尺度相比,浓度曲线的低端被放大,从而可以更仔细地观察 PK 曲线的后段 (消除相)。图 5.16 和图 5.17 分别是图 5.11 和图 5.14 的 y 轴的线性坐标版,以便比较。此外,当以半对数坐标绘制时,可以评估浓度-时间曲线是否符合一级 (FO) 过程,考虑选用合适的 PK 隔室模型。如果达峰后的浓度数据显示为单一的线性斜率,则一室处置模型可以合理描述该数据。然而,如果达峰后为双相或三相消除,存在多个线性区段,且随时间逐渐变缓的话，则适用二室或三室处置模型。此外，峰值水平后的浓度数据如呈明显凸状，则提示可能存在米氏（非线性）消除。当浓度-时间数据图中 y 轴为线性坐标时，对于 PK 曲线形状的此类评估是不可能的。图 5.18 所示为不同药物处置模式的典型浓度-时间曲线，以便比较。

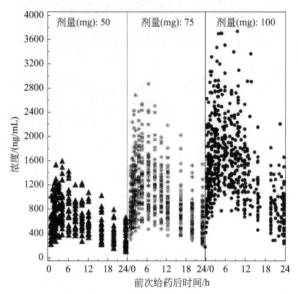

图 5.16　浓度（线性尺度）对 TSLD 的散点图（不同的列用于比较不同剂量水平的数据。实心三角形表示 50 mg 剂量组给药后的数据，星号表示 75 mg 剂量组，实心点表示 100 mg 剂量组）

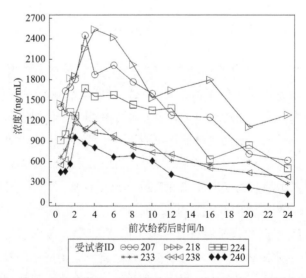

图 5.17　完整采样的一组患者的浓度（线性尺度）-时间曲线

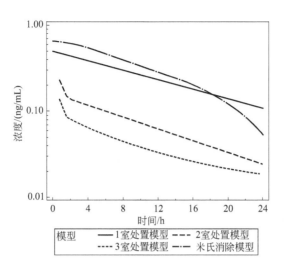

图 5.18　不同药物处置模式的典型浓度-时间曲线

　　浓度-时间数据的最后一种绘图方法是使用第 3 个分层（stratification）变量（剂量之外的）。例如，如果已知研究的药物被肾脏清除，为在特定数据集中确认该效应，可以在一定剂量下将浓度对时间作图，用不同符号和/或颜色表示不同的肾功能分组。在浓度-时间散点图中，各个肾损伤组的明显差别将为肾功能对化合物 PK 的影响提供证据。图 5.19 和图 5.20 就是平滑线加入前后的这种作图的示例，以进一步说明各肾功能组之间的差异。R 中的栅栏图提供了另一种说明第 3 种变量潜在影响的常用方法（R Core Team 2013）。这是一种绘图矩阵，其中的每一个图代表群体基于第 3 种变量分布的不同子集。根据关注的不同协变量对浓度-时间散

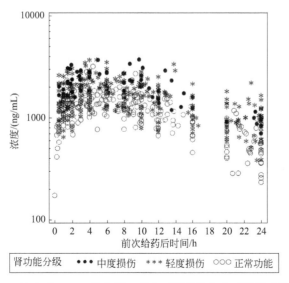

图 5.19　浓度对 TSLD 散点图（其中不同符号代表不同肾功能分组）

点图进行分层，可以对这种潜在因素可能的影响进行快速和简单的评估。具有较高统计学显著性的协变量效应通常容易从这样的图中检测出来。图 5.21 为浓度-时间数据的栅栏图，其中各列代表不同的肾功能分组。

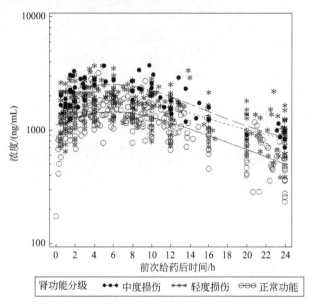

图 5.20　浓度对 TSLD 散点图（其中不同符号代表不同肾功能分组，每个肾功能类别添加了平滑线）

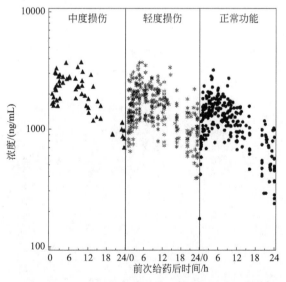

图 5.21　浓度对 TSLD 散点图（其中各列比较来自不同肾功能分组的数据。实心三角形代表中度肾损伤受试者的数据，星号代表轻度肾损伤受试者的数据，实心点代表正常肾功能受试者的数据）

5.5.4　EDA：大数据集的注意事项

当要分析的数据集非常大时，可能需要特别考虑其他的绘图方法。在这种情况下，第5.5.3节讨论的散点图，特别是全数据集的散点图很可能无法解读，因为许多数据点将会非常接近从而形成大块的墨迹，不利于从中发现明显的趋势。在这种情况下，绘图符号的选择可以起到很大作用，并且空心符号（使用较少的墨水）可能优于实心符号。图5.22就是使用空心符号绘制的大数据集的散点图。在这样的密集数据上添加平滑线可以帮助分析者识别出肉眼难以看到的趋势或形状；图5.23给出了添加平滑线的同一组数据。如前所述的分层和设置子集技术也给出了将大数据集分解成更易于管理的子集的方法，从中可以观察到趋势。图5.24为在不同子集图中按研究分层的大数据集作图，揭示不同研究中的不同基本趋势。当数据子集仍然极度密集时，可以考虑的最终技术是随机稀疏化。通过随机稀疏化，可随机选择要绘制的点并在给定子集图中显示。为了 EDA 的目的，恰当的做法可能是将此技术应用于全数据集，生成许多子集图，使得每个点仅被绘制一次，并且确保没有数据点未被观察或绘制。在发表超大数据集时，采用保留总数据集大部分特点的一个随机化子集图可能是较合适的。具有交互作图功能的软件工具也可以通过图形构建或剔除的功能来评价大数据集。

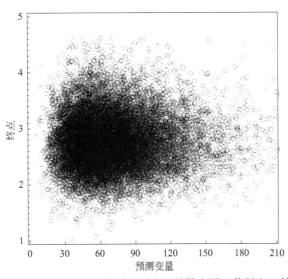

图 5.22　大数据集的终点对预测变量的散点图（使用空心符号）

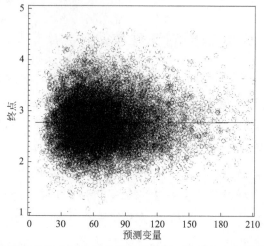

图 5.23　大数据集的终点对预测变量的散点图（使用空心符号并添加平滑线）

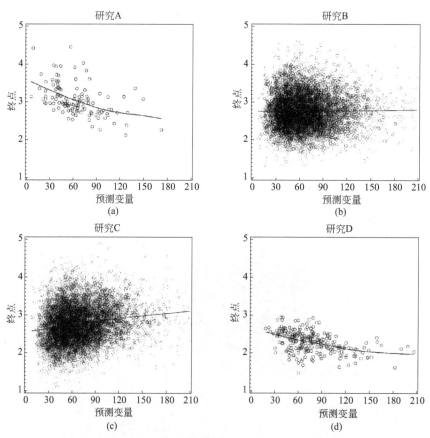

图 5.24　按研究分层绘制的终点对预测变量的散点图（含平滑线）[图（a）表示来自研究 A 受试者的终点对预测变量数据，图（b）表示研究 B 受试者的终点对预测变量数据，图（c）表示研究 C，图（d）表示研究 D]

5.5.5　EDA：总结

探索性数据分析是全面而慎重的模型构建策略中的关键一步，虽然有时会被忽略。分析师若在尝试模型拟合前遵循彻底探索和了解数据集的细微差别的原则，则将在后续步骤中得到效率上的回报。若在没有通过 EDA 充分分析并领会数据集复杂性的条件下开展模型拟合工作，模型构建必将陷入重复分析以及不断开始和重新开始的过程，花费不必要的时间和精力。

通过理解要纳入的研究、待研究的人群以及关于药物 PK 特征的一些预测，可以在拟定分析计划时设计并执行有效的 EDA（即远在试验数据库锁定甚至是数据可用于处理之前）。重要的是，EDA 图表应该在分析人群发生任何重大变化后重新生成，例如从分析数据集中剔除某个研究时。忽略这一点可能与不先进行 EDA 一样导致潜在的误解和低效。

数据汇总、EDA 图表应包括在群体建模的展示、报告和出版物之中。这些可以最有效地展示出大型复杂数据集的特征，尤其是由几个研究汇总在一起的数据集，并有助于理解将要建模的数据的信息内容。

5.6　基础模型的构建

通过对分析数据集中与待评估模型相关的信息内容的充分理解，可尝试初步的模型拟合。本文提出（并被作者采用）的方法包括从一个仅足以表征数据整体性质的极度简化的模型开始，随后随着模型的扩充和改进，获得的信息增多，以及更多的变异性得以解释，可以逐步增加模型的复杂性。因此，最初尝试的基础模型（base model）可以定义为适于描述药物的一般和典型的 PK 特征的模型（即一级吸收、线性消除的一室模型），包括仅在有限数量的 PK 参数上估算个体间变异（interindividual variability，IIV），并使用简化的误差模型来估算残留变异（residual variability，RV）。在建立适当的基础模型的过程中，可以根据需要估算另外的 PK 参数（如吸收滞后时间和相对生物利用度），并且基于模型拟合和诊断，可以在附加（或所有）参数上估算 IIV，并且可以进一步优化残留变异模型（即用于模型拟合的加权方案）。

考虑到一个完善基础模型的以上特征，若在评估模型的这些组件后，获得了良好的拟合（参见第 5.6.1 节），该模型可以被确定为基础模型。通常基础群体 PK 模型参数中不包括任何个体特异的患者因素或协变量的影响。然而在一些情况下，纳入患者的协变量效应，特别是对药物 PK 具有较大且高度统计学显著性影响的协变量，是获得适当的基础模型的必要因素。该准则可能的其他例外情况还包括估计儿科人群中体重或体型作为异速放大（allometric scaling，AS）因子对于相关 PK 参数的影响（关于通常用于 PK 参数异速放大的模型函数形式的介绍，参见第 5.7.4.3.2 节）。

5.6.1   标准模型诊断图及其解读

NONMEM 输出的表格文件包含若干统计量，可用于解读给定模型的拟合结果。除了要求输出的值（即在 $TABLE 语句中指定的值）之外，NONMEM 在表格的每行最后还会追加以下值：DV、PRED、RES 和 WRES。其中 DV 是数据集的因变量列的值。PRED 是对应于测量值 DV 的群体水平的模型预测值（population prediction）。RES 和 WRES 是对应于给定测量值及其预测值的残差（residual）和加权残差（weighted residual）。残差 RES 是测量值和预测值之间的差值，即 DV-PRED。RES 为正表示该点的群体模型预测值低于测量值（预测不足），而 RES 为负代表预测过度（PRED＞DV）。RES 的单位与 DV 一致，例如 DV 是药物浓度的话，则 RES 的单位可以为 ng/mL。加权残差 WRES 的计算考虑了当前模型拟合所用加权方案或残留变异模型。因为加权方案有效地归一化了残差，所以 WRES 的大小可以认为代表了分布在 WRES＝0（精确预测）周围的 SD。事实上，WRES 应呈均值为 0、方差为 1 的正态分布。因此期望 WRES 值在－3 和＋3 之间（即在测量值或真实值的 3 倍 SD 内），WRES 绝对值大于 3 则表示拟合得相对较差，该值越大拟合越差。

5.6.1.1   PRED 对 DV

现在最常用的模型诊断图（model diagnostic plot）当属观测值对相应预测值的散点图，该图以易于理解的形式描绘了模型的总体拟合优度（goodness of fit，GOF）。若模型拟合完美，预测值与观测值完全相同，所有点将落在一条单位斜率的直线（单位线）上，以示完美对应。因此，通常在预测值-观测值的散点图上会叠加一条斜率为 1 或 $y＝x$ 的直线。对于非完美模型（即所有模型），在审视该散点图时，关注的是在整个测量值范围内数据点在单位线两侧分布密度的对称性，以及在整个测量值范围内数据点在单位线附近聚集的相对紧密度。图 5.25 为添加单位线的观测值对群体预测值的散点图的示例。根据单位线周围的对称程度，数据点未在线的一侧明显偏倚，模型的拟合尚属良好。然而，当横纵坐标轴改为一致时（即图相对于轴成正方形，如图 5.26 所示），对模型拟合的视角会略有不同，可以更清楚地看到预测值的范围远小于观测值的范围。

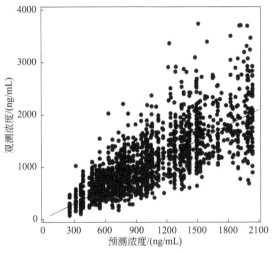

图 5.25　观测值对群体预测值的散点图（图形显示拟合良好，注意坐标轴按数据范围延展）

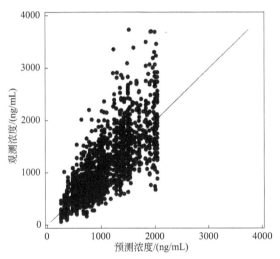

图 5.26　观测值对群体预测值的散点图（横纵坐标轴相同时）

5.6.1.2　WRES 对 PRED

另一个说明模型整体拟合优度的图是加权残差对预测值的散点图。加权残差的大小（绝对值）提示哪些点是模型拟合相对良好的，哪些点是拟合较差的。如果有少数点的加权残差＞|10|（绝对值 10），而群体中其余点加权残差＜|4|的情况下，则提示这些点相对于数据集中的其他点是异常的，以给定的模型对这些点进行拟合是有难度的。更仔细的观察可能揭示某种代码错误，甚至可能是与相应采样之前的给药剂量相关的错误，而与浓度本身的误差无关。除了识别拟合不良的值，WRES 对 PRED 的图也可能展示出在预测值范围内潜在的拟合错误。一个好的模型拟合

在图中显示为整个预测值范围内的点均在 WRES＝0 附近的对称分布。图 5.27(a)
展示了一个拟合良好的模型，（b）是一个拟合良好度相似的模型，其中有两个加
权残差较大的离群点。在这类图中若出现明显趋势或分布模式，如在特定预测范围
内的大多数 WRES 为正或为负（分别提示系统的预测不足或预测过度），则提示模
型可能存在某种偏倚或模型错误。图 5.28 就展示了与拟合错误相关联的明显趋势。
图 5.29 为一种有特定解释的经典曲线——U 形曲线，其在预测值的低范围中大部
分 WRES 为正，中间范围为负，高范围又为正。一般来说，对于 PK 模型，这种
模式表明应在模型中再增加一个隔室。而对于其他模型，提示在预测范围内模型形
状需要有更大的曲率。

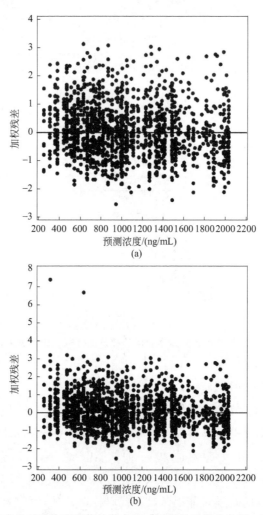

图 5.27　加权残差对群体预测值的散点图［图形显示拟合良好。图（a）不包含
明显离群点，图（b）包含两个加权残差大的明显离群点］

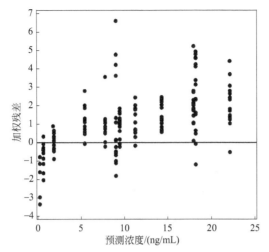

图 5.28　加权残差对群体预测值的散点图（图形显示拟合较差）

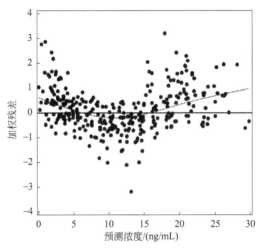

图 5.29　加权残差对群体预测值的散点图（图形为 U 形模式，
提示需要在模型中添加一个隔室）

　　在 WRES 对 PRED 图中有时会观察到的另一种模式是 WRES 分布的明显偏倚，在 WRES＝0 附近不呈对称性，通常略小于 0 的点密度较高，并且与负值一侧相比，在正值一侧个体值扩展至更高的水平。图 5.30 展示了这种模式，在 PRED 值的整个范围内其分布可能一致也可能不一致。该模式通常提示可以将数据集中的 DV 值进行对数转换，以及使用对数转换的加和型残留变异模型。数据对数转换后展示的 WRES-PRED 图通常更平衡且偏倚较小。使用对数转换的加和型误差模型时，诊断图中的 DV 和 PRED 值既可以用原值（对数形式）作图，也可以经逆对数转换［通过 exp(DV) 和 exp(PRED)］以未转换的形式作图。

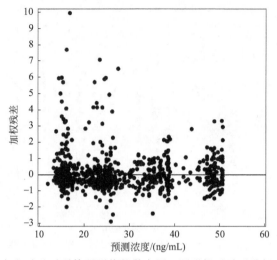

图 5.30　加权残差对群体预测值的散点图（图形提示需要进行对数转换）

5.6.1.3　RES 对 PRED

在 WRES 对 PRED 图中，在 PRED 范围内希望 WRES 的分布一致，而在 RES 对 PRED 图中，可能对于 RES＝0 的分布有很大差异但仍然代表拟合良好。虽然 RES＝0 两侧的对称性是比较理想的，然而在预测值较低时的分散较窄，而向高端时分散逐渐加宽，提示在残留变异模型中加权方案的选择。通常使用的比例型残留变异模型，其与预测值成比例地对预测值进行加权，从而与较低浓度相比，允许在较高浓度中具有更大的变异（即更大的分散）。图 5.31 的残差对群体预测值的散点

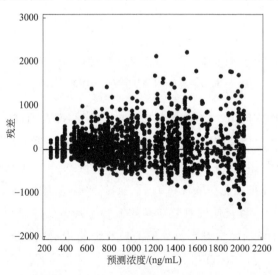

图 5.31　残差对群体预测值的散点图（其扇形模式提示需选择比例型残留变异模型）

图展示了这种分布模式。因为 RES 是观测值和相应预测值之间的简单非加权残差，所以可以直接解释为以 DV 单位衡量的给定预测的拟合差异。图 5.32 为当使用加和型误差模型拟合良好时残差对群体预测值的示例。

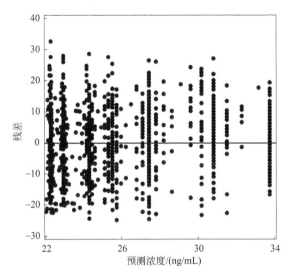

图 5.32　残差对群体预测值的散点图（图形在预测范围内
分布一致，提示可选择加和型误差模型）

5.6.1.4　WRES 对 TIME

因 PK 模型严重依赖于时间，所以用于说明模型拟合优度的另一个图是 WRES 对 TIME 作图。该图有时可以是上述 WRES 对 PRED 图的更易解读的版本。首先将时间设为研究药物的 TSLD，相对于预测峰浓度出现的位置（通常在 TSLD 较小处）或最可能观测到谷浓度的位置（TSLD 值最大处），从 WRES 对 TSLD 图中可以看到拟合不佳的点可能在何处出现。图 5.33 给出了该图的一个示例，该图显示模型拟合良好，在时间范围内没有明显的拟合错误。将时间设为研究药物的 TSFD，从图中可以考察相对于研究时间的拟合错误，并可能更易识别 PK 的非稳态性或达到稳态所需时间的差异。图 5.34 显示了加权残差对 TSFD 图中一些明显的偏倚模式，表明在整个时间过程中模型拟合不好。

5.6.1.5　条件加权残差

Andrew Hooker 及其同事在 2007 年的发表文章中说明，不论模型拟合的估算方法是什么，从 NONMEM 获得并通常用于表明模型拟合的 WRES 值都是通过 NONMEM 中的 FO 近似计算得到的（Hooker et al. 2007）。换句话说，即使估算时使用的是 FOCE 或 FOCEI 方法，由同一 NONMEM 拟合产生的 WRES 值还是

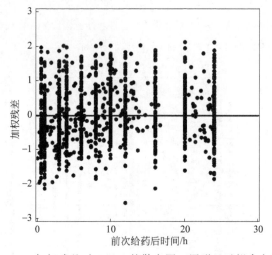

图 5.33 加权残差对 TSLD 的散点图（图形显示拟合良好）

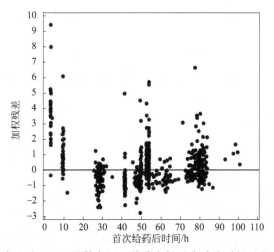

图 5.34 加权残差对 TSFD 的散点图（其分布提示在治疗时间过程中的拟合偏倚）

基于 FO 近似计算的。Hooker 等推导出了更合适的条件加权残差（conditional weighted residual，CWRES）计算方法（基于 FOCE 目标函数），并证明标准 WRES 的性质（即具有均值为 0 方差为 1 的正态分布）出现了迅速的恶化，特别是对于高度非线性模型，并且 WRES 作为模型拟合指标的指示性差，有时甚至产生误导。然而，替代计算方法获得的 CWRES 即使在高度非线性模型下也保持适当的分布特性，因而是更合适的模型性能指标。最后得出结论，NONMEM 的标准 WRES 的使用应仅限于 FO 方法。

Hooker 等（2007）还展示出，基于 FOCE 近似计算的 CWRES 可以使用 FO

方法结合 POSTHOC 步骤计算。因此，在由于模型不稳定性或过长运行时间而不能进行条件估算的那些罕见情况下，该特征允许人们可以通过比较 WRES 与 CWRES 来了解条件估算法对模型拟合做出的可能的改进。然而，使用 CWRES 时需特别注意的是，在 NONMEM 6.0 或更低版本中，CWRES 的计算并非是无足轻重的。为了便于使用这种诊断，Hooker 等（2007）在软件程序 Perl Speaks NONMEM 中实现了 CWRES 计算，并在 Xpose 软件中生成适当的诊断图（Jonsson and Karlsson 1999，Lindbom et al. 2005）。NONMEM 7.0 及更高版本具有直接计算 CWRES 并以表格和散点图输出这些诊断结果的功能。

基于 Hooker 等（2007 年）的重要工作，并且为了避免在模型开发过程中基于潜在的误导指标 WRES 而选择不当模型，在使用条件估算法的情况下，前述的使用加权残差的拟合优度图均应以 CWRES 代替 WRES。这些图包括 WRES 对 PRED 和 WRES 对 TIME 作图，以及对 WRES 分布的检视。图 5.35 和图 5.36 给出了条件加权残差对群体预测值和对首次给药后时间图，均表示模型拟合良好。

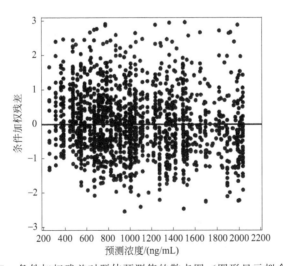

图 5.35　条件加权残差对群体预测值的散点图（图形显示拟合良好）

5.6.1.6　典型值叠加图

另一个可以支持所选结构模型适当性的诊断图是将一个典型个体的预测浓度-时间曲线叠加在相应的原始数据点上，如图 5.37 所示。该图可用于说明所谓的典型模型拟合是否描绘出数据集的最基本特征。为了获得图中这种典型预测值，首先需要生成一个包含一到多个典型受试者的假设记录的虚拟数据集（dummy data-set）。例如，如果分析数据集包含 3 个不同剂量水平下收集的数据，则可以生成由 3 个假设受试者组成的虚拟数据集，每人接受 3 个剂量中的一个。分析人员需要考

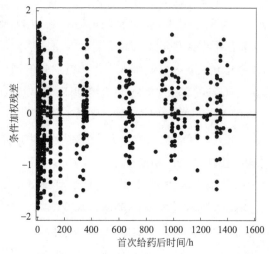

图 5.36 条件加权残差对 TSFD 的散点图（图形显示拟合良好）

虑在单次给药（如首剂量）之后的预测曲线是否有意义，或者稳态下预测曲线（例如多次给药后）是否更能表征拟合情况，则需要对虚拟数据集中每个受试者创建适当的给药历史。为了获得每个假设受试者的平滑预测曲线，3 个受试者均有采样频繁且覆盖完整的给药间隔的多个采样记录。使用 AMT＝"."、MDV＝0 和 DV＝"." 生成采样记录，以便在每个虚拟样本采集时间获得一个预测值。如果要使用此方法说明基础模型的拟合情况，则数据集需只包含 NONMEM 为描述给药和采样所必需的那些列（变量），即仅包含必需的数据元素。

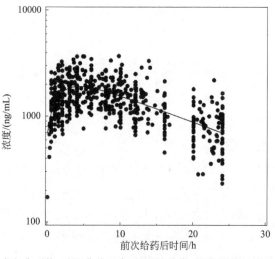

图 5.37 浓度典型值-时间曲线叠加在原始浓度-前次给药后时间的数据上

　　然后开始编写满足预测目的的控制文件，读取虚拟数据集，根据需要调整 $DATA 和 $INPUT 行以对应于虚拟数据集。如果从（之前）成功的模型运行中输出了 MSF 文件，则可以用 $MSFI 行读取该 MSF 文件，并删除 $THETA、$OMEGA 和 $SIGMA 行。但是如果 MSF 文件不存在，则可以复制要使用的模型拟合的参数最终估计值到 $THETA、$OMEGA 和 $SIGMA 中作为固定值。基于此次仿真的目的，实际上不会用到 $OMEGA 和 $SIGMA 中的值，因此这些值也可以输为 0。可以删除 $ESTIMATION 行，或者将 MAXEVAL 选项设置为 0。任一方法都可以阻止最小化运算的进行，并实质上使用 $THETA 中指定的参数值生成虚拟数据集中的假设个体的预测值。在没有估算步骤的情况下，$COV 行应该被标注删除或不写。

　　之后就可以使用输出的表格文件在一个或多个图中绘制每个假设受试者的预测曲线，以比较不同剂量、给药方案或所关注的时间尺度下的预测。该方法也可以用于绘制针对某个协变量特定值的预测曲线（下文详述）。根据不同的目的，可以选择将预测曲线叠加在原始数据或者原始数据的适当子集（如特定剂量下的数据）上。这种方法在比较无承续关系的两个不同模型生成的曲线间的差异时可能特别有用。例如，如果希望比较描述群体数据的某一室模型和二室模型产生的预测曲线，则可以如上述生成两个控制文件，并将表格文件与原始数据合并在一起，以便在原始数据集上同时叠加两个预测曲线。图 5.38 展示了叠加在原始数据上的两个不同模型的典型值曲线，在这种情况下，可以明显看到两个结构非常不同的模型预测出来的典型曲线没有很大差异（除了早期相）。

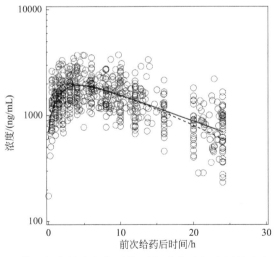

图 5.38　一室和二室模型拟合的浓度典型值-时间曲线叠加在原始浓度对前次给药后时间的数据上（实线代表一室模型对应的典型曲线，虚线代表二室模型对应的典型曲线）

5.6.1.7　具有协变量效应的典型值叠加图

如果要用这种技术说明显著协变量效应对预测浓度-时间曲线的影响，还应考虑要纳入虚拟数据集的受试者的特定特征。例如，如果模型包括两个人口统计学协变量的影响，如体重和种族，每个具有 3 个水平，则在虚拟数据集中可以纳入 9 个个体，即囊括各个水平的体重分布和不同种族的所有组合（3×3=9）。对于连续型协变量如体重，可以选择来自体重分布下端的任意体重值、中位值和上端的任意体重值（假设关注的是典型受试者的曲线，为了不选择研究群体的极端值，可选第 5、50、95 百分位数）。

如上所述，创建和运行包含所关注协变量效应的模型的控制文件，以生成标准典型值叠加图（typical value overlay plot）。然后用得到的表格文件在一个或多个图中绘制每个假设个体的预测曲线，以比较由模型所关注的协变量或连续协变量的特定值得到的预测。例如，如果肌酐清除率（CrCL）是解释药物清除中个体间变异的统计学显著且临床相关的因素，并使用上述方法针对 5 个不同水平肌酐清除率的受试者进行预测，则可以在图上将 5 条预测曲线叠加在原始数据上以大致对应于所选的 5 个关注水平，不同肌酐清除率的数据点的符号不同。图 5.39 是不同的两类患者的预测曲线与原始数据的叠加图；如果需要，原始数据点也可以使用不同的符号以与这些患者类型对应，并且进一步说明模型拟合与观测数据的对应关系。如果数据集足够大和/或关注的协变量水平更少，则这样的图可以按协变量的范围予以分层。例如，可以生成 3 个单独

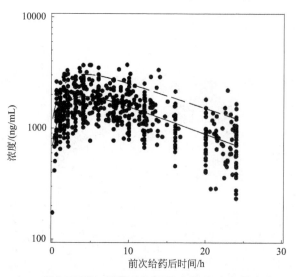

图 5.39　代表两种患者类型的假设个体的浓度典型值-时间
曲线叠加在原始浓度对前次给药后时间的数据上

的图，每个图展示原始数据集的一个子集，依次对应于肌酐清除率值分布在下三分之一、中三分之一和上三分之一的受试者，同时每个图叠加相应的预测曲线。当这样的分图并排显示时，应注意在每个图中保持相同的坐标轴范围，以便最好地表现出子集之间的差异；如果允许坐标轴范围按每张图中的数据做调整，则难以说明差异，为了得出适当的结论读者必须付出更多的精力。默认情况下，大多数软件包允许坐标轴范围按图中显示的数据做调整，因此如果不仔细检视，可能会做出错误解读。

5.6.2　随机效应的估算

对于描述 PK 参数中的 IIV 的参数估计（即 η，eta），当假设在给定模型中要包括多少个 IIV 项以及哪些参数的随机效应需要估算时，应仔细考虑数据集的信息内容。如果与峰附近或吸收相相比，数据集的信息内容在谷周围更丰富，则也许只能获得药物清除率的 IIV 的良好（精确）估计。然而，如果大多数受试者还具有在给药后的早期相内采集的至少一个血样，且其中一些受试者在该时间窗内还具有一个以上样本时，除了清除率之外，对中心室容积或吸收速率（或两者皆有）的 IIV 的估计也是可能的。对于 IIV 项的估算，建议采取的策略是从数据集基于 EDA 可以支持的最少数量的 IIV 项开始。成功估计可能的 η 参数组后，可以考虑逐个地进行更多 η 的系统评估，直到达到数据支持的最大数量。

在模型开发的早期阶段，当有许多变异性需要表征或解释时，因一个或多个 η 项的不可估算，使得特定模型的成功最小化遇到困难的情形并不罕见。除了最小化报错或警告，一个不可估算的 η 的估值往往接近 0。此时应当注意不要将其解读为特定参数中缺乏 IIV，或认为此 IIV 很小。相反，这通常表示特定数据集在该模型现有的各项参数之下，无法支持独立变异项（随机效应）的估计。然而，在模型开发的早期阶段无法估算特定 IIV 项，不一定表示对于该数据集来说其永远是不可能的。有时，残留变异模型的不适当表征会导致个体间随机效应项和残留误差随机效应项之间的相互作用，进而可能导致不可估算的 η。一旦残留变异模型变得更为适当，可能就可以估算特定的 η 项。

5.6.2.1　随机效应模型的诊断图

第 5.6.1 节中讨论的标准诊断图描述了察看模型的典型值或群体水平的预测值（population-level predictions，PRED）和相应残差（RES、WRES 和 CWRES）的各种方式。通过将 PK 参数的典型值（θ，theta 项）与剂量和时间一起导入 PK 模型的方程中，可以获得特定剂量、给定时间的预测浓度。因此，这些预测代表的是典型受试者的期望值。需要明确的是，按照定义这些预测经常产生有限数量的特定预测值，特别是当待分析的研究包括有限的剂量组和固定的采样策略时。在这种情况下，DV 对 PRED 图通常呈明显的条纹状，这仅仅表示研究设计、模型开发的阶段和所绘制的典型值预测的类型。图 5.40 给出了观测值对群体预测值图中这种条纹的示例。随着模型开发的深入和个体特异性协变量值的引入，预测会变得更具有个体特异性，条纹状会逐渐消失。然而，与模型相关的协变量值均相同（如相同的体重和 CrCL）的受试者接受特定剂量后，在特定时间的群体预测（PRED）将是相同的。

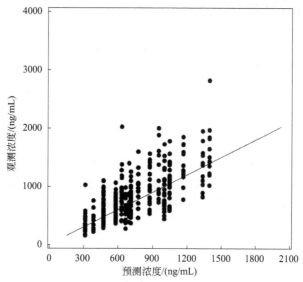

图 5.40 观测浓度对群体预测值的散点图（图形显示基于
研究设计和模型的有限样本数量的预测）

然而，只用几行代码就可以得到个体的预测和残差，进而通过绘图以评估模型的拟合及其适当性。根据定义，NONMEM 中用于编码残留变异模型的 F 就是个体预测（individual prediction，IPRED）浓度值。它是个体特异性的，因其包括了模型中所有的个体特异性的 η 项，因此对数据集中的每个个体都产生不同的预测。因为该 F 值不能直接从 NONMEM 输出（$TABLE 输出的表格文件或 $SCAT 输出的散点图），所以为了输出必须重新命名（Beal et al. 1989—2011）。生成这些个体预测值、个体残差（individual residual，IRES）和个体加权残差（individual weighted residual，IWRES）的一个典型方法如下所示，该代码可以用于 NM-TRAN。

```
$ERROR
IPRED = F
```

```
W=F
IRES = DV-IPRED
IWRES = IRES/W
Y = IPRED + W*EPS(1)
```

上面的代码使用比例型误差模型来表达残留变异。使用上面指定的典型代码，通过改变 W（权重项）的定义，可以简便地改变为加和、对数转换或混合型。

对于加和型误差，使用 $W=1$；对于对数转换的加和型误差（未变换尺度中为指数型误差），使用 IPRED＝LOG(F) 和 $W=1$（但要注意在第 3.5.3.1 节中使用 LOG() 函数的其他注意事项）；对于比例型误差，使用上例所示的 $W=F$；对于混合型，可以用 (i) $W=$ SQRT($1+$ THETA(n) ** $2*F**2$) 或 (ii) $W=$ SQRT($F**2+$ THETA(n) ** 2)，THETA(n) 的定义在 (i) 中为残留变异（RV）中加和型组分与比例型组分的比例，在 (ii) 中则为 RV 中比例型组分与加和型组分的比例。对于任一种参数化方式，THETA(n) 下限的初值应设为 0。还要注意，对于用这种代码结构引入的每个残留变异模型，如上所示计算的 IWRES 值（即 IRES/W）需要除以 EPS(1)（σ_1^2）的估算值，以便维持正确的尺度。

下面提供了残留变异模型的另一种备选结构。类似于之前的结构，使用这种方法时只有 W 的定义将随着模型的不同而改变。这种结构固定 $SIGMA 中的 EPSILON(1) 的值使 σ^2 的方差为 1。与之前的编码方法相反，本方法的优点是 IWRES 的值通过加权来缩放，因而显示出适当且与群体 WRES 相同的尺度，有助于解读。

```
$ERROR
IPRED = F
W = THETA(X)                                  ; 对于加和型 RV
W = THETA(Y)*IPRED                            ; 对于比例型 RV
W = SQRT(THETA(X)**2+ (THETA(Y)* IPRED)**2) ; 对于混合型 RV
W = SQRT(THETA(Y)**2+ (THETA(X)/IPRED)**2)  ; 对于对数尺度的混合型 RV(使用此
                                               模型和代码,数据须经对数转换,
                                               IPRED 须定义为 LOG(F))
IWRES = (DV - IPRED)/W
Y = IPRED + W*EPS(1)
$SIGMA 1 FIX
```

通过将 EPS(1) 的估值固定为 1，上面估计的 θ 参数表示的是相应变异组分的 SD。

至此不难发现，在 NONMEM 中完成类似的任务通常可以有几种方法。下文又给出了另一种编码残留变异的方法：

```
$ERROR
IPRED = F
W = SQRT(IPRED**2*SIGMA(1,1) + SIGMA(2,2))            ; 对于混合型 RV
IWRES = (DV - IPRED)/W
Y =  IPRED+ IPRED*EPS(1) + EPS(2)
$SIGMA 0. 04 10
```

该结构中 IWRES 不需要缩放，并且不需用 θ 参数来编码残留变异元素。另外，也便于两个 ε(epsilon) 项的解读，并且可以仅通过固定其中的一个 ε 项为 0 来简便地评估各种替代结构。

利用上述的任意一种残留变异编码结构，除了可以输出 IPRED 值到表格文件或诊断图中，根据 IPRED 的定义也可以计算和定义 IRES 和 IWRES 的值。IRES 值是个体特异性残差（individual-specific residual）或测量值与基于模型（包括 η 项）的个体预测值之间的差异。因此，计算的 IRES 值与所测因变量的单位一致（类似于 RES）。个体加权残差（IWRES）是兼顾到残留变异模型中加权方案的基于模型（θ 和 η）的个体特异性的加权残差，按定义的权重因子（weighting factor，W）进行缩放。

5. 6. 2. 2　IPRED 对 DV

虽然 PRED 对 DV 图是目前最常使用的模型诊断图，但 IPRED 对 DV 图可能是最经常报告和发表的。IPRED 对 DV 的散点图将测量值与相应的个体特异性预测值进行比较，它描述的是模型在考虑个体特异性随机效应项的影响后的拟合优度。因为 PK 模型中大部分不可解释的变异性存在于个体间的区域中，所以一旦考虑到这些差异后，DV 对 IPRED 图通常比类似的 DV 对 PRED 图有较大的改进。在完美的模型拟合中，个体预测值与测量值完全相同，所有点将落在表示此完美对应的单位斜率的直线（单位线）上。在绘制个体预测值对观测值散点图时通常将这样的单位线叠加在数据点上。对于非完美模型（即所有的模型），需要关注的是在整个测量值范围内，该单位线两侧的点密度的对称性，以及在整个取值范围内的点在单位线附近的相对聚集密度。若该图中的点系统性地出现预测不足或预测过度，则表示模型拟合存在一种不能用个体间随机效应项引入的灵活性来校正的问题。图 5.41 给出了观测浓度对个体预测值的散点图示例。

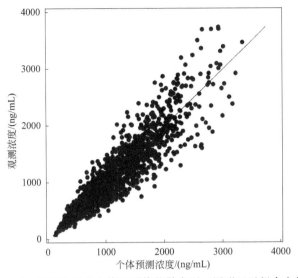

图 5.41 观测浓度对个体预测值的散点图（图形显示拟合良好）

5.6.2.3 IWRES 对 IPRED 和 |IWRES| 对 IPRED

用于说明所选残留变异模型的适当性的两个图是两类个体加权残差对个体预测值的散点图。与群体加权残差（WRES）一样，IWRES 的大小（以绝对值表示）表示哪些点模型拟合相对良好，哪些点拟合较差。在整个个体预测值范围内，恰当诠释残留变异的模型拟合的点对称分布在 IWRES＝0 线的附近，而在 |IWRES| 对 IPRED 图中则为水平平滑线。图 5.42 所示为一个在残留变异上没有明显拟合错误的模型。任一张图中呈现出显著的趋势或模式，例如随着 IPRED 值的增加，

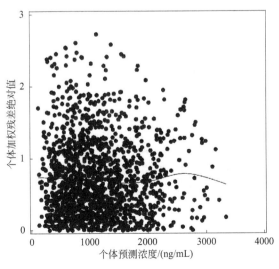

图 5.42 个体加权残差绝对值对个体预测值的散点图（图形显示无拟合错误）

IWRES 逐渐扩散，这表明与较低预测值相比，较高预测值有更大的变异性，这可能是由于需使用比例型模型时不适宜地使用了加和型 RV 模型，如图 5.43 所示。相反，随着 IPRED 的增加，IWRES 扩展变窄，这说明与比例型模型相比，加和型模型可能更适合表征该数据，如图 5.44 所示。

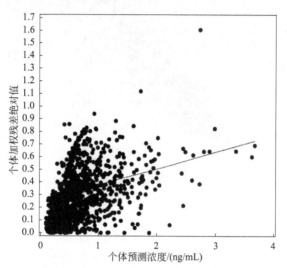

图 5.43　个体加权残差绝对值对个体预测值的散点图（图形显示随着个体预测值的增加，残差向外扩展。这种模式可能是加和型 RV 模型的不合理使用导致的，可能需要选择比例型模型）

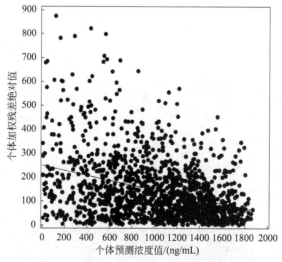

图 5.44　个体加权残差绝对值对个体预测值的散点图（图形显示随着个体预测值的增加，残差扩展变窄。这种趋势是由于在加和型模型更适用的情况下错误地选择了比例型模型）

现在可以直接在 NONMEM 7.0 中指定预测值、残差和加权残差的多种形式。除了（标准）条件加权残差，还可以要求条件预测值（conditional prediction，CPRED）和条件残差（conditional residual，CRES）。此外，可在 $TABLE 中要求输出名为 CWRESI 的含相互作用的条件加权残差（假设在 $EST 上指定了INTERACTION 选项），以及说明 $\eta\varepsilon$ 相互作用的条件预测值 CPREDI 和相应的条件残差 CRESI；或将 CWRESI、CPREDI 和 CRESI 用于 $SCAT 绘图（Beal et al. 1989—2011）。有关 $TABLE 和 $SCATTERPLOT 语句的更多详细信息，请参阅第 3 章。

5.6.3　参数估算值的精确度（基于 $COV 步骤）

当成功地完成了 $COVARIANCE 步骤时，其输出的结果可以用于表示 NON-MEM 参数估算值的精确度，但是该步骤成功的重要性在定量药理学家之间是一个争论点和分歧点。当对特定模型进行估算的同时，也要求完成 $COV 步骤并成功时，可以得到 θ、ω(omega) 和 σ(sigma) 每个元素的估算值的标准误差（standard error，SE）。与相应参数估值相关联，考察每个标准误差 ［以百分比表示，即估算值的标准误差除以最终参数估算值之后再乘以 100，或 $\mathrm{SE}(\theta_n)/\mathrm{FPE}(\theta_n)\times 100$］，以便比较获得的每个固定效应和随机效应参数估算值的相对精确度；对于随机效应项，同样可以用 $\mathrm{SE}(\omega_n^2)/\mathrm{FPE}(\omega_n^2)\times 100$ 计算出参数 ETA(n)的%RSE（或相对标准误差百分比）。该统计量有时称为均值的标准误差百分比（percent standard error of the mean，%SEM），有时称为相对标准误差百分比（percent relative standard error，%RSE）。一般来说，反映相对精确度的 RSE 的值低于 30% 的固定效应估算值被视为估算精确。随机效应估算值通常精度较低，一般认为 RSE 低于 40%～50% 就可以认为估算较精确。

有时使用另一种方法计算随机效应项的精确度，即以方差（平方）尺度对以上 ω 元素的%RSE 进行计算。如果希望按 SD 尺度计算随机效应项的相对标准误差（因为经常会以%CV 项反映这些值），可以选择使用方差的 FO 近似的 delta 方法，对于 ω 或 σ 元素的%RSE 的相应估算值计算如下：

$$\%\mathrm{RSE}(\omega_{1,1}^2)=\frac{\mathrm{SE}(\omega_{1,1}^2)}{2\times\mathrm{FPE}(\omega_{1,1}^2)}\times 100 \tag{5-1}$$

$COV 步骤输出还包括估算值的相关系数矩阵（correlation matrix）。相关系数矩阵的元素表示各参数估算值的获得是否独立。例如，相关系数矩阵中具有较高绝对值（如绝对值＞0.9）的一对估算值可以被认为是高度相关的。高度相关的参数的估算值被认为是不独立的，相关系数矩阵元素的符号表示了相关的方向。两个参数之间的相关系数为一个较大的正数（如 0.92）时表明，在最小化步骤中尝试这两个参数的不同估算值时，增加一个的估算值会使另一个也增加以便成功最小化。相反，一个较大的负值（如 −0.95）则表明当一个的估算值增加时，另一个必须相应减小以获得良好的模型拟合。两种情况都说明了这种高度相关的参数的估算值间相互依赖的程度（基于绝对值的大小），因此说明模型总体拟合优度上的损失。理想情况下，相关系数矩阵的任意元素绝对值均不大于 0.9，因此所有估算值均独立于所有其他估算值。

一个模型中如果许多或所有结构参数之间都具有高度相关性，则该模型通常不会作为候选模型，并且通常也不被认为是描述给定数据集的可接受模型。然而有时对于给定的数据集和模型，无法避免某一对估算值相关，例如获得的 E_{max} 和 EC_{50} 参数估算值高度相关，提示数据集缺乏描述该关系的信息内容。通常，当给药剂量的范围过窄和/或大多数剂量范围产生的响应位于最大效应或其附近时，就会出现这种情况。如果认为这种 E_{max} 模型最适合描述数据，且不考虑更简单、更经验的模型，则除了模型的结果和描述，还应列出高度相关的参数及其相关程度。当要求并成功实现了 \$COV 步骤时，在评估特定模型拟合情况时总是检查一下相关系数矩阵的输出是一个好习惯。

5.7　协变量评价

围绕评估协变量（covariate）对 PK 模型参数的影响的过程有许多方法和理论。不论选择何种方法，其评价目的通常都是用所关注群体已知或采集到的患者因素，来描述和解释患者 PK 参数的个体间和个体内变异性。许多协变量评价是为了回应监管机构对于理解化合物在特殊人群中的 PK 行为（如老年人、儿童和各个种族或族群）的关注。协变量模型也增加了个体化用药方案的可能。人口统计学或内在因素对于药物 PK 行为的影响在许多应用中都是令人关注的。这些因素可能是在基线研究中所记录的患者特征，并且描述患者的性别、种族、族群、年龄、体重和身高等特异性因素。根据群体，也可能收集描述患者当前疾病状态和/或患病史的协变量信息。为了协变量评价，通常可认为这些因素在研究持续时间（即临床试验治疗期间）内不随时间变化。在群体 PK 模型中，对于某个最直接受协变量影响的参数，加入固定的或不随时间变化的协变量效应，可能可以解释并减少该参数中无法解释的个体间变异。显然，种族和性别等因素在研究期间不会改变，而其他因素可能在研究的时段上稍微改变，例如体重和年龄，但通常没有达到对研究有重要意义的程度。另一方面，如果所关注的化合物用于减轻体重，并且已知药物的 PK 与体重相关，则在治疗过程中受试者体重的变化可以大到足以作为 PK 变异的一个重要来源。最后，是否将特定协变量作为固定值还是随时间变化，取决于研究期间收集的数据以及对目标群体、试验设计和分析目标的理解。

在长期研究（持续一年或以上的时间）中，对于可能变化的协变量的关注特别重要，例如通过肌酐清除率测量肾功能，尤其是对于主要由肾清除的药物。在研究中有些时变协变量（time-varying covariate），包括在多次研究回访中测量的肝功能，例如总胆红素水平或谷丙转氨酶（alanine aminotransferase，ALT）水平，以及作为指示变量（indicator variable）的食物摄入或所关注药物的合并摄取都有可能诱导药物-药物间相互作用。一般来说，如果在治疗期间多次收集特定的协变量信息，则可以考虑将其作为时变协变量效应进行评价。时变协变量除了存在患者间差异以外，也可能随着数据集中的每个观察记录而改变，因此考虑这些协变量不仅预期能减小相关 PK 参数中不可解释的个体间变异性，还会减少一些不可解释的残留变异。

合并用药是一种常见的外在因素，可以作为一个时变协变量加以探索。合并用药的数据通常来自病例报告表中每种药物使用的开始和停止日期。在 NONMEM 数据集中获得合并用药信息的一个简单的方法是：当合并药物与研究药物共同给药时，在每个给药或取样记录上将指示变量值设置为 1，而不同时给药时则设为 0。为此，需将 NONMEM 数据集中的每个事件记录的日期（时间）与合并用药治疗历史数据的开始和停止日期（还有时间，如果已知的话）进行比较。由于合并用药的用药史的收集通常不像其他研究数据那样严格和谨慎，该任务可能充满挑战并且需要几个假设。例如，如果某一特定合并用药的开始日期的月份和日期缺失（这种情况常会发生），则必须要决定设置什么样的值作为指示标志。类似的，如果合并用药开始日期的年份缺失，则可能要假定该年份至少是第 1 次就诊日期之前的一年。如果某一种或几种药物是研究中最感兴趣的，并有机会在研究协议的准备过程中前瞻性地考虑，则可用很少的额外成本，在设计的病例报告表中获取特定合并用药的更完整的使用信息（如在研究药物的每一次给药或采样时均包括了共同用药的复选框）。

对合并用药的影响进行评价时，另一个有用的数据处理方法是根据 PK 模型中的酶活性（如 CYP3A4 抑制剂对诱导剂）或 PD 模型中的作用机制对合并药物进行分组。这样结果就可以量化特定类型的各种药物对所研究药物 PK 的影响（如在 CYP3A4 诱导剂存在下研究药物的清除率增加了 31.6%）。当单个用药的频率低或合并用药的数目相当多时，此方法可能特别有效。团队中的临床药师在确定将要研究的药物的特定类别，以及将特定药物指定为某类别时给出的意见，可能对最终更好地理解和接受模型结果而言大有帮助。

在协变量评价中另一个更重要的考虑因素也许与选择过程有关，即哪些协变量需要研究以及哪些参数需要针对每一个协变量进行评估。如果谨慎地起草分析计划，就可在尝试阐述那些意想不到且看似无法解释的关系时，避免遇到不必要的困难。毕竟，根据 $\alpha=0.05$ 来确定模型中协变量效应的统计学显著性时，如果试图考虑给定模型中 100 个协变量-参数组合或其间可能的关系效应时，我们预期其中的 5 对组合是纯靠偶然发现的。100 个的效应相当大，即使是其一半也将有 2～3 个是纯靠偶然检测出来的，因此可能很难解释。故在选择要评估的协变量效应的逻辑和策略时要仔细考虑以下几个方面：预计可能会改变药物 ADME 的药物药理性质和患者因素，目标患者群体及其可能的病史和合并用药信息，典型和普遍的人口统计学因素，包括监管角度关注的目标人群，以免完全忽略偶然发现的可能性，在试验过程中收集的任何额外的数据都可以被合理地认为可用于解释 PK/PD 个体间变异。

5.7.1　协变量评价方法

鉴于协变量评价在群体建模中的重要性，在过去 20 年里，研究者们已经提出了几种不同的研究方法，以便系统地为群体 PK 和 PK/PD 模型添加解释因素。在决定采取哪种方法时，分析人员希望在三个方面取得平衡，即测试包含这些潜在解释性因素的模型所需的时间、附加参数描述这些关系的"说服力"，以及包括这些效应的模型的可用性。如果建模可用时间（和计算资源）是无限的，在选择了待评估的适当的协变量之后，可考虑对可构建的每对协变量-参数组合测试每一可能的模型。然而，由于现实世界对我们考虑一个给定问题的能力施加了许多限制，所以必须采取系统的办法以使我们的努力得到最大的效益。

5.7.2　协变量选择的统计基础

有多种方法可用于衡量增加协变量效应对模型的改善。首先，可采用统计学方法确定所选模型是否有改善（即是否选择这一模型而不是另一模型），以量化模型之间的差异。理论上，与具有较少估计参数的模型相比，增加模型参数必然会减小最小目标函数值（minimum value of the objective function，MVOF）。那么问题是，MVOF 变化多大才能对模型的改善有意义呢？

在考虑添加协变量对模型改进的统计学基础之前，必须理解分层（嵌套）模型 [hierarchical（or nested）model] 的概念。在较大模型（具有较多参数）中将一个或多个参数设为零假设值时，可使两模型相同，即为分层或嵌套。例如，考虑性别对药物清除率的影响的简单模型，其中：

$$CL_i = \theta_1 + \theta_2 \times SEXF_i \tag{5-2}$$

与简单基础模型相比，该模型即为分层模型：

$$CL_i = \theta_1 \tag{5-3}$$

这是因为，在包括性别效应的较大的模型中，将 θ_2 设定为 0 的零假设值，表示性别对清除率没有影响，较大的模型被解析为较小的一个，如下所示：

$$CL_i = \theta_1 + \theta_2 \times SEXF_i = \theta_1 + 0 \times SEXF_i = \theta_1 \tag{5-4}$$

两个不分层的模型（其中一个包括协变量效应）的例子如下：

$$CL_i = \theta_1 \times WTKG_i \text{ 和 } CL_i = \theta_1 \tag{5-5}$$

因为对于 θ_1 而言没有一个固定值可以使两个模型相同。但是，以下两个模型可以认为是分层的，因为当 θ_2 被固定为 0 时，模型可以解析为相同的方程：

$$CL_i = \theta_1 \times WTKG_i \text{ 和 } CL_i = \theta_2 + \theta_1 \times WTKG_i \tag{5-6}$$

接下来以统计学为基础对两模型进行比较讨论，假设要比较的模型在本质上是分层的。

特定模型的 MVOF 与数据的对数似然性（log-likelihood）的 -2 倍（$-2LL$）成比例，似然比检验（likelihood ratio test）允许两个分层模型的 MVOF 之间的比较。似然比检验将两个 MVOF 值之间的差定义为自由度为 υ 的卡方分布，其中 υ 为在两个分层模型中较大的那一个的附加参数（固定或随机效应项）的个数（Freund 1992）。然后可将计算得到的 MVOF 差值与检验统计量进行比较，以便确定与观察到模型之间差异相关的概率（p 值）。与预先指定的 α 值对应的适当检验统计量相比，如果两个 MVOF 之间的差异大于统计量，则认为加入的协变量效应具有统计学显著性。如果差异等于或小于检验统计值，则认为加入的协变量效应不具有统计学显著性。

举个例子，假设没有协变量影响的基础模型的 MOVF 为 1000。现在，为了考虑各种协变量效应的影响，在分析计划中预设 α 的水平为 0.05 以表示与协变量添加相关的显著性水平。因此，自由度 $\upsilon=1$ 的协变量效应将要求 MVOF 至少降低 3.84 方能达到统计学显著性（$\chi^2_{\alpha=0.05, \upsilon=1} = 3.84$）。此外，假设每次在基础模型中各加入 1 个协变量来分别考虑两个协变量效应（性别和体重）。如果加入性别效应的模型的 MVOF 为 997.500，加入体重的 MVOF 为 981.326，计算这两个分层模型之间的差异：base－(base＋gender effect)＝1000－997.5＝2.5，和 base－(base＋weight effect)＝1000－981.326＝18.674。这些差异与预定的显著水平对应的检验统计量的比较表明，性别效应不具有统计学显著性，因为差异 2.5 小于 3.84。然而，加入体重协变量的模型具有统计学显著性，因为所得 MVOF 的差异 18.674 大于 3.84。为了生成报告，可以使用各种统计软件包，如 SAS® 或 R，基于 χ^2 分布函数来计算与特定 MVOF 差值和自由度对应的近似 p 值。

这里需要注意的是，一些作者研究了不同情况下的似然比检验比较的特征，通过考察所得 p 值与显著性标准的符合程度，来评价这种选择协变量效应的过程的适用性 (Wahlby et al. 2001；Beal 2002；Gobburu and Lawrence 2002)。这些评估均一致性地发现，与默认 FO 法相比，使用 NONMEM 的 FOCE 法，特别是指定了 INTERACTION 选项时，以显著性水平评价协变量具有更好的一致性。由于现在使用 NONMEM 完成的绝大多数建模工作都使用 FOCE 法，并且在可能的情况下同时使用 INTERACTION 选项，在此情况下这些结果的发表增强了这种方法的适当性，但也警告如果使用 FO 法，协变量评估报告的 p 值可能存在偏差。

还要注意的是，如果对数据集进行了任何更改，则模型之间的 MVOF 值的比较是无效的。即使是数千个样本的数据集中的一个浓度值的不同都会影响MVOF，并且使得基于 MVOF 的模型比较不可靠。因此，如果在协变量评价过程期间检测到数据集错误，则应使用更正后的数据集重新估计发现错误时的暂定模型，并在上面讨论过的分层模型的框架下，将所得 MVOF 作为新值用于后续模型的比较。

5.7.3　表示参数-协变量关系的诊断图

当有多个协变量及其对于参数的潜在影响有待评估时，协变量评价的第 1 步为绘制数据图，以评估数据中明显的关系及其程度和性质。用基础模型的输出表格文件可以生成 PK 或 PD 参数的经验贝叶斯估计 (empirical Bayesian estimate，EBE) 对目标协变量的散点图。图 5.45 和图 5.46 中给出了关于清除率和分布容积对体重、年龄和肌酐清除率的实例图。对于离散型协变量，可以生成每个分级协变量的各级别的 EBE 的箱线图。如果必要，可以在散点图中加入平滑曲线，而箱线图的中位数则可以跨级别连接，以助于观察可能存在的关系。图 5.47 和图 5.48 为清除率和分布容积的 EBE 对性别和种族的箱线图。

这些图可以不同的方式使用。首先，这些图便于选择拟建模的参数和协变量间

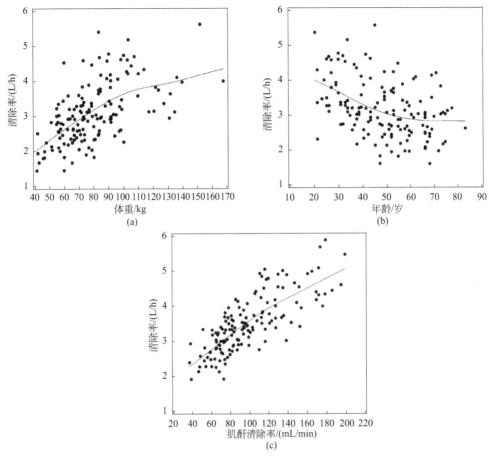

图 5.45 清除率的 EBE 对连续型协变量的散点图 〔(a) 为清除率对体重的
散点图，(b) 为清除率对年龄的散点图，(c) 为清除率对肌酐清除率的散点图〕

的关系。其次，合理选择描述这些关系的函数形式也变得容易。最后，有可能识别
出可导致后续的协变量模型化困难的高影响协变量值。

图 5.45、图 5.46、图 5.47 和图 5.48 提供了在这些曲线图中可以观察到的模
式的示例。这些图中的模式或趋势提示可能被检出的关系，或参数中无法解释的
IIV 中的一部分可以由相应的协变量解释。分析计划中应该指明如何评估纳入协变
量效应的特定模型。有时分析计划中会加入（尽管是主观的）关于参数和协变量间
的关系是否有明显趋势的评估。如果（且仅当）发现有趋势，则进行模型尝试以估
算协变量对参数的影响。或者，分析计划也可以指示将在 NONMEM 中评估的参
数和协变量之间的所有预先指定的关系。这种情况下，这些图可用于选择值得考虑
的函数形式。

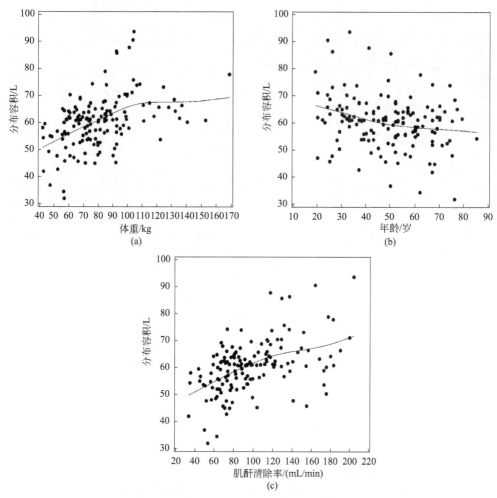

图 5.46 分布容积的 EBE 对连续型协变量的散点图 ［(a) 为分布容积
对体重的散点图，(b) 为分布容积对年龄的散点图，
(c) 为分布容积对肌酐清除率的散点图］

　　上述的前一种方法（仅检测可通过作图观察到明显的参数-协变量关系的模型）
看起来是一种合理且有效的选择，可避免拟合大量的无明显参数-协变量关系的模
型；然而，应注意避免由贝叶斯收缩（Bayesian shrinkage）现象（详见第 7 章）
导致的误导性结果（Savic and Karlsson 2009）。在已发表的文章中，Savic 和
Karlsson 警告不要过度依赖这些图，特别是在 EBE 的分布可能显著收缩时。在这
种情况下，Savic 和 Karlsson 建议对 NONMEM 中的所有试验模型（前述的后一种
方法）进行估计。

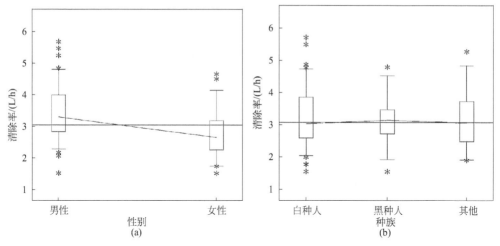

图 5.47　清除率的 EBE 对分级协变量的箱线图［(a) 为清除率对性别

作图，(b) 为清除率对种族作图。箱形表示数据的第 25 至第 75 百分位数，其中的

触须线延伸至数据的第 5 和第 95 百分位数，星号表示该范围之外的值；箱形以中位数连接］

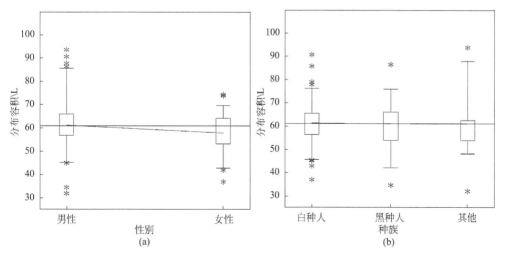

图 5.48　分布容积的 EBE 与分级协变量的箱线图［(a) 为分布容积对性别作图，

(b) 为分布容积对种族作图。箱形表示数据的第 25 至第 75 百分位数，其中触须线

延伸至数据的第 5 和第 95 百分位数，星号表示该范围之外的值；箱形以中位数连接］

5.7.4　协变量-参数关系的典型函数形式

在了解了如何对模型进行统计比较后，现在可以将注意力转移到模型的数学参数化方法上，以便以有意义且易于解读的方式将协变量效应纳入模型中。有多种函

数形式或者模型结构可以将协变量效应与 PK 或 PD 参数相互关联。用于参数-协变量子模型的典型函数形式包括加和型、比例型、线性、幂、指数和分段线性形式。因为其具有不同的属性，且对参数的假设也不尽相同，下面的章节将对每种形式依次进行探讨。

5.7.4.1 二分类预测变量

性别等只可能有两个水平的协变量的模型最简单也最易解读。可以下述几种不同的方式对二分协变量效应进行编码：

$$加和型模型：CL_i = \theta_1 + \theta_2 \times SEXF_i \tag{5-7}$$

$$比例型模型：CL_i = \theta_1 \times (1 + \theta_2 \times SEXF_i) \tag{5-8}$$

或者使用 IF-THEN 编码结构：

```
IF(SEXF.GT.0.5)THEN
TVCL = THETA(1)
ELSE
TVCL = THETA(2)
ENDIF
CL = TVCL*EXP(ETA(1))
```

这两种参数化方法都需要两个参数来估计男性和女性的药物清除率。在第 1 种情况下，加和型模型可用 θ_1 估计男性清除率（SEXF=0），而与女性相关的清除率的增加或减少（SEXF=1）则以正或负的 θ_2 的形式加到男性清除率上。在第 2 种情况下，比例型模型中的 θ_1 表示男性清除率，θ_2 则表示女性以比例的形式对男性清除率的增加或减少。重要的是，在加和型或比例型模型中，固定效应 θ_2 的估计不设上限与下限。虽然将 θ_1 的下限可设为 0 以防止清除率值为负，但若将 θ_2 的下限设置为 0，会将女性清除率的计算范围局限于比男性大的情况。上述的第 3 也是最后一种情况，药物清除率中 θ_1 为男性，θ_2 为女性。在这种变形下，将 θ_1 和 θ_2 的下限均设为 0 也是合适的。

需要注意的是，在第 3 例的 IF-THEN 编码中，当数据仅包括男性为 0、女性为 1 时，条件 IF 语句使用 SEXF 为 0.5 以区分男性和女性。这是一个有意的选择，以避免 IF 语句中使用精确值时有时可能会出现的问题。由于电子数据的四舍五入和数字表示问题，基于循环小数的舍入可能会使某些数字的使用存在问题，并且 IF 语句可能无法正确识别这些数据并将其分类。因此，用这种方法选择数据中未精确表示的值可以确保个体的正确分类和处理。

5.7.4.2 分级型预测变量

当协变量是离散型变量，但存在两个以上（即 n 个）的水平时，通常生成 $n-1$

个指示变量用于协变量建模。这 n 个❶指示变量中都可以取两个可能的值，通常为 0 或 1，以便如下文所述的使用。

例如，可能收集一个 RACE（种族）变量，1＝白种人，2＝黑种人/非洲裔美国人，3＝亚洲人，4＝其他。基于这个变量将生成 3 个指示变量：一个用于黑/非洲裔种族（RACB），一个用于亚洲种族（RACA），一个用于"其他"种族（RACO）。有关生成此类指示变量的示例参见第 3.5.2.4 节。在各种情况下，指示变量值为 1 表示个体属于该组，0 表示不属于该组。这样，当查看针对特定协变量的所有新生成的指示变量时，每个个体最多只有一个正值。如果所有的值都是 0，则受试者属于参照人群，在本例中是白人种族。

用这些指示变量取代原有的种族变量，可以将种族效应以加和型模型的方式加在清除率上，如下所示：

$$CL_i = \theta_1 + \theta_2 \times RACB_i + \theta_3 \times RACA_i + \theta_4 \times RACO_i \tag{5-9}$$

需要注意的是，参照组（本例中为白种人）不需要设置指示变量。本例中对 θ_1 的估计是白种人群体的典型药物清除率，而 θ_2、θ_3 和 θ_4 分别是黑种人、亚洲人以及其他种族对 θ_1 的正或负位移的估计。如前面的加和型模型的例子，θ_2、θ_3 或 θ_4 不会设上限或下限。有时，可能选择数据集中最具有代表性的组为参照组。然而，为了避免 PK 参数（如清除率）可能为负的情况，也可以考虑选择具有最低平均清除率的群体作为参照人群。以这种方式，其他群体位移的典型值的估计将都是正的，避免得出负的清除率。

5.7.4.3　连续型预测变量

对于具有连续预测变量的参数-协变量的子模型，其可能的函数形式种类要比离散协变量的多得多。一些通常遇到的用于描述连续型协变量和 PK 或 PD 参数之间的关系的形式包括线性模型、幂模型、指数模型以及分段线性模型。

5.7.4.3.1　线性模型

参数-协变量的子模型的线性形式表示在观察到的协变量值的范围内，PK 或 PD 参数与斜率参数（θ_2）的正负一致，随协变量值单调增加或减少，如图 5.49 所示。如果线性函数有估计的截距项（θ_1），则根据参数化（即如果不中心化，参见第 5.7.5 节）可以认为参数的一部分独立于协变量，即当协变量未测量或为 0 时也估计其存在。

协变量的线性模型通常采用以下形式：

$$CL_i = \theta_1 + \theta_2 \times WTKG_i \tag{5-10}$$

---

❶　译者注：实际应为 $n-1$ 个。

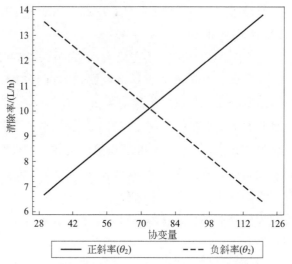

图 5.49　用于说明清除率与协变量之间关系的线性模型示例

　　式中，θ_1 是当体重为 0 时的清除率（截距）；θ_2（正或负）是反映单位体重清除率变化的斜率的估算值；$WTKG_i$ 是第 i 个个体的体重。

　　将清除率的个体估算值（y 轴）对个体体重（x 轴）作图检查，可能有助于确定线性模型参数的适当的初值。绘图程序可以在图中添加 1 条最佳拟合线，分析师也可选择简单"目测"来判断其关系。对于简单的线性模型，在最佳拟合线上选取两个点，可以大致估计斜率（即两个点的 y 值的变化除以 x 值的变化），以及通过 y 轴估算截距。

5.7.4.3.2　幂模型

　　幂模型可使参数与协变量之间关系的灵活性更强，如图 5.50 所示。其典型的参数化为：

$$CL_i = \theta_1 \times WTKG_i^{\theta_2} \tag{5-11}$$

　　式中，θ_1 是单位体重时的清除率（系数）；θ_2（正或负）为反映清除率的自然对数随单位体重自然对数变化的指数估计；$WTKG_i$ 是第 i 个个体的体重。指数项的特定值及其符号与系数项（θ_1）结合在一起，可以使这种关系体现为各种不同的形状，如图 5.50 所示。虽然在体重范围内多呈现非线性，但是该模型形式在本质上是线性形式，因为在参数中其被视为线性。为了展示这一点，对方程两侧取自然对数即得到线性模型，例如：$\ln(CL_i) = \ln(\theta_1) + \theta_2 \times \ln(WTKG_i)$。

　　从而允许在等效于线性模型的环境下解读模型参数（如上所示）。图 5.51 展示了对图 5.50 采取自然对数变换后的代表性幂模型曲线，以说明其线性对应关系。由于形式的灵活性并且仅使用两个参数（如线性模型一样），幂模型函数可以表征

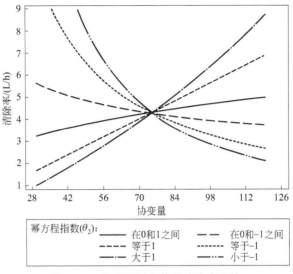

图 5.50 具有不同指数的清除率和协
变量之间的关系的幂模型示例图

多种关系，并且与其他模型相比，其目标函数值常常较低。如前面关于线性模型的论述，将 ln 转换的清除率的个体估算值（y 轴）对 ln 转换的个体体重或其他协变量（x 轴）作图检查，可能有助于确定幂模型参数的适当初值。

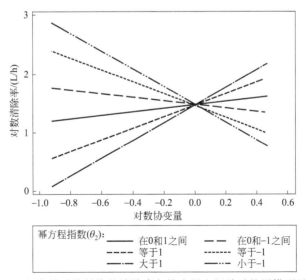

图 5.51 经自然对数转换的清除率与协变量之间关系的幂模型示例图

在引入 PK 参数和体重之间异速生长关系的经典的参数化中，通常会调用带有固定指数（θ_2）的幂模型，如下所示：

$$CL_i = \theta_1 \times \text{WTKG}_i^{0.75}$$
$$V_i = \theta_2 \times \text{WTKG}_i^{1.0} \tag{5-12}$$

基于一个与基本生理功能相关联的描述性良好的科学框架，清除率参数的指数通常为 0.75，容积参数的指数则为 1.0（Anderson and Holford 2009）。

5.7.4.3.3　指数模型

如图 5.52 所示，指数函数形式恰当地描述了与图 5.49、图 5.50 和图 5.51 所示的形状不同的参数和协变量之间的关系。指数模型的假设也与其他形式的假设不同。指数模型的典型参数化如下：

$$CL_i = \theta_1 \times e^{\theta_2 \times \text{WTKG}_i} \tag{5-13}$$

式中，θ_1 是体重为 0 时的清除率（系数）；θ_2（正或负）为自然对数转换的单位体重变化引起的清除率改变的指数估计；WTKG_i 是第 i 个个体的体重。正如前面讨论过的幂模型，尽管清除率和体重间的指数关系的形状不是线性的，但是这种模型形式本质上也是线性的，因为其参数是线性的。如上所述，将方程两侧取自然对数得到以下的线性模型：

$$\ln(CL_i) = \ln(\theta_1) + \theta_2 \times \text{WTKG}_i \tag{5-14}$$

从而可在等效于线性模型的环境下解释参数。图 5.53 为图 5.52 自然对数变换后的代表性指数模型曲线，以说明线性对应关系。如之前对于线性和幂模型所述，将 ln 转换清除率的个体估算值（y 轴）对（未转换的）受试者体重（x 轴）作图检查，有助于确定指数模型参数的适当初值。

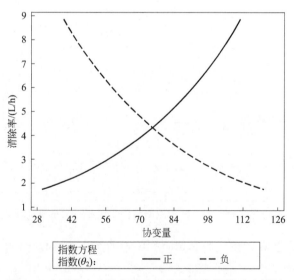

图 5.52　清除率和协变量之间关系的指数模型示例图

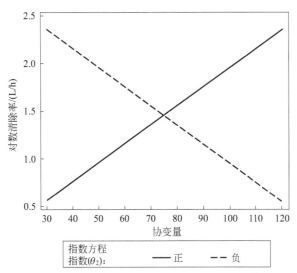

图 5.53 取自然对数的清除率与协变量之间关系的指数模型示例图

5.7.4.3.4 分段线性模型

参数和协变量之间的关系有时呈现出独特的形状，有时外观为"曲棍球杆型"，即在一定的协变量范围内参数值固定，而在另一范围内参数值则呈线性增加或减少。这种类型的关系通常可以分段线性模型（piece-wise linear model）形式进行很好地拟合。图 5.54 为分段线性关系的两个例子。该模型形式灵活，线性增加（减小）部分可在协变量的低值或高值时出现，曲棍球杆可置于图中的任何一端并指向上方或下方。对于这种函数形式，可以尝试两种不同的方法：（i）基于数据选择并

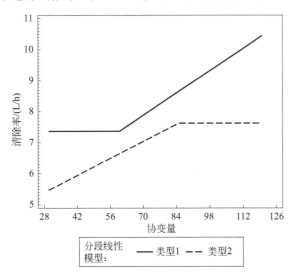

图 5.54 清除率和协变量之间关系的分段线性模型示例图

固定拐点（inflection point）（曲棍球杆上的弯曲处）；(ii)拐点作为待估算的参数。第 2 种方法的一个好处是可以基于数据选择拐点的最佳估算（主观性较少），但是需要一个额外参数来拟合。

本例中分段线性模型的典型形式有如下两种，在(1)中清除率的常数部分与小于或等于 70 kg 的体重值相关联，而在(2)中清除率的常数部分与大于或等于 70 kg 的体重值相关联。

(1) $CL_i = \theta_1 + \theta_2 \times 70 \times (1 - \text{WTindic}_i) + \theta_2 \times \text{WTKG}_i \times \text{WTindic}_i$

式中，θ_1 为体重小于等于 70 kg 时的清除率；θ_2（正或负）为反映清除率随单位体重变化而变化的斜率估算值（体重＞70kg）；WTindic_i 为指示变量，第 i 个个体的体重大于或等于 70 kg 时定义为 1，当体重小于 70 kg 时为 0；WTKG_i 是第 i 个受试者的体重。

(2) $CL_i = \theta_1 + \theta_2 \times 70 \times \text{WTindic}_i + \theta_2 \times \text{WTKG}_i \times (1 - \text{WTindic}_i)$

式中，θ_1 为体重为 0 时的清除率（截距）；θ_2（正或负）为反映清除率随单位体重变化而变化的斜率估算值（体重＜70kg）；WTindic_i 为指示变量，第 i 个个体的体重大于或等于 70 kg 时定义为 1，当体重小于 70 kg 时定义为 0；WTKG_i 是第 i 个个体的体重。

在分段线性参数化的基础上，以下面的方式对模型进行编码可以使之更为灵活，即在估算协变量值的过程中，清除率的估算从线性函数更改为常数或从常数到线性函数。当然，这需要在硬编码的拐点上对上述标准分段线性额外估算 1 个参数。清除率的常数部分与大于或等于估算拐点值的编码如下所示：

```
CRCINF = THETA(1)      ;CRCINF 用于指示估算的 CRCL 拐点

CRIND = 0              ;CRIND 是一个指示变量
IF(CRCL >= CRCINF)  CRIND = 1

TVCL = THETA(2) + THETA(3)*CRCINF*CRIND + THETA(3)*CRCL*(1-CRIND)

CL = TVCL*EXP(ETA(1))
```

因此，使用上述代码，药物清除率在肌酐清除率小于 CRCINF 时与肌酐清除率（斜率＝θ_3）呈线性相关，在肌酐清除率值大于或等于 CRCINF 时保持恒定。

5.7.5　中心化协变量效应

在构建包含协变量对 PK 或 PD 参数影响的模型时，另一个重要的考虑因素是中心化协变量效应（centering covariate effects）（Draper and Smith 1981a）。中心协变量效应模型可避免完全超出观测范围的参数估算，且与非中心化模型相比可提高参数估算精确度。5.7.4 节中所介绍的模型都是非中心化模型，以便于描述相关的数学函数和相关属性。然而，仔细审查该节，可发现对于连续型协变量的每个函数形式，当协变量等于 0 或 1 时，截距或系数参数被定义为药物清除率。对于大多数普通的连续型协变量，取值为 0 或 1 是几乎不可能的。一般来说，典型的连续协变量包括一些人口统计学因素如年龄、体重、体重指数（body mass index，BMI）和体表面积（body surface area，BSA），还有衡量肾脏或肝脏功能的肌酐清除率、ALT 或谷草转氨酶（aspartate transaminase，AST）。对于第 5.7.4.3.1 节中提出的简单线性模型，当体重等于 0 时对药物清除率的估算是既无用也不可信的信息，因为几乎没有数据可以支持这样的参数估算。在典型临床试验中收集的成年人群数据，如何能知道当体重为 0 时的药物清除率？因此，中心化协变量效应显得尤为重要。

中心化是参数-协变量的子模型的重新参数化（reparameterization），以在观察数据的范围内定义截距或系数参数，从而提高估算的精度。从 5.7.4.3.1 中给出的非中心化简单线性模型开始，推导出中心化方程：

$$CL_i = \theta_1 + \theta_2 \times \mathrm{WTKG}_i \tag{5-15}$$

各参数的定义如前所述。在不改变方程式的条件下，如果在线性模型中加上并减去 $\theta_2 \times \mathrm{medWTKG}$（medWTKG 为群体体重的中位数）项，可得：

$$CL_i = (\theta_1 + \theta_2 \times \mathrm{medWTKG}) + \theta_2 \times \mathrm{WTKG}_i - \theta_2 \times \mathrm{medWTKG} \tag{5-16}$$

然后重新排列各项，写为：

$$CL_i = \theta_1' + \theta_2 \times (\mathrm{WTKG}_i - \mathrm{medWTKG}) \tag{5-17}$$

式中，θ_1' 是体重等于群体体重中位值时的药物清除率。显然，与观察不到的体重（体重为 0）相关的清除率相比，体重分布在中间附近（观察到的体重的平均值或中位值）时得到的药物清除率的估算更有意义且容易解释。检视上述方程，就好比将简单的线性模型应用于药物清除率对个体体重和体重中位值之差的关系，或者通过减去分布的中位值来归一化体重。在实践中，平均值或中位值均可以用于中心化，因为对于大多数典型的群体，这两个值均接近于范围的"中心"。图 5.55 表明了在肌酐清除率中心化前后的药物清除率个体估算值和肌酐清除率之间的关系，这里已减去群体平均值。

这种重新参数化也为模型提供了有益的统计特性。基于回归线的置信区间（confidence interval，CI，参见图 5.56）可以看到，在协变量（自变量）分布中心附近（最接近平均值）的参数估算最精确，而在分布的极值附近的参数估算则不精确，在观测范围之外则更差（Draper and Smith 1981b）。与非中心化模型相比，这就是提高中心化模型估算的截距或系数参数精度的基础。

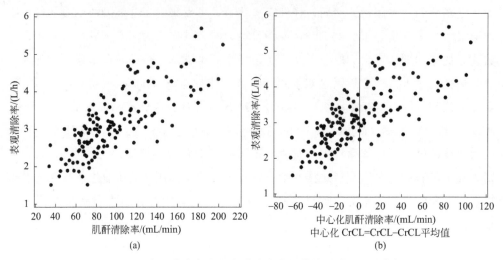

(a)

(b)

图 5.55　表观清除率和肌酐清除率之间的关系 ［(a) 是药物
表观清除率对（原始）肌酐清除率的散点图，(b) 是药物
表观清除率对中心化肌酐清除率的散点图］

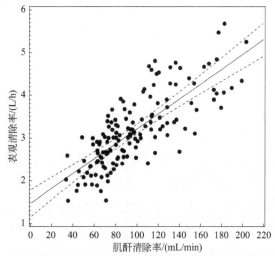

图 5.56　表观清除率和肌酐清除率之间的关系（包含拟合线及其置信区间）

对幂模型和指数模型应用相同的重新参数化的方法，可以导出参数-协变量的子模型函数的中心化形式：

$$CL_i = \theta_1 \times \left(\frac{\text{WTKG}_i}{\text{medWTKG}}\right)^{\theta_2} \tag{5-18}$$

以及

$$CL_i = \theta_1 \times e^{\theta_2 \times (\mathrm{WTKG}_i - \mathrm{medWTKG})} \tag{5-19}$$

类似地，基于指定拐点的中心化分段线性模型，在体重较小时清除率为常数，在体重较大时清除率增加，如下所示：

$$CL_i = \theta_1 + \theta_2 \times (70 - \mathrm{medWTKG}) \times (1 - \mathrm{WTindic}_i) + \theta_2 \times$$
$$(\mathrm{WTKG}_i - \mathrm{medWTKG}) \times \mathrm{WTindic}_i \tag{5-20}$$

5.7.6　正向选择过程

系统评价及选择协变量的方法之一为逐步正向选择（forward selection）以及随后的反向剔除（backward elimination）过程。在正向选择过程中，在各步骤中将协变量纳入模型，每个步骤结束时添加 1 个协变量。首先，检测在单个模型中每个协变量加在单个参数上的效果。例如，基于分析计划来评估表 5.5 中描述的参数-协变量组合。

表 5.5　计划在协变量评估中考察的协变量及其所影响的参数

参数	协变量
CL	体重
CL	年龄
CL	种族
CL	肌酐清除率
V	体重
V	性别

因此，第 1 轮正向选择中至少需估计 6 个模型，其中 4 个为协变量对药物清除率的影响，2 个为协变量对药物分布容积的影响。如果需要估算参数-协变量关系的多种函数形式，则还需要 6 个以上的模型。观察每个模型的结果，并计算每个模型的 MVOF 与参比（基础）模型 MVOF 间的差值。基于预先指定的将协变量纳入模型中的临界 α 值（$\alpha = 0.05$），MVOP 差值大于 3.84（基于 $\chi^2_{\alpha=0.05, \upsilon=1}$）则认为将协变量加入模型中具有统计学显著性。可以根据每轮的结果来制成表格，便于在每一轮中比较模型结果以及从中选择恰当的模型，如表 5.6 所示。

表 5.6　某一轮正向选择协变量的总结

参数	协变量	函数形式	MVOF 降低值	自由度	p 值	IIV 降低值
CL	体重	幂	44.927	1	2.05E−11	6.81
CL	年龄	线性	9.532	1	0.002029	1.58
CL	种族	加和	0.551	3	0.759192	0.07

续表

参数	协变量	函数形式	MVOF 降低值	自由度	p 值	IIV 降低值
CL	肌酐清除率	幂	75.987	1	0	10.84
CL	肌酐清除率	线性	75.362	1	0	10.72
V	体重	幂	22.970	1	$1.645E-6$	13.06
V	体重	线性	22.589	1	$2.006E-6$	12.97
V	性别	加和	9.741	1	0.001802	9.48

根据表 5.6 中的信息，如果预先确定（分析计划）的模型选择标准完全基于 MVOF 的变化，那么第 1 轮添加的协变量将是肌酐清除率，以幂模型方式作用于药物清除率。然而，如果预先规定的标准还包括目标参数 IIV 的减小，选择就不那么明确了。虽然将肌酐清除率的作用加在清除率上会使得清除率的 IIV 降低，但将体重的作用加在分布容积上时，分布容积的 IIV 降低更多。此外，这种影响在 $p <$ 0.05 的情况下也具有统计学意义。因此，建模者面临着一个选择：纳入使 MVOF 最大限度减小但 IIV 降低较少的协变量，或者使 MVOF 少量减小但 IIV 最大限度的降低的协变量。这个例子以简单的方式说明了模型开发实践中涉及的一些细微差别和主观性，即使在具有详细分析计划的情况下也是如此。当然，可以选择"严格"遵循预定分析计划，在这一轮选择纳入肌酐清除率对清除率的影响，因为该效应在 $\alpha = 0.05$ 时有统计学意义，MVOF 减小程度最大，且目标参数中的 IIV 也有降低。另一方面，也可以在这轮选择纳入体重对分布容积的影响，这也是合理的，因为减少无法解释的 IIV 有更大的意义，而这一点无疑是协变量评价的主要目标之一。

在模型开发工作中要尽可能地避免主观性，上述示例为在分析计划中加入协变量规则标准提供了支持。如果在正向选择的标准中，进一步要求 IIV 至少比参比模型的 CV 减少 5%，就离目标更近了一步。当然，无论如何认真考虑并谨慎措辞，我们总是会遇到要根据经验而无法遵从分析计划的情况。因此，通常可在技术报告中加入一个标题为"分析计划的变更"的章节，描述定量药理学建模和仿真工作中可能存在的与预定分析计划的任何偏差。

第 1 轮正向选择在模型中纳入了 1 个协变量效应之后，要生成参数和协变量（纳入 1 个协变量的影响的模型）之间其他关系的诊断图并再次进行检查，以便于第 2 轮的正向选择。第 5.7.3 节介绍了用于说明参数和协变量之间关系的诊断图。这里将提供这些图中的变化，可作为将 1 个或多个协变量效应纳入模型时需要考虑的选项。

一旦模型中纳入了特定的协变量效应，我们希望知道：(i)协变量效应的加入是否有效地表征了之前图中发现的参数 EBE 与协变量之间的趋势；(ii)在第 1 个协变量效应之后，是否还有可能解释其余的不明原因变异性（即在其他的图中趋势很明显）的剩余协变量。为了解决这些问题，需要检查 EBE 对协变量的散点图和箱线图（如第 5.7.3 节所述），特别关注 EBE 和纳入的协变量之间的预期关系，以及上 1 轮 EBE 后与其他协变量之间是否还有其他的趋势。可以想象，经过几轮协变量的加入，继续追踪基于模型所含因素的预期关系以及基于未纳入变量的尚未发现的关系是一个相当大的挑战。

另外，可生成诊断图的替代图来解决此问题，这些图有时也被称为"Delta-图"或"Delta-参数图"。清除率和分布容积对连续和分级型预测变量的 Delta-图示例如图 5.57、图 5.58、图 5.59 和图 5.60 所示。将参数的 EBE 和其典型值之间的

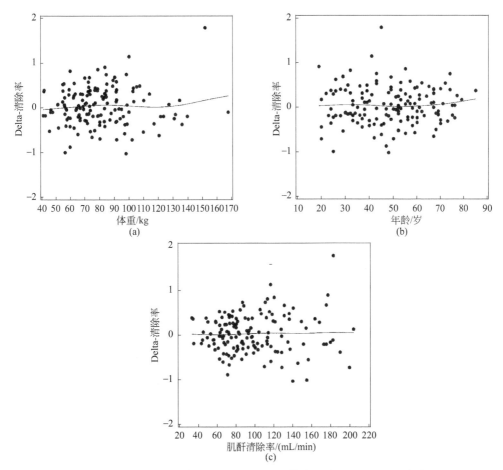

图 5.57 Delta-清除率对连续型协变量的散点图［（a）是 Delta-清除率对体重的散点图，（b）是 Delta-清除率对年龄的散点图，（c）是 Delta-清除率对肌酐清除率的散点图］

差值作为 y 轴作图，而非参数的 EBE。该差值量化了参数中残留的尚未解释的变异性或已纳入协变量的模型的尚未考虑的变异性。事实上，如果 IIV 使用了加和型模型，这个差值正好等于 IIV 随机效应或 η。如果使用指数或其他模型来描述 IIV，该差值仅仅是 η 随机效应项的变换形式。

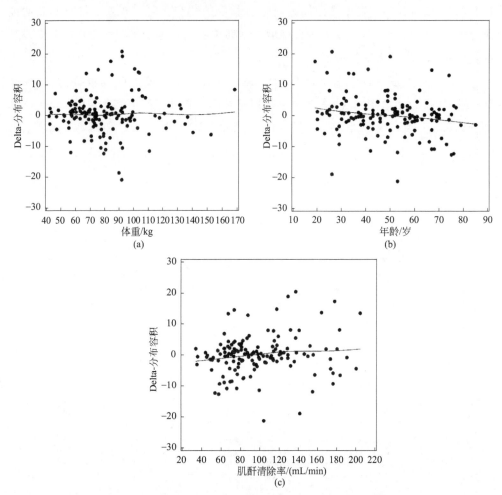

图 5.58　Delta-分布容积对连续型协变量的散点图 [（a）是 Delta-分布容积对体重的散点图，（b）是 Delta-分布容积对年龄的散点图，（c）是 Delta-分布容积对肌酐清除率的散点图]

　　与参数 EBE 对协变量的图相比，Delta-参数对协变量的图的主要优点在于，无论是在特定阶段将特定协变量纳入或排除出模型，所有图都会用同一个目标来检验：辨识可能的用于提示模型需要进一步改进的趋势。人们无需以不同的期望通过这些图来追踪特定协变量是否纳入模型中。如果 Delta-参数对协变量的散点图或箱线图中存在趋势，则应考虑把该协变量纳入模型中。协变量纳入模型之后，如果

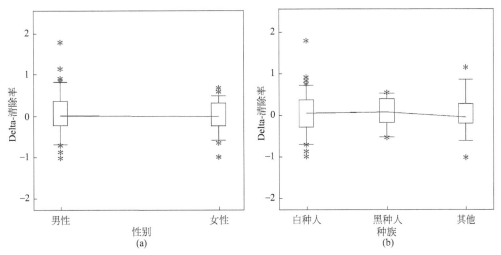

图 5.59　Delta-清除率与分级协变量的箱线图［(a) 是 Delta-清除率对性别的箱线图，
(b) 是 Delta-清除率对种族的箱线图。箱形表示数据的第 25 至第 75 百分位线，其中触
须线延伸至数据的第 5 和第 95 百分位数，星号表示该范围之外的值；箱形以中位值连接］

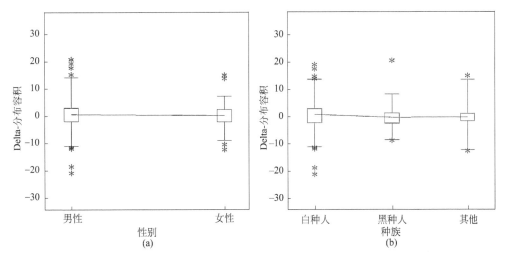

图 5.60　Delta-分布容积与分级协变量的箱线图［(a) 是 Delta-分布容积对性别的箱线图，(b) 是
Delta-分布容积对种族的箱线图。箱形代表数据的第 25 到第 75 百分位数，其中触须线延伸到
数据的第 5 和第 95 百分位数，星号表示该范围之外的值；箱形以中位值连接］

Delta-参数对协变量的关系仍存在趋势，则描述关系的函数形式可能需要进一步优
化。当任何 Delta-参数对协变量的图中均没有明显趋势时，可认为这些参数中剩余
的不可解释的变异与这些协变量无关，并且可能不需要进一步纳入协变量效应。为
达到类似的目的，一些建模者更倾向于检验 η 项本身对协变量的诊断图。

在加入每一个有显著性意义的协变量之后，都会重复评估为每轮正向选择提供指导的诊断曲线的作图过程，随后以适当的模型来检验特定的参数-协变量关系纳入之后是否具有统计学显著性。根据分析计划中预先设定的标准，在进一步纳入协变量效应已无统计意义的情况下，则结束正向选择。

5.7.7   全量模型的评估

完成正向选择后，模型开发的下一阶段为全量模型（full multivariable model）的评估阶段。这一阶段将优化随机效应模型。如果基础模型存在 IIV 无法估算的 PK 或 PD 参数，则可在此阶段再次尝试。有的时候，在将重要的协变量效应纳入模型，并相应减少无法解释的变异性之后，纳入协变量之前无法估计的 IIV 项可能得以估算。

一旦所有 IIV 的项都添加到模型中，则可以考虑 IIV 项之间没有协方差的默认假设是否恰当。可以采用 η 项的成对散点图进行辅助评估。通过该图（有时称为 η 双点图）以及 r^2 或相关系数等相应的统计量信息可判断二者间的关系是否明显。图 5.61 给出了 η 双变量散点图的示例。其他的图形特征，如 $\eta=0$ 处的水平和垂直参考线（十字准线）对检测趋势也有帮助。如果检测到趋势，则可以估算各 IIV 随机效应项之间的协方差（即 Ω 矩阵的非对角元素）。估算 Ω 和 Σ 的非对角元素的 NM-TRAN 编码见第 3.6 节。

有时，决定是否在模型中估计 Ω 的非对角元素并不那么简单。显然，如果模型估计的所有指标均有改善，如 MVOF 降低、具有良好精度且合理的参数估算、拟合优度图的改善（或至少没有变差）等，则加入随机效应估计的决定可能容易一些。而对于下列情况，则难以简单明确地做出决定。假设与适当的参比模型相比，本例中经正向选择之后的全量模型，对清除率 IIV 和分布容积 IIV 之间的协方差项的估算使 MVOF 减少了 52 点。然而，该参数估算的标准误差是估算值的 92%，并且清除率的 IIV 估算的精确度也变差（估计协方差项之前为 34%，之后为61%），而分布容积的 IIV 相对不变。还可以进一步考虑其他参数估算的精度以及拟合优度诊断图，但是在本例中，假设在模型之间这些指标都是相似的。在这种情况下，建模者可以选择接受该模型中的这一附加项（这可能是对 IIV 更恰当的描述，因为 η 双变量散点图显示了趋势且 MVOF 大大降低），尽管伴随着参数估算的精确度下降，也可以为了更精确的参数估算而拒绝接受该项。

在决定保留或拒绝该项目时，模型的条件数可能是另一个可用的根据。条件数由方差-协方差矩阵的特征值确定。在 $COVARIANCE 语句中使用 PRINT＝E 选项可以请求特征值（参见 3.8 节）。通过最大特征值与最小特征值的比值（$\lambda_{最大}/\lambda_{最小}$）

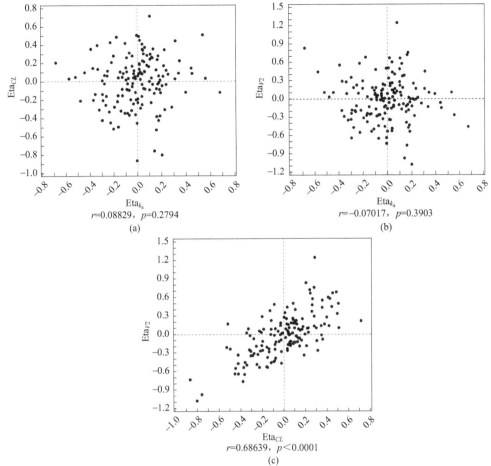

图 5.61　随机效应项的双变量散点图 (Eta biplots) [(a) 为 Eta_{CL} 对 Eta_{k_a} 作图,无明显趋势,(b) 为 Eta_{V2} 对 Eta_{k_a} 作图,无明显趋势,(c) 为 Eta_{V2} 对 Eta_{CL} 作图,具有正向相关性]

可以计算模型的条件数 (Bonate 2006)。虽然条件数的确切值本身就是一个有用的诊断条件,但随着模型的改变,条件数的变化的信息量也很丰富。如果将协方差项添加到模型之后的条件数表示模型性能变差,而添加之前无这种情况,可能就不应添加该协方差项。然而,如果条件数相对不变,没有表示模型性能变差,则可以选择接受该协方差项。

在全量模型阶段,关于随机效应项的适宜性,最后要考虑的因素就是对残留变异模型的选择进行检验。与在基础模型阶段为 RV 模型选择函数形式时的考虑类似,考察 IWRES 对 IPRED 以及 | IWRES | 对 IPRED 的诊断图,以及最终的参数估算和用于 Σ 矩阵参数的估算值的标准误差(以及与所选参数化相关的相应的 θ_s)。如果散点图中没有明显的趋势,RV 参数估计合理并精确,则不需要改变模型。然

而，加入协变量常常使得原来无法解释的变异部分地得以解释，RV 模型可以得到改进，且有益于本阶段模型的稳定。需要注意的是，正向选择结束时通常得到的是不稳定和/或过度参数化的模型。出现这一情况的部分原因是：在存在其他因素和修饰随机效应模型的情况下，正向选择过程中可能加入了现在来看不必要或无关的协变量。因此，协变量评价过程的下一步是考虑每个固定效应协变量项是否可从模型中移除。

5.7.8 反向剔除过程

与正向选择过程相比，反向剔除步骤通常更快且更容易执行。反向剔除也是通过一系列步骤来完成的，每次从模型中剔除 1 个协变量并测试其效果。如果全量模型包含了 4 个协变量效应，其中 3 个因素影响药物清除率，1 个因素影响分布容积，第 1 轮反向剔除将包括 4 个模型。从每个模型中去除 1 个协变量效应，而保留其他所有参数并予以估算。与正向选择的过程类似（如第 5.7.6 节中的表 5.6 所示），表 5.7 总结了每轮反向剔除的结果。

纵观这 4 个模型的结果，计算删除 1 个协变量的各个模型的 MVOF 和参比模型（优化的全量模型）MVOF 之间的差值。基于预先指定的在模型中保留协变量的临界 α 值（如 $\alpha = 0.001$），若差值大于 10.83（基于 $\chi^2_{\alpha=0.001, \upsilon=1}$），则认为将该协变量从模型中剔除具有统计学显著性。基于表 5.7，如果预先确定（分析计划）的模型保留协变量的选择完全基于 MVOF 的变化，那么在第 1 轮反向剔除过程中，可以考虑从模型中移除的协变量就只有年龄和体重对药物清除率的影响。因为剔除年龄和体重效应后 MVOF 仅分别增加了 0.95 和 2.59，即模型剔除每一参数时拟合中没有观察到统计上的显著变化。为了开发一个充分描述数据的简约模型，年龄效应将首先从模型中剔除（因为它的 MVOF 的变化最小），仅包含体重和肌酐清除率对药物清除率和体重对表观分布容积的协变量效应的新模型将进入第 2 轮反向剔除。重复该过程，直到从模型中再移除任一协变量都会导致对拟合产生统计学显著的损害，即 MVOF 的增大大于 10.83。

表 5.7 第 1 轮反向剔除的结果

参数	协变量	函数形式	MVOF 增加值	自由度	p 值
CL	体重	幂	2.590	1	0.108
CL	年龄	线性	0.950	1	0.330
CL	肌酐清除率	幂	78.705	1	0
V	体重	幂	20.822	1	5.04E−6

实际上，有几种方法可对每 1 轮反向剔除时要测试的模型进行编码。当然，可

以在 $PK 模块中重新编码参数-协变量子模型的相关部分，以剔除受影响的 θ，在向量中对后续的 θ 值重新编号排序，并且去除 $THETA 行中的初值，以去除协变量效应参数。有一个更简单的方法只需少量改动编码，从而降低编码错误的风险，即 $PK 或 $PRED 模块保持不变，仅将 THETA 的初值固定为该效应的零假设值。例如，从模型中去除年龄对清除率的线性效应（斜率），$PK 模块可保持不变，与全量模型完全相同：

```
$PK

TVCL = THETA(1) * ((WTKG/MDWT)**THETA(3)) * ((CRCL/MDCC)**THETA(4)) +
THETA(5)*(AGE- MDAG)

CL = TVCL* EXP(ETA(1))
```

将 $THETA 语句从：

```
$THETA
(0,39.2)        ;清除率典型值
(0,10.3)        ;分布容积典型值
(0.75)          ;体重对 CL 影响的指数典型值
(0.5)           ;CRCL 对 CL 影响的指数典型值
(- 0.1)         ;年龄对 CL 影响的斜率典型值
...
```

改成：

```
$THETA
(0,39.2)        ;清除率典型值
(0,10.3)        ;分布容积典型值
(0.75)          ;体重对 CL 影响的指数典型值
(0.5)           ;CRCL 对 CL 影响的指数典型值
(0 FIXED)       ;年龄对 CL 影响的斜率典型值
...
```

通过将 θ_5 的估计固定为该项的零假设值 0，可将年龄对清除率的效应从模型中移除。

5.7.9　其他协变量评价方法

除了在 5.7.6～5.7.8 节中描述的全面的正向选择和反向剔除过程之外，还有

多种其他的方法可用于协变量评价。Mandema 等在 1992 年最早提出的替代方法之一是使用广义相加模型（generalized additive models，GAM）作为协变量选择过程的一部分（Mandema et al. 1992）。GAM 是一种灵活的模型拟合技术，可用于评估 PK 或 PD 参数和协变量间关系的各种可能的函数形式。该技术使用单独的软件包，如 S-PLUS$^®$或 R（S-Plus 2005，R Core Team 2013），在 NONMEM 之外针对 EBE-协变量进行逐步回归。由此产生的关系可使得 NONMEM 中需进行检验的关系减少以降低协变量评价过程的维度，并对这些关系中的适当函数方式给出指引。

2001 年，Kowalski 和 Hutmacher 提出使用 WAM（Wald 近似法）算法进行协变量选择（Kowalski and Hutmacher 2001）。该方法利用了幂模型函数形式的灵活性，在协变量测试过程中，仅允许以幂的形式半自动化地测试参数和协变量之间的关系。1998 年，对自动化选择协变量的兴趣也激发了 Jonsson 和 Karlsson 的研究工作，他们尝试通过基于 FO 的线性近似来自动化测试协变量对参数的影响（Jonsson and Karlsson 1998）。最近，Jonsson、Karlsson 及其同事基于一级条件估计（FOCE）的线性近似方法，扩展了他们的自动化运算程序（Khandelwal et al.，2011）。最后，Gastonguay（2004）最近主张使用完全协变量方法。这种方法根据科学兴趣、机制合理性以及探索性图形，预先选择拟纳入模型的协变量。因此，不进行假设检验，而是通过参数估计和相关的自举置信区间（bootstrap confidence interval）来证明协变量效应的临床重要性。

5.8　模型的优化

在协变量效应评价完成后，应对模型认真推敲以考察其是否还有改进的可能，应依次斟酌模型的每一部分。关于固定效应结构模型参数，应根据数据集中与该参数相关的信息内容来评估每个估算值的精度。如果信息内容少，则预期精度会较差。应以足够精确的方式估算描述协变量影响的固定效应参数，以支持协变量效应的显著性。基于分析计划的详细说明，协变量影响的统计显著性和临床相关性可以使用不同的标准。如果在 NONMEM 中要求了 \$COVARIANCE 步骤的输出，则可使用每个参数估算值的标准误差来计算该估算值的对称 95％置信区间。方程如下：

$$95\%置信区间下限：FPE(\theta_1)-1.96\times SE(\theta_1)$$

$$95\%置信区间上限：FPE(\theta_1)+1.96\times SE(\theta_1) \tag{5-21}$$

式中，$FPE(\theta_1)$ 是 θ_1 的最终参数估计；$SE(\theta_1)$ 是估算的 θ_1 的标准误；1.96 为显著性水平 $\alpha=0.025$ 的单侧 Z 统计。

对于协变量效应，可通过评估置信区间是否包含该效应的零假设值来支持其显著性。对于线性和幂模型的参数化，零假设值为 0，因此可以认为包含 0 的区间为不显著。优化这种包含不显著协变量效应的模型，可以将该协变量效应固定为零假设值并重新估算。

除了通过标准和典型的拟合优度诊断图探索和确认没有实质性的趋势、偏差或者明显的错配以外，也可以考虑通过额外作图来支持最终模型的充分性。为了进一步评估模型中与随机效应项有关的假设，可以绘制个体特异的 η 估计的直方图；应该检查该图是否围绕 0 呈对称性分布且无双峰现象。图 5.62 为 η 估计的直方图的

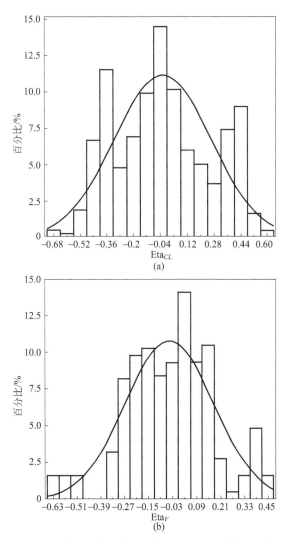

图 5.62 随机效应项的直方图 [(a) 是 Eta_{CL} 的频率分布图，
(b) 是 Eta_V 的频率分布图，其中正态核密度估计叠加在每个图上]

示意图；应仔细检查这些图中没有明显的不对称性、极端的异常值以及潜在的双峰现象。应进一步检验这些图中的不足，因为这可能表示模型中还有未经充分考虑的其他影响或亚群。除了直方图之外，还应该考虑以分位数-分位数图（quantile-quantile plot，Q-Q plot）展示最终模型（条件）加权残差的分布（与正态分布相比）。图 5.63 为条件加权残差直方图以及加权残差的 Q-Q 图的示例。

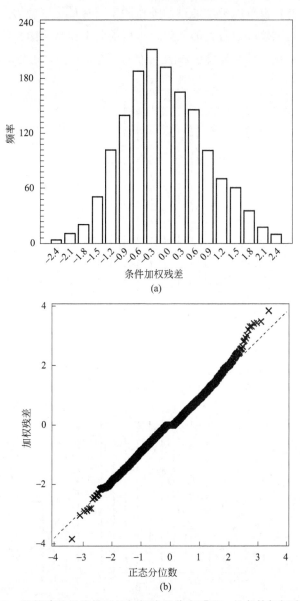

图 5.63　拟构建的最终模型的加权残差分布 [（a）是条件加权残差的直方图，（b）是相应加权残差的 Q-Q 图]

附：推荐的分析计划的内容

内容列表

表格清单

插图清单

附录清单

缩略语、术语和符号

1　引言

1.1　背景

1.2　目的

2　数据

2.1　研究设计和人群

2.2　给药剂量

2.3　药物动力学采样策略

2.4　生物分析方法

2.5　人口统计学评估和临床评估

2.6　生物标志物或药效学终点和采样策略

3　分析数据集的生成

3.1　软件

3.2　拟纳入的数据

3.3　数据集的创建方法

3.4　计算暴露量的观测值

3.5　协变量

3.5.1　药物动力学协变量

3.5.1.1　固定协变量

3.5.1.2　时变协变量

3.5.2　药效动力学协变量

3.5.2.1　固定协变量

3.5.2.2　时变协变量

3.6　缺失数据的处理

3.6.1　给药数据

3.6.2　药物动力学数据

3.6.3　药效动力学数据

（卢　炜　姚　烨　苏　红）

参考文献

Ahn JE，Karlsson MO，Dunne A，Ludden TM. Likelihood based approaches to handling data below the quantification limit using NONMEM VI. J Pharmacokinet Pharmacodyn 2008；35（4）：401-421. Erratum in: J Pharmacokinet Pharmacodyn 2010 Jun；37（3）：305-308.

Anderson BJ，Holford NH. Mechanistic basis of using body size and maturation to predict clearance in humans. Drug Metab Pharmacokinet 2009；24（1）：25-36. Review.

Beal SL. Commentary on significance levels for covariate effects in NONMEM. J Pharmacokinet Pharmacodyn

2002；29（4）：403-412.

Beal SL. Ways to fit a PK model with some data below the quantification limit. J Pharmacokinet Pharmacodyn 2001；28（5）：481-504. Erratum in J Pharmacokinet Pharmacodyn 2002b；29（3）：309.

Beal SL，Sheiner LB. *Course Notes：A Short Course in Population Pharmacokinetic Data Analysis Using the NONMEM System*. San Francisco：University of California at San Francisco；1992.

Beal SL，Sheiner LB，Boeckmann AJ，Bauer RJ，editors. *NONMEM 7. 2. 0 Users Guides*. Hanover：Icon Development Solutions；1989-2011. Available at ftp：//nonmem. iconplc. com/Public/nonmem720/guides. Accessed December 14，2013.

Bonate PL. *Pharmacokinetic-Pharmacodynamic Modeling and Simulation*. New York：Springer Science + Business Media，LLC；2006. p 65-69.

Byon W，Fletcher CV，Brundage RC. Impact of censoring data below an arbitrary quantification limit on structural model misspecification. J Pharmacokinet Pharmacodyn 2008 Feb；35（1）：101-116.

Draper NR，Smith H. *Applied Regression Analysis*. 2nd ed. New York：John Wiley & Sons，Inc.；1981a. p 16-17.

Draper NR，Smith H. *Applied Regression Analysis*. 2nd ed. New York：John Wiley & Sons，Inc.；1981b. p 29-30.

Ette EI，Williams PJ，Lane JR. Population pharmacokinetics III：design，analysis，and application of population pharmacokinetic studies. Ann Pharmacother 2004；38：2136-2144. European Medicines Agency. Committee for Medicinal Products for Human Use（CHMP）. *Guideline on Reporting the Results of Population Pharmacokinetic Analyses*. 2007. Available at www. ema. europa. eu/pdfs/human/ewp/18599006enfin. pdf. Accessed December 14，2013.

European Medicines Agency. Committee for Proprietary Medicinal Products（CPMP）*ICH E9：Statistical Principles for Clinical Trials*. 1998. Available at www. ema. europa. eu/docs/en_GB/document_library/Scientific_guideline/2009/09/WC500002928. pdf. Accessed December 14，2013.

Food and Drug Administration，Guidance for Industry，Population Pharmacokinetics. Rockville：Food and Drug Administration；1999.

Freund JE. *Mathematical Statistics*. 5th ed. Englewood：Prentice-Hall，Inc；1992. p 442-448.

Gastonguay MR. A full model estimation approach for covariate effects：inference based on clinical importance and estimation precision. AAPS J 2004；6（S1）. Available at www. aapsj. org/abstracts/AM _ 2004/AAPS2004-003431. PDF. Accessed December 14，2013.

Gobburu JV，Lawrence J. Application of resampling techniques to estimate exact significance levels for covariate selection during nonlinear mixed effects model building：some inferences. Pharm Res 2002；19（1）：92-98.

Hooker AC，Staatz CE，Karlsson MO. Conditional weighted residuals（CWRES）：a model diagnostic for the FOCE method. Pharm Res 2007；24（12）：2187-2197.

Jonsson EN，Karlsson MO. Automated covariate model building within NONMEM. Pharm Res 1998；15：1463-1468.

Jonsson EN，Karlsson MO. Xpose—an S-PLUS based population pharmacokinetic/pharmacodynamic model building aid for NONMEM. Comput Methods Programs Biomed 1999；58（1）：51-64.

Khandelwal A，Harling K，Jonsson EN，Hooker AC，Karlsson MO. A fast method for testing covariates in population PK/PD models. AAPS J 2011; 13 (3): 464-472.

Kowalski KG, Hutmacher MM. Efficient screening of covariates in population models using Wald's approximation to the likelihood ratio test. J Pharmacokinet Pharmacodyn 2001; 28: 253-275.

Lindbom L, Pihlgren P, Jonsson EN. PsN-Toolkit—a collection of computer intensive statistical methods for non-linear mixed effect modeling using NONMEM. Comput Methods Programs Biomed 2005; 79 (3): 241-257.

Mandema JM, Verotta D, Sheiner LB. Building population pharmacokinetic-pharmacodynamic models I. Models for covariate effects. J Pharmacokinet Biopharm 1992; 20: 511-528.

R Core Team. *R: A Language and Environment for Statistical Computing*. R Foundation for Statistical Computing, Vienna; 2013. Available at http: //www. R-project. org. Accessed December 14, 2013.

Savic RM, Karlsson MO. Importance of shrinkage in empirical Bayes estimates for diagnostics: problems and solutions. AAPS J 2009; 11: 558-569.

S-Plus [computer program] Version 7. Seattle: Insightful Corporation; 2005. Tukey JW. *Exploratory Data Analysis*. Reading: Addison-Wesley; 1977.

Wahlby U, Jonsson EN, Karlsson MO. Assessment of actual significance levels for covariate effects in NONMEM. J Pharmacokinet Pharmacodyn 2001; 28: 231-252.

第6章

NONMEM 输出结果的解读

6.1 概述

群体模型的构建过程通常被认为是"科学与艺术"的结合，而对 NONMEM 输出结果的合理解读，正是建模艺术的体现。能够理解诸多输出文件所提供的信息并以此为基础做出合理决策，是群体模型构建中更具有挑战性的一个层面。

依靠足够的时间和经验，就可以从输出文件所提供的大量数据中找出最相关的信息，从而合理决策接下来的研究工作。尽管每次建模过程均因其目标不同而多少有所不同，但 NONMEM 输出文件总会包含着大量信息，涵盖每个模型的方方面面。综合这些信息，进而对这次模型拟合所得形成完整而准确的印象，对于合理地迈向最终模型至关重要。本章所描述的输出结果专指 NONMEM 中经典估算方法的输出结果，其中许多内容也适用于所有的估算方法。

6.2 输出文件的描述

用 NM-TRAN 和 NONMEM 运行一个典型的模型之后，用户能够得到多个不同的文件，其中包括 *.rpt、*.FDATA 、*.PRDERR（视情况可能会有）、*.FCON 等文件，以及用户要求输出的其他文件。例如 $TABLE 步骤的输出文件和/或模型规范文件（model specification file，MSF），在 NONMEM 7.0 版本中，还包括 *.phi、*.ext、*.coi、*.cor、*.cov 等文件（Beal et al. 1989—2011）。

尽管每个文件都包含着一次运行过程的重要数据和诊断信息，本章内容会重点关注如何查看 NONMEM 报告文件的内容，这是模型结果的主要储存库。NONMEM 7.0 中会产生许多其他的文件，如 *.phi 、*.ext 等。对于有兴趣以编程的方式解析这些输出文件的用户而言很有用，可以将这些输出文件的某些数据片段作为其他辅助程序或应用程序的输入。

6.3 NONMEM 报告文件

NONMEM 报告文件是一个文本文件，包含了一次模型拟合中相关 NONMEM 系统各个组件的输出结果，以及错误信息和其他有用的诊断数据。在 6.3.1～6.3.6 节中将对 NONMEM 报告文件中输出的具体类型进行进一步探讨。

6.3.1 NONMEM 相关输出结果

NONMEM 报告文件的第一部分为系统中与 NONMEM 输出相关的信息。回想一下，在使用 NONMEM 运行某个群体模型时，PREDPP 组件可能被调用也可能不被调用，但 NONMEM 一定会被调用。在 NONMEM 报告文件中，这些 NONMEM 系统中各个组件的输出结果都会分别呈现。

最初几行显示了许可证书和 NONMEM 版本的详细信息：

```
License Registered to:XXXX
Expiration Date:        dd MMM yyyy
Current Date:           dd MMM yyyy
Days until program expires:nn
1NONLINEARMIXED EFFECTS MODEL PROGRAM (NONMEM) VERSION 7.X.Y ORIGINALLY
    DEVELOPED BY STUART BEAL,LEWIS SHEINER,AND ALISON BOECKMANN
    CURRENT DEVELOPERS ARE ROBERT BAUER, ICON DEVELOPMENT SOLUTIONS, AND
    ALISON BOECKMANN. IMPLEMENTATION ,EFFICIENCY,AND STANDARDIZATION PERFORMED
    BY NOUS INFO-SYSTEMS.
```

接下来描述了各种设置，以及 NONMEM 读取所需数据相关的数据文件的情况：

```
    PROBLEM NO.:   1
    'text which follows $ PROBLEM goes here'
0DATA CHECKOUT ....
0FORMAT FOR DATA:
    (E6.0,E8.0,…
```

在这部分输出结果给出的项目中，展示了从数据集中读取的数据记录的总数和数据集中的数据项数，确认这些数目的正确性能够保证数据文件被正确读取。

输出文件的下一部分中给出了进一步的计数，对 NONMEM 外部执行的数据进行检视核对，以保证数据被正确读取。数据集中的观测记录数目和个体数目输出如下：

```
TOT. NO. OF OBS RECS:          1109
TOT. NO. OF INDIVIDUALS:         79
```

由于观测记录的计数与 NONMEM 认为的观测事件的记录（一次观测事件即指一个 PK 样品或 PD 终点的观测值）数相等，该值与数据集中数据记录的总数（在报告文件的前部，见上文）之间的差值就是给药记录和"其他"类型事件记录（即 EVID＝2 的情况）数量的总和。若是在 $DATA 中调用了 IGNORE 和/或 ACCEPT 选项，则很有必要检查个体数与观测记录的数量。由于调用这些条件选项可能会有些棘手，尤其当有多项条件时，因此应该始终对 NONMEM 给出的计数信息与预期的计数结果进行独立检查，用于验证子数据集（subsetting）规则的正确性。

在报告文件中与 NONMEM 相关的内容输出之后，接下来的部分再现了 THETA 矢量、OMEGA 矩阵和 SIGMA 矩阵的条件（大小和初值）；紧接着是通过 $ESTIMATION 和 $COVARIANCE 进行参数估算和协方差计算时各选项的设置详情；最后描述的是通过 $TABLE 和 $SCAT 进行特定输出的请求。

6.3.2　PREDPP 相关输出结果

输出文件的下一部分详细描述了与调用 PREDPP 相关的请求。当调用 PREDPP（通过控制文件中的 $SUBROUTINES 语句）时，数据集中（以及 $INPUT 语句里）需要有一些 PREDPP 的必需变量，且 $PK 模块中的模型代码必须与所选子程序请求的模型相匹配。如果调用了 PREDPP，则报告文件中的这一部分将描述所选择的模型、该模型的隔室属性及参数化、PK 附加参数的配置，以及 PREDPP 必需变量在数据集里的位置。

6.3.3　计算过程的输出

报告文件的下一部分是研究者在接受模型结果或进一步尝试解读模型结果之前，需要详细检视的最重要部分之一。对于计算过程中的第一次和最后一次迭代，以及指定输出的中间迭代（通过 $ESTIMATION 中 PRINT＝n 的选项来实现），可以提供以下信息：计算到这一点时的目标函数值（objective function value, OFV）、此次迭代用到的函数运算次数、计算到这一点时累计执行的函数运算次数。同时，对于待估算的每个参数，都给出了原有的或原始单位下的参数估算值

（仅在较新版本的 NONMEM 中才有）以及每个参数转换后的缩放值［称为无约束参数（unconstrained parameter，UCP），将每个参数缩放到初值为 0.1］，还有在计算到这一点时每个参数的梯度（gradient）（Beal et al. 1989—2011）。

　　计算过程的输出以每一步骤的摘要形式呈现，在每部分的顶部标记了迭代次数、目标函数值和函数运算次数的信息。紧接着的内容包括每次迭代的参数估算值以及相应的梯度。这些数据列没有以相应的参数名称来标记，而是按照 THETA 矢量（按照编号顺序）、OMEGA 矩阵和 SIGMA 矩阵的顺序排开。如果模型中某一参数被固定了（无需估算），则此处不会有与该参数对应的数据列。例如，假设有一个隔室间清除率参数 THETA(4)，如果将其固定为文献值，则计算过程输出这一部分的内容就会按照顺序排列为 THETA(1)、THETA(2)、THETA(3)、THETA(5)、ETA(1)、ETA(2) 等，随后可能还有 EPS(1) 以及其他所用到的 EPS 参数等。

　　在查看关于计算过程的详情时，首先要确保在计算开始时所有的梯度值都不为 0。如果计算开始时梯度值为 0，则表明 NONMEM 没有足够信息来确定该参数的最佳估算值。例如，如果待运行的模型中包含了性别对药物清除率的影响，而数据集完全由男性个体构成（数据中"性别"一列中所有个体的值都相同），就可能会出现这种情况。在此情形下，当以用户给出的初值开始计算时，因没有任何信息能够指导模型对性别影响进行估算，该参数的梯度就会从 0 开始。在本例中，如果模型的编码正确，并且在数据集里找到了评估该效应所需的变量，则不会检测到语法错误。如果彻底进行了探索性数据分析（exploratory data analysis，EDA），分析者就会知道性别分布情况，从而在一开始就可以避免尝试这样的模型。然而，假设这种情况可能是子数据集造成的意外结果（可能在 $DATA 语句中使用了 IGNORE 或 ACCEPT 选项），则应首先从第 0 次迭代中的梯度值来检测此类问题。

　　理解梯度值这一概念的角度之一就是，梯度值提供了计算过程中特定参数在某一点时的曲面斜率陡度的信息。我们可以把计算过程想象成从一个凹凸不平的碗状曲面内的某个点出发，去逐步寻找曲面的最底部（或最低点）的过程。在此过程中，每个梯度值均描述了与该参数相关的曲面形状。如果梯度值很大（正值或负值均可，其科学计数法的指数值为正且较大），则在这一点上，该参数所在的曲面是比较陡峭的，计算还没有达到一个足够小的值；如果梯度值很小，则可能是找到了一个接近最终（最佳）估算值的值，也有可能模型中该参数落入了一个局部（而非全局）的最小值。梯度值通常会随着搜索的进行而逐渐变小，检查时除了需要检查其是否逐渐变小且没有到达 0（或非常接近 0 的值）之外，还应该仔细检查最后一次迭代的梯度值。在最后一次迭代中，所有梯度值在理想情况下其科学计数法的指数位都应当≤＋02，当然，不能有任何一个梯度的指数为 0。

通常情况下，两次迭代之间最小目标函数值的变化在计算刚开始时会比较大，计算接近终点时则比较小，当计算接近完成时，目标函数值的变化通常会非常小。在给出了最后一次迭代的概要信息之后，可能就会看到 MINIMIZATION SUCCESSFUL 这一串让人愉快的字符。在这之后是函数运算的总次数以及最终估算值的有效数字。

如果模型运行因为某些原因未能成功最小化，或者虽然成功最小化但受到其他类型的警告或 COV 步骤中出现问题提示，则在报告文件中的这一常规位置能够找到与此影响相关的信息。如果在计算过程中发生错误，有关错误的信息将出现在输出文件中计算发生错误的位置。

总而言之，通过仔细检查计算过程的输出，可以了解大量信息。当确实出现了错误时，梯度值可能会提供问题所在的线索。当结果不是最优或不合理时，可以通过检查计算完成时的梯度值来深入了解哪些参数导致了问题。

当使用条件估算法（如 FOCE、FOCE INTER、FOCE LAPLACIAN）时，在输出文件的计算过程概要部分之后还会有额外的信息。对于 OMEGA 和 SIGMA 中的每个待估算元素，都会给出贝叶斯收缩（Bayesian shrinkage）的估算值。关于贝叶斯收缩的内容将在第 7 章进行详细讨论。所提供的信息还包括个体 η 估算值分布的平均值（又称为 ETABAR）及相应的标准误差（standard error，SE），以及在零假设［OMEGA 的每个元素的均值（即每个 ETA）都为 0］的统计检验结果。如果统计检验的 p 值小于 0.05，说明 ETA 的分布均值不等于 0，在统计学上具有显著性，也就是说统计结果拒绝前述的零假设。

6.3.4 目标函数最小值与最终参数估算值

在计算过程和相关运行的概要信息之后，接下来是经典估算方法（FO、FOCE、FOCED）的目标函数最小值。在目标函数最小值之后，给出的是最终参数估算值，先是 THETA 矢量，随后是 OMEGA 矩阵和 SIGMA 矩阵。在控制文件中固定的参数估算值，在此部分输出其固定值，且不会标明该参数值是固定值而非估算值。

6.3.4.1 解读 OMEGA 矩阵方差和协方差估算值

第 3 章介绍了一种推导方法，在使用指数型或比例型误差模型时，可以通过以变异系数（%CV）表示的变异估算值，来逆向推算 OMEGA 矩阵和 SIGMA 矩阵中元素的方差初值。同样的推导方法也可以用来解读从 NONMEM 中得到的 OMEGA 矩阵和 SIGMA 矩阵元素的方差估算值。通常，我们希望能用%CV 或者至少是标准差（standard deviation，SD），来描述个体间变异和残差的大小，进而可以将其与采用其他方法得到的估算值进行比较。

以一个 OMEGA 对角矩阵为例，其中每个 PK 参数在估算个体间变异时都采用了指数型误差结构，相应控制文件代码如下所示：

```
TVCL = THETA(1)
CL = TVCL*EXP(ETA(1))
TVV = THETA(2)
V = TVV*EXP(ETA(2))
TVKA = THETA(3)
KA = TVKA*(EXP(ETA(3))
```

如果 NONMEM 得到的最终参数估算值如下：

```
OMEGA - COV MATRIX FOR RANDOM EFFECTS - ETAS *************
             ETA1          ETA2          ETA3
ETA1
+            3.62E-01
ETA2
+            0.00E+00      1.19E-01
ETA3
+            0.00E+00      0.00E+00      5.99E-01
```

可以通过将每个估算值取平方根再乘 100 的方法来计算每个方差估算值对应的近似％CV。因此，本例中 ETA1 的％CV 为 60.17％（$\sqrt{0.362} \times 100$），ETA2 的％CV 为 34.50％，ETA3 的％CV 为 77.40％。

如果所采用的误差模型结构为加和型而非指数型或比例型（就像 PD 参数中，其分布可能是正态分布而非对数正态分布），则通常会用标准差（SD）来描述这些参数个体间变异的大小，其 SD 值为方差估算值的平方根。假设下面的输出内容是关于两个参数 ETA 估算值的大小，该模型采用了加和型个体间变异：

```
OMEGA - COV MATRIX FOR RANDOM EFFECTS - ETAS *************
             ETA1          ETA2
ETA1
+            1.15E+01
ETA2
+            0.00E+00      2.03E+01
```

在这个例子中，可以通过对每个方差估算值开平方来计算对应的 SD，如 ETA1

的 SD 为 3.39（$\sqrt{11.5}$），ETA 2 的 SD 为 4.51。这些 SD 的单位与原参数保持相同。

　　如果采用模块结构可以估算 OMEGA 矩阵的非对角元素［协方差（covariance）项］，那么也可以对这些估算值进行解读。为描述两个随机效应参数之间的协方差大小，一种简单的方式是计算出相关系数（correlation coefficient）。第 3 章介绍了一种用于获得协方差项初值的方法。同样采用这一方法逆向推算，可从协方差项的估算值中得到相关系数。

　　若从报告文件中得到以下输出内容：

```
OMEGA - COV MATRIX FOR RANDOM EFFECTS - ETAS *************
          ETA1          ETA2
ETA1
+         3.61E-01
ETA2
+         2.01E-01      1.37E-01
```

　　则可通过以下公式，由这些估算值来算出一个相关系数，以描述两个方差估算值之间的关系（Neter et al. 1985）：

$$\rho_{1,2} = \frac{\text{cov}(\omega_{1,1}^2, \omega_{2,2}^2)}{\left[\sqrt{\omega_{1,1}^2} \times \sqrt{\omega_{2,2}^2}\right]} \tag{6-1}$$

　　在本例的计算中，$\rho_{1,2} = 0.201/\left[\sqrt{0.361} \times \sqrt{0.137}\right] = 0.904$，$\rho_{1,2}^2 = 0.82$，表明两个方差估算值之间呈高度相关。

　　在 NONMEM 7.2.0 的版本中，OMEGA 和 SIGMA 的协方差和相关系数矩阵（correlation matrix）均包含在报告文件中，与前面的 OMEGA 估算值对应的相关系数矩阵输出为：

```
OMEGA - CORR MATRIX FOR RANDOM EFFECTS - ETAS *************
          ETA1          ETA2
ETA1
+         6.01E-01
ETA2
+         9.04E-01      3.70E-01
```

使用这个输出，前述的计算可以省去。

6. 3. 4. 2　解读 SIGMA 矩阵方差估算值

　　当使用相同的误差模型结构时，上一节的公式也可以适当用于计算 SIGMA 矩阵中残留变异的估算值。如果使用指数型或加和型误差模型，之前所述的公式是可以直接使用的。然而残留变异中通常使用更复杂的误差模型，接下来进行讨论。

按照以下参数化方法使用混合型误差模型时：

```
$ERROR
Y = F + EPS(1)+ F*EPS(2)
```

可以算出一个大概的％CV 来描述残留变异的大小，但得到的只是一个数值范围，对应着预测浓度值的范围，其公式如下：

$$\%CV = \frac{\sqrt{[\sigma_1^2 + F^2 \times \sigma_2^2]}}{F} \times 100 \tag{6-2}$$

显然，根据这一公式，％CV 的值取决于个体预测浓度值 F。若 F 值较小，则％CV 的估算值较大；F 值较大，％CV 估算值较小。

如果得到以下输出内容：

```
SIGMA - COV MATRIX FOR RANDOM EFFECTS - EPSILONS **********
            EPS1              EPS2
EPS1
+           1.99E-01
EPS2
+           0.00E+00        3.25E-02
```

在个体预测浓度在 $1 \sim 100 \ ng/mL$ 的范围时，算出的％CV 的值在 $48.1\% \sim 18.0\%$ 之间。表示这种结果的例子请见表 2.3。

或者可以使用以下代码编写同样的混合型误差模型：

```
$ERROR
IPRED = F
W = SQRT(THETA(1)**2 + (THETA(2)*IPRED)**2)
IWRES = (DV - IPRED) / W
Y = IPRED + W*EPS(1)

$SIGMA 1 FIX
```

本例中，请注意 σ^2 的初值在 \$SIGMA 中被固定为 1，在定义权重因子（weighting factor）W 时用到了两个固定效应参数 θ_1 和 θ_2。通过这样的参数化过程，θ_1 和 θ_2 就分别代表了残留变异中加和型与比例型的 SD。这种编码方式（与其他选项一起在 5.6.2.1 节所述）的另一个优势在于，它可以为个体加权残差的计算给出合适的权重。

另外两种参数化方法也可以用于混合型误差模型，都是使用一个 EPS 和一个

THETA，代码如下所示：

```
$ERROR
IPRED = F
W = SQRT(1 + (THETA(Y)**2*IPRED**2))
IWRES = (DV - IPRED)/W
Y = IPRED + W* EPS(1)

$ ERROR
IPRED = F
W = SQRT(THETA(X)**2 + IPRED**2)
IWRES = (DV - IPRED)/W
Y = IPRED + W*EPS(1)
```

有关这些模型所使用参数的详细介绍，请参阅第 5 章。

6.3.5　协方差步骤的输出结果

如果使用了协方差步骤，则在最终参数估算值之后将呈现这一步的输出结果。在参数估算值之后的第一部分输出内容是参数估算值的标准误差（SE），提供了模型估算参数的精确度的信息。参数的 SE 较小，表明参数估算比较精确；SE 较大，则表明参数估算的不确定性较大。

对于 THETA、OMEGA、SIGMA 中每个需要估算的元素（不包括固定的参数），如果协方差步骤成功完成，就会给出相应的 SE。由于 SE 估算值的单位与相应参数的单位相同，但参数与参数之间单位不同，因此很难对不同参数之间的 SE 进行比较。可以通过将参数估算值的 SE 除以参数估算值本身的简单计算，将 SE 转化为相对标准误差（relative standard error，RSE），以相对的形式表示误差，从而可以方便地比较不同参数之间的估算精确度。关于此类统计量的计算，详见 5.6.3 节。

紧随估算值的 SE 之后是估算值的方差-协方差矩阵、相关系数矩阵以及方差-协方差矩阵的逆矩阵，它们中的每一个都提供了很有用的信息，而其中每个模型的相关系数矩阵更是应该仔细查看。相关系数矩阵描述参数估算值之间的相关性，取值范围在-1 到+1 之间，其中每个元素都描述了一对参数估算值之间的相关程度。在理想情况下，所有参数估算值都应当独立于其他参数，此时相关系数矩阵的所有非对角元素的值都比较小，比如在-0.8 到+0.8 之间；而如果相关性大于其绝对值|0.9|或|0.95|，则表明一个参数估算值变化时，为了充分拟合数据，另一个参数值也会随之变化。若相关系数较大且为负值，则说明这两个参数呈负相关；相关系数较大且为

正值，则说明这两个参数呈正相关。如果在某一模型拟合中观察到较大的相关性（大小取决于其绝对值），则该信息应当与参数估算值和目标函数值一起报告，以传达与拟合质量相关的重要信息，相关性不高的模型比相关性高的模型更可取。

在 NONMEM 7.2.0 版本之前，参数估算值的相关系数矩阵对角线元素的值为1.00（表示参数与自身的相关程度）。而在 NONMEM 7.2.0 版本中，对角线元素为对应的协方差矩阵对角线元素的平方根（即标准误差）（Beal et al. 1989—2011）。因此，在参数估算值的相关系数矩阵中搜索较高值的时候，要注意只考虑非对角元素。

如果在 \$COVAR 步骤中调用了 PRINT=E 选项，则在协方差步骤的其他输出内容之后，还会呈现方差-协方差矩阵的特征值（Beal et al. 1989—2011）。通常来说，特征值可用来计算一个与模型拟合相关的条件数，条件数较大（如大于 1000）则表明模型存在设置错误处于不好的状态（Bonate 2006），其计算方法是用最大特征值除以最小特征值。特征值总是从小到大按顺序输出的。条件数可以在很多情况下使用，作为附加信息来辅助区分候选模型。在建模过程中，随着模型复杂程度的增加，应计算条件数。如果某一步骤引起条件数的急剧增加，则该步骤就需要慎重审查或重新考虑。

6.3.6 其他输出结果

如果用户在控制文件中要求输出其他结果，如表格文件或散点图，则这些内容将在报告文件中协方差步骤输出之后呈现。通过 \$TABLE 请求输出的表格，如果没有指定 FILE= 选项，则将直接在报告文件中输出，散点图也将在报告文件中出现。请注意，NONMEM 所能给出的散点图的功能非常有限（参见 3.9 节内容），虽然存在数据子集或分层以及其他图形功能（如绘制标识线）等选项，但图形本身是低分辨率的 ASCII 图，x 轴在图的顶部，且无法控制坐标轴的设置。因此，NONMEM 的散点图适合快速粗略地查看数据，但如果能够把表格文件的数据输出到一个单独的文件中，用另一个具有作图功能的程序去读取该文件并作图，从而更好地控制图形并提高分辨率，这无疑会提高用户的体验。

6.4 错误信息的解读与解决

在运行 NONMEM 时可能会出现一些错误，下面将详述其中的几种：语法（NM-TRAN）错误、估算（\$ESTIMATION）步骤失败、协方差（\$COVARIANCE）步骤失败、PREDPP 错误、其他类型的 NONMEM 错误以及 FORTRAN 编译器或运行时错误。这些不同类型错误的提示方式各有不同，具体体现在错误被首次发现的位置和错误所给出的信息上。

6. 4. 1 　 NM-TRAN 错误

首先，可能最容易解决的错误类型就是 NM-TRAN（语法类型）错误。当 NM-TRAN 从控制文件中使用的语法或数据集处理过程中检测到错误时，程序中报出的错误信息通常是非常明确、易于理解的，错误信息的示例如下：

```
AN ERROR WAS FOUND IN THE CONTROL STATEMENTS.

    THE CHARACTERS IN ERROR ARE:
    CL
196    $PK:NO VALUE ASSIGNED TO A BASIC PK PARAMETER.
```

此错误信息表示用户忘记定义 CL，而 CL 在用户所选的 ADVAN 和 TRANS 子程序中为必需参数（required parameter）；或者可能 CL 参数拼错了，NM-TRAN 没能识别。

```
AN ERROR WAS FOUND IN THE CONTROL STATEMENTS.

    135 $PK:INITIAL ESTS. REQUIRED FOR THETAS USED IN COMPUTATIONS.
```

此错误信息表示用户忘记给代码中的一个 THETA 参数赋予一个初值。

```
(WARNING 31) $OMEGA INCLUDES A NON-FIXED INITIAL
ESTIMATE CORRESPONDING TO AN ETA THAT IS NOT USED IN ABBREVIATED CODE.
(WARNING 41) NON-FIXED PARAMETER ESTIMATES CORRESPONDING TO UNUSED PARAME-
TERS MAY CAUSE THE COVARIANCE STEP TO FAIL.
```

此错误信息表示 NM-TRAN 检测到 $OMEGA 中给出的初值的个数与代码中 ETA 参数的个数不匹配。

```
AN ERROR WAS FOUND IN THE CONTROL STATEMENTS.

THE CHARACTERS IN ERROR ARE:
dataset-9.csv
33    INPUT DATA FILE DOES NOT EXIST OR CANNOT BE OPENED.
```

最后一个示例错误信息表示 $DATA 中指定的数据文件不存在或无法打开，一般是由于指定数据文件的文件名或文件路径出现格式错误导致的。

如果遇到疑问，仔细阅读与错误记录相关的在线帮助文件或者描述特定功能的用户手册可能会有所帮助（Beal et al. 1989—2011）。当然，也可以使用其他资源，例如 NONMEM User's Net，这是一个 NONMEM 用户的在线论坛，用户可以发布消息来描述自己遇到的问题，在广大的用户群体中可能会有人能够提供一些帮助或建议，搜索论坛中帖子的存档对解决问题也可能有帮助。

6. 4. 2　$ESTIMATION 步骤失败

估算（$ESTIMATION）步骤失败可能是所有错误中最麻烦的一种，因为如果模型没有成功收敛，有时不清楚改变哪些条件才可以解决。当发生这类错误时，报告文件中计算过程部分将会输出错误说明。对于成功收敛的模型，在报告文件的这一部分结尾将有 MINIMIZATION SUCCESSFUL 的字样，表明根据用户的设置（如 SIGDIG 或 NSIG），模型的最终参数估算值已经满足了必要的收敛条件。没有成功收敛的模型则会出现其他字样，如 MINIMIZATION TERMINATED，之后会有一些原因的说明，如 MAXIMUM NUMBER OF FUNCTION EVALU-ATIONS EXCEEDED 或 DUE TO ROUNDING ERRORS（由于舍入错误）。如果是超出最大函数运算次数，用户可以增加 $EST 中 MAXEVAL 选项中的最大值的数目，然后重新运行。如果用户之前没有选择最大值，则可以使用 MAXEVAL 选项选择并设置一个新的最大值，从而对 NONMEM 默认选择的阈值（已被证明不够大）有较大程度的提升。在第 3 章我们详细描述过的模型规范文件在这种情况下就非常有用，能够避免从最初的初值重新开始估算，特别是当模型运行时间很长且/或项目的时间很紧的时候。

有时候模型运行因为舍入错误而失败，错误信息中会给出每个参数估算值所达到的有效数字。有了这些信息，用户就可以找到有效数字最小的有关参数，以及有效数字小于 $EST 中 SIGDIG 或 NISG 选项要求的有关参数。仔细查看与该参数相关的代码，或者对该参数的初值进行简单调整，可能是解决这种问题的关键。又或者，如果最小的有效数字与要求的数字非常接近（比如得到的数字为 2.9，而要求的数字为 3），也可以忽略这种警告继续建模，接受这种模型结果并继续改善模型的其他部分。

6. 4. 3　$COVARIANCE 步骤失败

在其他情况下，收敛可能成功了，但在收敛成功的提示之后还有一些用户需要注意的提醒，这种情况的例子包括参数估算值接近边界条件的两类错误：

ESTIMATE OF THETA IS NEAR THE BOUNDARY AND IS PROBABLY UNINTERPRETABLE

以及

PARAMETER ESTIMATE IS NEAR ITS BOUNDARY
THIS MUST BE ADDRESSED BEFORE THE COVARIANCE STEP CAN BE IMPLEMENTED

上述第一个信息表示，某一参数的最终估算值非常接近或等于用户在 $THE-TA 中设置的上限或下限值。在计算过程中有可能尝试或确定了一个超出此界限的值，比当前给出的最终估算值更可取。在这种情况下，如果问题中所涉及的界限不是系统性约束，则可以考虑拓宽或取消界限的限制，重新尝试建模。上述第二条信息是根据程序中用户的设置所发出的警告。NONMEM 中存在一种机制，当最终参数估算值与用户设定的初值相差超过 2 个数量级时，将会警告用户。如果触发这一条件，将会输出上述第二条警告信息（即 PARAMETER ESTIMATE IS NEAR ITS BOUNDARY…），且不会执行协方差步骤。在某些情况下，当相关系数矩阵的元素非常接近 1 时，也可能会输出此消息。如果用户不希望收到此类情况的警告，可以在 $EST 的其他选项中禁用此功能。如第 3 章所述，可以使用单独的选项来分别禁用每种参数的边界测试，该选项如下：

$EST NOTHETABOUNDTEST NOOMEGABOUNDTEST NOSIGMABOUNDTEST

可以分别缩写如下：

$EST NOTBT NOOBT NOSBT

这些选项可以单独设置，也可以一起设置，如示例中所示。该错误常发生在这种情况下，即某一参数估算值的个体间变异无法通过模型和数据集估算，ω^2 的估算值非常接近于 0。因为这一接近 0 的估算值很有可能比初值低 2 个数量级以上，因此会触发该警告。此时可以考虑对模型进行重新参数化，或者通过删除特定的个体间变异参数来减小 OMEGA 矩阵的大小。

此外，协方差步骤失败还有许多其他类型，其中最常见的可能是在协方差步骤输出的计算中矩阵出现的各种情况。这类信息包括：R 矩阵是奇异（singular）的和/或半定非正定（nonpositive but semi-definite），或 S 矩阵是奇异的。在这些情况下，即便目标函数最小值和最终参数估算值都可得到，但几乎都无法获得协方差步骤输出结果。虽然协方差步骤成功的重要性在 NONMEM 用户中也存在争议，但是许多定量药理学家会使用协方差步骤输出结果的关键元素来全面审查模型，并与其他候选模型做比较。因此，理解这些信息的含义能够为克服这些问题带来一定的帮助。

R 矩阵，有时也称为 Hessian 矩阵，是目标函数对每个参数的二阶导数的矩阵。半定非正定的 R 矩阵表示目标函数所达到的最小值可能不是全局最小值，甚至不是局部最小值，而可能是鞍点。如果目标函数值达到鞍点，则不会继续进行计算，因为向两个（相反）方向搜索时效果是相同的。奇异的（有时候是半正定）的 R 矩阵意味着目标函数在参数估算值相邻的区域内几乎不变，意味着其最小值不是唯一的。以上两种情况都可能是模型过度参数化所导致（Beal et al. 1989—2011）。因此，合理的对策是以某种方式对模型进行简化（可以删除某些参数，或通过固定一个或多个参数的值来减少估算），或者尝试更改模型结构来更好地拟合数据。

S 矩阵是梯度向量与其本身转置向量乘积的和，代表着在最终参数估算中每个个体对目标函数的贡献度。如果 S 矩阵是奇异的，则可能存在很强的过度参数化（Beal et al. 1989—2011）。这种情况下，必须简化模型使其估算较少的参数。

6.4.4 PREDPP 错误

调用 PREDPP 时假设 PK 参数（如清除率和分布容积）的值不能为负，这种情况与在 THETA 矢量元素中设置其下界有些不同。在几乎所有情况下，PK 参数的合理下界都应为 0，但应记住，我们可以设置下界的 THETA（固定效应项）在大多数情况下只是参数典型值的估算值。PREDPP 并不关注这个典型值，而是关注 PK 参数的个体特异性（或贝叶斯）的值，且这个参数值（例如 CL，V_2，k_a 等）必须为正值。若该 PK 参数值为 0 或负值，将导致 PREDPP 错误。此时应仔细检查该参数相关的代码。通常这种错误是个体间变异模型的选择或参数与协变量之间的关系造成的。请记住，在个体间变异模型中选择比例型模型［即 $CL = TVCL *(1+ETA(1))$］往往会导致 PK 参数为负，尤其当 ETA(1) 的负值较大时。指数型模型［如 $CL = TVCL * EXP(ETA(1))$］与比例型模型相似，这意味着参数值为对数正态分布，但绝不会使参数估算值为负（假设其典型值为正值）。此外，还有其他情况，如在 PK 参数相关的协变量模型中使用线性的中心模型［如 $CL = (THETA(1)+THETA(2) *(WTKG-MDWT)) * EXP(ETA(1))$］也会导致 PK 参数值为负，尤其是对于协变量数值为极值的个体。在这种情况下，为 THETA(1) 和 THETA(2) 选择不同的初值，避免选择靠近导致负值参数的值，可能有助于缓解这种问题。在一些较困难的情况下，可能需要放弃线性形式而采用其他函数形式，或采取另一种方式来编码中心模型。

6.4.5　其他类型的 NONMEM 错误

　　某些子程序的错误也可能会导致估算终止。对于一些特定残差模型，预测值为 0 会造成估算终止，因此在数据集的观测类事件（observation-type event）记录里仔细检查是否有 0 值或缺失的 DV 值（NONMEM 认为其为 0）非常关键。此外，使用某些参数化方法时，例如使用吸收滞后时间参数（ALAG1），更有可能出现这种错误。当 ALAG 加入模型时，滞后时间初值之前的数据点的预测值为 0，并可能伴随下列信息之一：

```
PROGRAM TERMINATED BY OBJ,ERROR IN CELS
WITH INDIVIDUAL 1(IN INDIVIDUAL RECORD ORDERING)
INTRAINDIVIDUAL VARIANCE OF DATA FROM OBS RECORD 1 ESTIMATED TO BE 0
```

或

```
VAR-COV OF DATA FROM INDIVIDUAL RECORD ESTIMATED TO BE SINGULAR
```

　　如果是因为吸收滞后时间初始值之前存在样品观测值，导致预测值为 0 并出现上述信息，有一个简单的处理方法，即把滞后时间的初值设定为略小于第一个观测样品时间的值。

6.4.6　FORTRAN 编译器或其他运行时错误

　　建议使用者了解一些在 NONMEM 运行时可能用到的 FORTRAN 编译器的知识。编译器有各种设置，通常在安装 NONMEM 时就进行调用和设置。这些设置都在"后台"调用，但是可能对模型如何收敛（或能否收敛）有很大影响。一些重要的设置包括：处理数值下溢（underflow）或溢出（overflow）情况的设置，以及决定如何处理 0 作为除数的设置错误。ICON 公司为各种操作系统和 FORTRAN 编译器提供了推荐的设置。

　　熟悉 NONMEM 是如何安装在你的操作系统上也非常重要。在运行完成之前检查运行状态的方法、检查用于运行模型的硬件状态的方法以及学习如何区分错误来源，都是需要关注的重点。例如，要能判断某一终止信息是由 NONMEM 或是 PREDPP 发送的，指明了模型的什么问题；或者是否该信息是用户正在使用的 NONMEM 辅助软件发出的，这表明可能是硬件或其他与系统相关的问题，而与 NONMEM 和模型无关。

6.5 问题诊断的一般建议

有些时候，你会觉得自己已经用尽了所有技巧，尝试了能想到的所有方法，但还是很难找到一个合适的模型去拟合一组数据。本节内容将介绍一些其他可以检查或尝试的事项。

首先是数据集。如果没有彻底检查过数据集，那么这时就应进行检查。根据笔者的经验，大多数令人困惑的、看似无法解释的问题都可以追溯到数据集的问题。无论是数据集构建中发生了 NONMEM 所需变量的程序性错误，即创建变量过程的错误，亦或是数据集结构的问题，再或是研究中收集到的数据包含预期之外的特性或数值，发生这些数据错误的可能性不仅仅是"可能发生"，而是"很有可能发生"。

尽管有些离群点在典型的 EDA 图中很难发现，但有时在 EDA 过程中还是能发现离群点或高影响值，这些点可以通过极高的（条件）加权残差而被识别出来。如果一个或多个点显示出非常高的加权残差（weighted residual，WRES）值，或者与其他大多数点的值差异很大，这就表明观测值与相应的基于模型的预测值相差较大。对具有一个或多个高加权残差点的个体的所有数据进行检查，可能会发现该个体的数据随时间的不一致性。如果没有发现个体内的不一致，则应该将其与其他具有相似剂量和研究设计特点的个体进行比较，如果模型中加入了协变量的考量，则应该将其与具有类似协变量特征的个体进行比较。

正如本章前文所述，梯度值能够为模型中难以估算的某些参数提供一些线索，如果一个参数在计算过程的某一点出现梯度值为 0，那么该参数需要进行仔细研究。也许可以尝试不同的参数化方法，或者通过把该参数固定为一个已知值或选择完全不同的模型结构而从模型中消除这一参数。

由于残差模型对群体模型的拟合影响很大，因此应仔细检查残差模型结构的适当性。个体加权残差对个体预测值的散点图可以反映所选的残差模型是否合适。如果所选的模型合适，则在个体预测值范围内的散点在图中应没有趋势或特定分布模式。

此外，还可以考虑对模型进行其他的修改。例如，可以考虑将所有参数的初值改为离预期估算值更远或者更近的值。如果初值与最终参数估算值相等或差异过大，都可能会导致最小化过程的问题。尝试不同的估算方法也很有必要，特别是当数据可能不足以支持进行复杂估算方法时。最后，还可考虑改变有效数字设置或允许的误差。

如果得到的估算值与预期值相差几个数量级以上，首先要检查缩放因子。需要记住，药物总量从剂量开始，输入到各个隔室，转化为浓度值，中间的转换需要用到缩放因子。此外，缩放因子一定会与不同变量的单位产生关系，包括浓度、剂量以及剂量相关的参数，如速率、给药持续时间和给药间隔等。如果缩放因子设置不合适，则参数估算值的单位就可能与预期不同。

对于儿科数据，通常需要在基础模型结构中加入协变量因素才能实现收敛，因为如果某个协变量的影响足够大，在模型中不包含这一效应就很难得到收敛。绘制模型中每个 ETA 项的频率分布也可以提供信息。当出现非常偏态或者双峰分布时，可能会反映一些问题。如果偏态分布的尾部代表了具有某些协变量或者协变量极值的个体，则将该协变量作为一个或多个参数的预测因子纳入模型；或者在明显的双峰分布的情况下，如果不能用协变量解释双峰分布，则可以将混合模型（mixture model）合并到模型中，从而更好地拟合数据。

混合模型可以为不同的受试者亚群估算 2 个或多个（组）参数，而不需要用某一变量将受试者进行相关分组。举一个简单示例说明混合模型的纳入，比如为两个不同的受试者亚群分别估算两个清除率值，且此时尚无法确定是什么因素决定受试者归属于哪个亚群。具体而言，例如对一种被 CYP2D6 酶代谢的药物进行了大规模研究，但没有收集到关于受试者 CYP2D6 代谢型的任何数据，而又可能期望看到慢代谢亚群与快代谢亚群有不同的清除率。由于没有代谢型的具体数据可以将受试者分为不同亚群，可以把混合模型纳入定量药理学模型中，允许 NONMEM 根据观察到的浓度-时间数据估算不同亚群中的一个或多个清除率。此外，在使用混合模型结构时，NONMEM 会将受试者分到不同组来获得参数的估算值，并且会在最终参数估算值中体现受试者的分组情况和分入各亚群组的概率。关于混合模型的 NM-TRAN 控制文件的详细信息请见本章附录。

最后，如果已知参数值或有预期值，但模型的预测值与其差异很大，可以考虑另一种方法，即使所用的数据集和模型结构不变，在控制文件中把所有参数都固定为预期值，在 \$ESTIMATION 语句中加入 MAXEVAL＝0 选项，而不进行参数估算。将函数运算的最大次数设置为 0，并运行（类似于仿真），这些指令意味着用户要求 NONMEM 根据模型和固定参数值为所有数据点生成预测值。在诊断图中以不同方式分层比较这些预测值与观测值，可能有助于了解当前数据与基于固定参数的预期值之间的差距。

如果所有的方法似乎都失败了，那么尝试简化模型结构，或者系统地向模型中增加其他组件使其更加复杂，都可能会提供一些线索，帮助解释模型与预期不符的问题所在。对模型或数据集每次只进行一处修改是一种良好习惯，尽量不要一次进行多处修改。采用系统化的方法有助于更好地理解数据和软件系统。

附：混合模型代码示例

```
$PROB Mixture Model Example Code - 2 sub- populations of CL

; Purpose:Test a MIXTURE model to estimate two sub-populations for CL
; *possibly* due to unknown CYP2D6 metabolizing status

$DATA datafile. nmdat IGNORE=#
$INPUT ID TIME AMT DV EVID MDV LNDV TSLD WTKG AGE SEXF
$SUBROUTINES ADVAN1 TRANS2
$PK

        CALLFL=1

; indicates to call the PK subroutine with the first event record of
; each individual record

        EST=MIXEST

; define EST variable,which will take on the values assigned to
; MIXEST,thus identifying the sub- population to which each individual
; is assigned and output EST in TABLE file

        IF(MIXNUM. EQ. 2)THEN
          CL=THETA(2)*EXP(ETA(2))

; theta(2) and eta(2) are the CL and IIV in CL for the sub- population
; with a relatively slower estimate of clearance
        ELSE
          CL= THETA(1)* EXP(ETA(1))
        ENDIF

; theta(1) and eta(1) are the CL and IIV in CL for the reference
; sub- population with the higher(faster) estimate of clearance

        V=THETA(3)*EXP(ETA(3))
        ENDIF

        S1=V/1000

$ERROR
        Y=F*EXP(EPS(1))
$MIX
        P(1)=THETA(4)
```

```
        P(2)=1.-THETA(4)
        NSPOP= 2
```

; NSPOP indicates that there are 2 sub- populations
; P(1)and P(2)are the estimated proportions of the population
; assigned to each group

$THETA(0,4.0)   ; -- th1- Clearance in reference
 sub-population(L/h)
        (0,1)   ; -- th2- Clearance in the
 sub-population with slower clearance(L/h)
        (0,60)   ; -- th3- Volume of distribution(L)
        (0,0.9,1)   ; -- th4- Proportion of individuals
in the reference sub- population

  $OMEGA .05   ; -- eta1- IIV in CL in the reference
sub- population
          .01   ; -- eta2- IIV in CL in the sub-
population with slower clearance
          .03   ; -- eta3- IIV in V
  $SIGMA .02   ; -- eps1- RV

  $EST METHOD=1 INTER MAXEVAL=9999 PRINT=5 MSFO=mixture.msf
  $TABLE ID EST TIME TSLD DOSE WTKG AGE SEXF FIRSTONLY NOAPPEND ONEHEADER
NOPRINT FILE=mixture.tbl

（卢　炜　姚庆宇　陈　镕）

参考文献

Beal SL，Sheiner LB，Boeckmann AJ，Bauer RJ，editors. *NONMEM 7.2.0 Users Guides*. （1989-2011）. Hanover：Icon Development Solutions

Bonate PL. *Pharmacokinetic-Pharmacodynamic Modeling and Simulation*. New York：Springer Science + Business Media，LLC；2006. p 65-69.

Neter J，Wasserman W，Kutner MH. *Applied Linear Statistical Models：Regression，Analysis of Variance，and Experimental Designs*. Homewood：Irwin，Inc；1985. p 98-99.

第 **7** 章

个体参数值的应用

7.1 概述

贝叶斯估计（Bayesian estimation）是一种分析技术，可使研究者将先前确定的群体信息与来自一个或多个个体的观测数据结合起来，以从这些数据中获取该特定个体的特性的最大似然值（most likely value）。对群体的先验知识增强了研究者对个体数据的理解。在只有受试者的稀疏数据时，定量药理学中的贝叶斯方法为获得药物动力学（PK）或药效动力学（PD）模型的个体参数估算值（individual subject parameter estimate，下文称"个体参数值"）（如 CL_i 或 V_i）提供了工具。这里的稀疏数据指受试者的样本数量太少，无法仅基于个体数据对个体相关模型参数进行估算。值得注意的是，群体分析数据集中某些个体可能是稀疏的，但是其他个体可能是"完整或充足"的。

在定量药理学应用中，贝叶斯方法要求预先设定先验的群体模型结构及其参数值，并可能包括参数不确定性（parameter uncertainty）。有了这些信息，就可以估算出个体的 PK 或 PD 模型参数。根据贝叶斯模型的个体参数估算值，可以根据假设的模型"重新构建"个体的浓度-时间或效应曲线，或估算个体总暴露量。该过程如图 7.1 所示，详细描述见本章后文。

此处用一个概念性的例子说明该方法的优越性。假设某人正在探索药物暴露量与不良事件（adverse event，AE）发生之间的相关性，以评估临床试验中药物的安全性。如果在试验中采集了个体的浓度-时间稀疏样本，并且已知用药史，则可以使用贝叶斯方法估算个体参数值来重新构建试验中任何时间该个体的浓度-时间曲线。即使 PK 中出现了不平稳现象，如酶诱导或者容量限制性吸收或代谢时，只要模型恰当地表达了这些过程，上述方法依旧可行。使用个体 PK 参数估算值、用药史和模型，可以很容易地估算出不良事件发生当天的药物暴露量。通过比较不良事件发生时所估算的药物暴露和未发生不良事件的个体暴露量估算值，以寻找暴

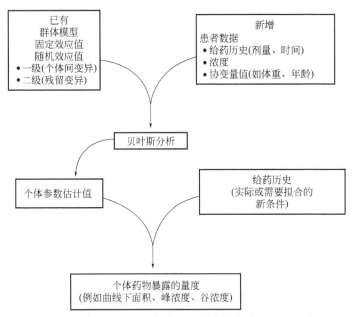

图 7.1　典型的 PK 研究中贝叶斯参数估计法流程总览

露量与不良事件发生率之间的相关性。

贝叶斯方法在临床实践中也大有用处。与某些药物的传统的治疗药物监测（therapeutic drug monitoring，TDM）类似，群体方法可基于单个样本、群体模型和患者用药史来估算 PK 参数。一些传统的 TDM 方法会使用简化的假设，或要求在特定给药间隔或给药间隔内的特定时间进行样本采集，而采用贝叶斯参数估计的群体建模方法可使用在任何给药间隔内的任何时间的个体数据。当然，对于参数估算而言，在某些时间点收集的样本可能比其他时间点更有用，但是所得到的模型甚至有助于评估上述信息量的相对大小。目前，已经有了基于群体 PK 模型和贝叶斯技术的 TDM 专用软件可用于临床实践。其中的一个程序叫做 BestDose®（南加州大学应用药物动力学实验室 http：www. lapk. org）。

在模型开发过程中识别模型参数值和可测的协变量之间的关系时，个体 PK 参数估算值也起着重要作用，这种方法已在第 5 章中表述过。

本章不会对贝叶斯理论方面的问题做深入讨论，在对贝叶斯估计进行简要介绍后，将重点讲解其在药物研发中的实际应用。本章介绍当 NONMEM 中 POSTHOC 或经典条件估计法的群体模型可用时，获取并使用个体贝叶斯或条件参数估计的方法。本章不关注于最新版本 NONMEM 中在估算群体模型参数时使用贝叶斯先验（Bayesian prior）的新技术，也不讨论用于参数估计的 $ESTIM BAYES 方法。

7.2　贝叶斯理论和个体参数值

贝叶斯理论由托马斯·贝叶斯牧师提出，并于 1763 年出版（Bayes 1763）贝叶斯理论著作。一篇关于贝叶斯理论及其在医学方面发展和应用的综述发表于《医学统计》25 周年庆典上（Ashby 2006）。

在 PK 方面，贝叶斯理论可用如下形式描述：

$$P(\phi \mid C) = \frac{P(C \mid \phi) P(\phi)}{P(C)} \tag{7-1}$$

式中，ϕ 表示模型参数值；C 表示数据中的观测值。式中其他符号的定义如下：

$P(\phi \mid C)$ 是在 C 发生时 ϕ 出现的条件概率或者后验概率；

$P(C \mid \phi)$ 是在 ϕ 发生时 C 出现的条件概率或者可能性；

$P(\phi)$ 是 ϕ 的先验或边缘概率；

$P(C)$ 是 C 的先验或边缘概率。

基于个体 $P(\phi \mid C)$ 的观测浓度，我们试图寻找最可能的一组参数。但这些是统计概念，超出了本文讨论的重点。然而这里还是列出了加权最小二乘法目标函数公式，可将其视为贝叶斯目标函数（Bayesian objective function）（Sheiner and Beal 1982；Bourne 2013），这是贝叶斯参数估计的重要概念关系。

$$\text{OBJ}_{\text{Bayes}} = \sum_{i=1}^{p} \frac{(\theta_i - \hat{\theta}_i)^2}{\hat{\omega}_i^2} + \sum_{j=1}^{n} \frac{(C_j - \hat{C}_j)^2}{\hat{\sigma}_j^2} \tag{7-2}$$

式中，θ_i 是个体参数值的估算值；$\hat{\theta}_i$、$\hat{\omega}_i$ 和 $\hat{\sigma}_j$ 是群体模型的固定效应和随机效应；C_j 和 $\hat{C}_j$ 代表观测浓度和预测浓度。

由于数值估计方法的目标是使目标函数值最小化，因此对贝叶斯目标函数应注意以下几点：首先，不推荐单个参数通过增加（$\theta_i - \hat{\theta}_i$）而偏离平均值，除非在模型中此举对 $C_j - \hat{C}_j$ 的拟合有相应的改进，可以抵消由于个体参数值差异导致的目标函数增加。其次，如果一个个体有更多观测数据点，则有更多机会可以将个体参数调离群体典型值以改进模型拟合。当有少量或无数据点支持特定参数的估算时，该参数值通常会收敛到群体典型值，因为改变该参数对个体预测浓度值的影响可能很小。这个方程也有助于说明该方法的简约性。在不改进模型拟合的情况下增加参数个数，要么导致目标函数增大，要么导致 θ_i 实质上等于 $\hat{\theta}_i$，即 $\theta_i - \hat{\theta}_i = 0$。

与此函数相关的另一个观察结果是，当群体中某个参数的变异（$\hat{\omega}_i^2$）很小时，目标函数会随着个体参数远离群体典型值（$\theta_i - \hat{\theta}_i$）而增大。因此，如果一个参数中的潜在群体变异很小，那么当个体参数每偏离典型值一个单位，要求对浓度数据的拟合应进行更大程度的改进。相反，如果群体中某个参数变异较大，则将个体参数值从群体典型值移开的"代价"相对较小。

实际上人们发现，当模型中参数太多以致数据不足以对一个或多个参数进行估算时，梯度估计方法（如 FOCE）可能会"随意变化"，因为它们可以在不显著改变目标函数的情况下改变参数值。这会增加运行时间，并在估算或协方差步骤中导致数值计算方面的问题。当具有太多随机效应参数以致数据不足以描述这些参数，或者当模型对于固定效应过度参数化时，经常会遇到这种情况。

当估算模型的个体参数（如 CL_i）时，我们实际估算的是定义个体参数与群体典型值之间差异的个体 η 值。对于一个个体，我们通过定义均值 0、方差为 ω^2 的 η 分布以描述具体的 η 值。定义个体 PK 模型参数的控制代码示例如下所示：

```
$PK
TVCL = THETA(1)
CL = TVCL * EXP(ETA(1))
```

参数典型值（$TVCL$）以及个体 η 参数值［ETA（1）］共同定义了个体 CL 值（CL_i）。另外需要注意的是，贝叶斯参数估计仅适用于包含已定义 η 项的参数。如果模型中某个参数只有典型值而未定义 η 项，就无法得到个体特异的 η 值。通常情况下，当数据不足以定义参数的个体值时，一个或多个参数将不包含 η。例如当口服速释药物在吸收阶段的采样点很少时，估算个体 k_a 值的能力是有限的。充其量也只能较好地估算出 k_a 的群体典型值。在这种情况下，该模型最好不要将 η 加在 k_a 上，并且每个个体模型（即一套个体参数）应使用 k_a 的典型值。

显然，在 NONMEM 中使用含有 POSTHOC 或条件估计法的贝叶斯方法可获得个体参数值，对群体模型结构和参数估计做了强假设。个体参数值的置信度取决于模型的适当性和个体的试验环境（如个体的给药剂量是否超出模型构建时的剂量范围）。即使对先验信息有强烈依赖，定量药理学中的个体贝叶斯参数估计也是药物研发中一个非常强大的工具。利用贝叶斯参数估计，基于少量样本和先验模型以重新构建个体的浓度-时间曲线，已成为当今药物研发 PK 实践中的常用做法。

个体参数值可以是对 η 的经验或非经验的贝叶斯估计。经验贝叶斯估计（empirical Bayesian estimate，EBE）是指模型的群体参数估计包含贝叶斯参数估计的个体数据。非经验贝叶斯估计使用的是确定的群体参数，而不包括产生贝叶斯估计的数据。在这两种情况下，当数据非常稀疏或特定参数信息量不足时，η 参数将"收敛"至如前所述的群体典型值。

7.3　个体参数值的获得

在 NONMEM 中获得个体参数值的方法依赖于分析过程中所使用的估计方法。个体参数值可以在估计群体参数值后通过 POSTHOC 方法获得，也可以在用条件估计法估计群体参数时计算。

当在 NONMEM 中使用一级估计法时，可以通过将 POSTHOC 选项添加到 $ESTIMATION 语句中以请求个体参数值，例如：

```
$ESTIMATE METHOD=0 POSTHOC
```

一级估计法只产生 THETA、OMEGA 和 SIGMA 的群体估算值，在默认情况下不生成个体参数值。添加 POSTHOC 命令将指示 NONMEM 在完成群体参数估计后使用贝叶斯方法来获得个体参数值（η 值）。在这种情况下，个体 η 值不影响参数典型值的估算。

NONMEM 中条件估计法产生的个体参数值是该方法的副产物。在群体参数估计步骤中，以下任何一种估计方法都会产生个体 η 值：

```
$ESTIMATION METHOD=COND
$ESTIMATION METHOD=COND LAPLACIAN
$ESTIMATION METHOD=HYBRID ZERO=(...)
```

使用混合法（hybrid method）将为 ZERO＝（...）语句中未包含的参数生成 η 值。此选项中列出的参数仅采用一级估计，除非也使用 POSTHOC 选项，否则不会生成个体 η 值。

无论用何种方法生成个体参数值，都可以采用 $TABLE 语句给分析者输出个体参数值。例如，要获取包含最终参数估算值的表格文件，可以使用以下语句：

```
$TABLE ID TIME TRT CL V KA ETA1 ETA2 ETA3 NOAPPEND NOPRINT
ONEHEADER FILE='. \patab01.tab'
```

此命令生成一个表格文件，包含一个标题行，随后是分析数据集的各行记录。NOAPPEND 防止 NONMEM 默认添加数据项 DV、PRED、RES 和 WRES。NOPRINT 防止 NONMEM 默认在报告文件中输出表格。通常没有必要将表格包含在报告文件中，因为它不容易被机器读取，也不便于分析者处理大型数据集。

FILE＝'...'选项将表格文件保存为具有给定路径和文件名的文本文件，并且 ONEHEADER 命令指示在包含数据项名称的文件顶部插入另外一行。包含标题行的文件便于人们阅读，但是该行必须通过程序由文件导入或略过。

输出文件中的每一行都包含 $TABLE 语句中所列出参数或数据项的值。参数的含义取决于它们在 $PK 语句中是如何定义的。例如，如果：

```
CL = THETA(1)*EXP(ETA(1))
```

那么输出文件中的 *CL* 代表个体参数值。根据这个定义，对于每个个体，*CL* 是固定的，个体的 η_1 为常数，对于群体而言有一个常数 θ_1，因此输出文件中同一个体的每一行中 *CL* 都是相同的值。但如果 *CL* 被定义为一个不恒定的参数，例如：

```
TVCL = CLMAX-(CLMAX-CLBASE*EXP(-(TIME-TILAG)*KI))
CL = TVCL*EXP(ETA(1))
```

那么 *CL* 的个体值将随 TIME 变化。上述代码公式中，CLMAX 是所能达到的最大清除率，CLBASE 是清除率的基线值，TILAG 是开始响应的滞后时间，*KI* 是描述响应速度的一级速率常数。虽然 η_1 是一个定值，但 *TVCL* 公式中包含的 TIME 会使得 *CL* 值随 TIME 变化。

当参数值固定（即不随时间变化）时，在进一步分析（如个体参数与协变量的回归）之前，可能需要将表格输出成每个个体对应一个记录的形式。除了使用 $TABLE 语句中的一个选项外，输出文件的子集和其他后处理必须通过 NONMEM 以外的程序完成。采用编程语言或为此目的设计的程序对于把控后处理文件的内容和质量非常有用。$TABLE 选项要求数据文件是每个个体只包含一条记录的子栏目，如前面 3.9 节所述。

可以为 NONMEM 的一次运行定义多个输出文件。具有不同内容的输出表格可能对各种后处理过程十分有用。比较合理的安排是一个输出文件中包含模型参数，另一个文件中包含与浓度相关的事项，其他文件包含连续协变量、分类协变量。

7.4 个体参数值的应用

运用个体贝叶斯参数估计法对个体暴露量进行估算的应用十分广泛。单次给药研究后的个体参数值可用于预测稳态暴露量。Ⅲ期试验中稀疏数据的个体暴露量估算值可与Ⅰ期、Ⅱ期试验进行比较。如第 5 章所述，可通过 IPRED、IRES 或 IWRES 对个体浓度值进行估算以用于模型评价。作为协变量模型构建的一部分，可以将模型个体参数值与协变量作图，以考察参数个体间变异的可能来源。个体暴露估计值可以与生物标志物、安全性或药效数据合并用于 PK/PD 分析，或在探索性分析中考察一些潜在联系。基于模型估算暴露量是定量药理学家最重要的价值所在，也许没有其他的分析方法能够如此有效地利用定量药理学数据了。

7.4.1 特定个体暴露量的估算

根据模型的内容和参数，可以使用各种方法来估算特定个体的暴露量。当暴露估算值的解析解（closed-form solution）可用时，可以通过控制文件中的语句计算暴露量。例如，如果有了个体参数值 CL 和 F_1，则个体暴露量如浓度-时间曲线下面积（AUC）或平均稳态血药浓度（C_{SS}）可通过下列方式进行计算：

    AUC = F1*DOSE/CL

或

    CSS = DOSE*F1/(CL*TAU*1000)

上述公式中，TAU 是给药间隔；"1000"用于提醒读者注意单位。根据其他项的单位，可能需要调整数值才能表示为常用单位的浓度。这种方法的主要局限性是对所求暴露量要求有解析解。相对简单的线性模型中的暴露量估算值可能会有解析解，而许多更复杂的模型则可能没有。

使用封闭式方程（closed-form equation）计算的暴露量可以使用 \$TABLE 语句输出生成文件。例如：

    $TABLE ID CL F1 AUC CSS ONEHEADER NOPRINT NOAPPEND
    FILE=expos01.tbl

对于 DOSE、TAU 和 PK 参数值（在本例中）不变的个体，其表格文件中每行计算出的暴露量相同。该方法可根据数据集中当前 DOSE 变量的值来计算暴露量。这里 DOSE 不是 NONMEM 用作计算剂量的 AMT 数据项，而是数据集中的一个附加数据项。数据文件中不同行对应的 DOSE 值可能不同，以反映剂量的变化；而且不同于 AMT 项，DOSE 项将出现在一个个体的所有行中，所计算出的暴露量将取决于对应行中的 DOSE 值。

有许多创新的方法来处理这些计算和数据的排列问题。例如，如果 PK 参数不随时间等其他变量改变，并且想考察的暴露量参数有一个解析解，则可以采用本小节开头的方程，并且使用 AMT 而不是 DOSE 参与计算。在这种情况下，只有在给药事件中暴露量才是非零的值。这时可以从表格文件中摘出个体和 AMT 生成子集，以获得暴露量的唯一估算值。

与前面介绍的总暴露量解析解一样，如果可以在控制文件中建立一个方程，则可以使用部分 AUC 值或其他记录依存的方法计算想要的变量值。可以设置一个中间变量，使某些值"从一行保留到下一行"，从而使诸如线性梯形的部分 AUC 的计算成为可能。

7.4.1.1　实例：计算个体暴露量参数

假设一项Ⅱ期临床试验中有 100 名患者，每位患者每天口服一次 100 mg 药物，持续 5 天。在 5 天中的以下时间点采集稀疏数据：

第一天：给药前及给药后的第 1、3、5、8 小时

第二、三、四天：给药前

第五天：给药前及给药后的第 1、3 小时

假设数据适用 ADVAN2 TRANS2 子程序，药物的 PK 可由具有以下参数的一室模型进行描述：

CL：3.5L/h，个体间变异系数为 35%

V：42L，个体间变异系数为 25%

k_a：1.73，个体间变异系数为 80%

残留变异：比例型模型个体间变异系数为 21%

第一个个体的数据记录如表 7.1 所示。

表 7.1　以第一个个体为例的数据记录表

ID	TIME	AMT	DV	EVID	MDV
1	0	100	0.00	1	1
1	1	0	72.77	0	0
1	3	0	102.91	0	0
1	5	0	81.30	0	0
1	8	0	83.69	0	0
1	24	0	30.76	0	0
1	24	100	0.00	1	1
1	48	0	28.58	0	0
1	48	100	0.00	1	1
1	72	0	45.66	0	0
1	72	100	0.00	1	1
1	96	0	36.55	0	0
1	96	100	0.00	1	1
1	97	0	97.98	0	0
1	99	0	119.24	0	0

此处，单次给药后的 $AUC_{0\to\infty}$ 和稳态下某给药间隔下的 AUC 可通过控制文件中的下列代码进行计算：

```
IF(AMT.GT.0)AUC = AMT/CL
```

可以使用 $TABLE 语句输出此个体的 AUC 估算值和个体参数值：

```
$TABLE ID TIME KA CL V AUC ONEHEADER NOPRINT NOAPPEND
FILE=expos01.tbl
```

第一个个体可能的输出结果如表 7.2 所示。

表 7.2　第一个个体包含 AUC 的输出表格文件示例

ID	TIME	k_a	CL	V	AUC
1	0	1.28	2.80	51.58	35.77
1	1	1.28	2.80	51.58	0.00
1	3	1.28	2.80	51.58	0.00
1	5	1.28	2.80	51.58	0.00
1	8	1.28	2.80	51.58	0.00
1	24	1.28	2.80	51.58	35.77
1	24	1.28	2.80	51.58	0.00
1	48	1.28	2.80	51.58	35.77
1	48	1.28	2.80	51.58	0.00
1	72	1.28	2.80	51.58	35.77
1	72	1.28	2.80	51.58	0.00
1	96	1.28	2.80	51.58	35.77
1	96	1.28	2.80	51.58	0.00
1	97	1.28	2.80	51.58	0.00
1	99	1.28	2.80	51.58	0.00

若还希望计算其他与暴露量相关的变量，如 T_{max}、C_{max} 或 C_{min}，并与 I 期试验的 NCA 结果进行比较。对于简单的模型，可以在控制文件中使用代数方法计算这些参数。随着方程复杂度的增加，运用方程的方法虽然可行但并不方便。例如，计算稳态下 C_{max} 的估算值需要首先计算该给药间隔内的 T_{max}。对于一些简单的模型，这是可以完成的，但是建模过程依旧非常繁琐。

在某些模型中，所需暴露量可能没有明确的解析式。例如，求算使用复杂吸收模型建模的药物在稳态下的 C_{max} 可能就没有明确的解析式。在数据集中 DV 缺失且 EVID 的值为 2 时，估算暴露量的一种简便方法就是额外地补入"其他"类型事件的记录。即便是暴露量具有明确解析式的情况下也可采用这种方法，因为对于有些建模工作者而言这种方法可能更加简便。这些额外记录的时间间隔长度与估算所需精度有关。如果需要获得非常精确的 C_{max} 估算值，则可能需要在给药后的前几个小时内每隔 5 分钟记录一次数据，并在模型运行过程中在这些时间点计算预测浓度。为了能够获取这些值，表格文件必须包含无残留误差的个体预测值，所需代码如下：

```
$ERROR
IPRED = F
Y = ...
$TABLE ID TIME ... IPRED ... FILE= conc.tbl
```

然后，可以将表格文件导入如 SAS、R、Phoenix WinNonlin 或 Excel 等软件进行后处理，随后直接通过个体预测浓度计算出所需暴露量。

7.4.1.2　实例：使用数据集中的个体 PK 参数

上述方法假设暴露量是在与获得相应参数值的同一次 NONMEM 运行中获得的。数据集包含估算个体参数所需的 AMT、TIME 和 DV 项，而这些个体参数可用于计算暴露量。

可以在一次运行过程中估算个体参数值，然后在随后的其他 NONMEM 运行程序中再次使用这些值。在随后的运行程序中，采样或给药方案可能会与估算个体参数值的数据集有所不同。这种情况下，应如前所述在运行程序中生成一个表格文件以输出个体贝叶斯参数值。然后将这些个体参数值与含有假设剂量和采样时间的数据集合并，从中估计预测浓度并计算暴露量。

如果每个个体参数值都是常数（不随时间或其他变量改变），则参数的数据集可以简化成每个个体只有一条记录的子集。使用前面给出的示例，生成的参数数据文件形式如表 7.3 所示。

表 7.3　每个个体只有一条记录的个体参数输出表格示例

ID	k_a	CL	V
1	1.278	2.796	51.584
2	1.048	3.664	44.894
3	1.475	5.000	38.266
4	1.259	3.780	44.176
5	2.317	2.744	52.080
6	0.890	3.427	46.462
7	0.812	2.950	50.177
8	0.790	3.826	43.907
9	1.612	3.303	47.346
10	0.382	2.957	50.117

如果希望预测每天给药一次、一次给药 5 mg、连续给药 5 天后第 5 天每个个体的浓度-时间曲线，则可创建一个包含描述 NONMEM 数据集的必要项目的模

板，如表 7.4 所示。

表 7.4 一个个体给药 5 次后 96 至 120 小时药物浓度仿真示例

TIME	AMT	ADDL	II	DV	EVID	MDV
0	75	4	24	.	1	1
96	.	.	.	.	0	1
96.5	.	.	.	.	0	1
97	.	.	.	.	0	1
97.5	.	.	.	.	0	1
98	.	.	.	.	0	1
98.5	.	.	.	.	0	1
99	.	.	.	.	0	1
100	.	.	.	.	0	1
104	.	.	.	.	0	1
108	.	.	.	.	0	1
112	.	.	.	.	0	1
116	.	.	.	.	0	1
120	.	.	.	.	0	1

此模板使用 ADDL 和 II，将对个体的 5 次给药记在 1 条记录当中。随后每次需要计算浓度值的时间点都会有 1 条采样记录。NONMEM 需要一个 DV 数据项，但在这个模板文件中，为达此目的，所有 DV 值都设置为 MISSING，对应记录 MDV＝1。请注意，该模板不包括 ID，并且此模板中的记录集是不重复的。然后在此模板文件中并入个体参数文件，这样每个个体每次的给药和采样记录都包含在该模板文件之中。这属于一对多的合并。合并文件中第一个个体的剂量和浓度记录如表 7.5 所示。

表 7.5 将个体参数值和给药 5 次后 96 至 120 小时药物浓度仿真合并示例

ID	k_a	CL	V	TIME	AMT	ADDL	II	DV	EVID	MDV
1	1.278	2.796	51.584	0	75	4	24	.	1	1
1	1.278	2.796	51.584	96	.	.	.	.	0	1
1	1.278	2.796	51.584	96.5	.	.	.	.	0	1
1	1.278	2.796	51.584	97	.	.	.	.	0	1
1	1.278	2.796	51.584	97.5	.	.	.	.	0	1
1	1.278	2.796	51.584	98	.	.	.	.	0	1
1	1.278	2.796	51.584	98.5	.	.	.	.	0	1
1	1.278	2.796	51.584	99	.	.	.	.	0	1
1	1.278	2.796	51.584	100	.	.	.	.	0	1
1	1.278	2.796	51.584	104	.	.	.	.	0	1
1	1.278	2.796	51.584	108	.	.	.	.	0	1
1	1.278	2.796	51.584	112	.	.	.	.	0	1
1	1.278	2.796	51.584	116	.	.	.	.	0	1
1	1.278	2.796	51.584	120	.	.	.	.	0	1

读取此数据集的控制文件将具有一个输入行，该输入行为参数数据项指定一个

名称，该参数数据项用于在 $PK 块中分配实际参数值，例如：

```
$INPUT ID IKA ICL IV TIME AMT ADDL II DV EVID MDV
$DATA ...
$SUBROUTINE ADVAN2 TRANS2
$PK
KA = IKA
CL = ICL
V = IV
```

这会将先前运行表格中的个体贝叶斯参数值分配给 ADVAN TRANS 模型所需的变量。然后，可以通过在 $ERROR 模块为每个个体的每个时间点分配模型预测浓度值来计算个体浓度，再在无模型估算值的条件下按如下方法计算这些值：

```
$ERROR
Y = ...
IPRED = F
$ESTIM MAXEVAL=0 ...
$TABLE ID TIME IPRED ...
```

这种方法可以用于 PK/PD 的序贯建模，即在一次运行程序中估计个体参数值，并且这些值应用于后续 PD 模型的构建。如果需要的话，用这种方法可以很容易地预测每个 PD 事件对应的浓度值。

这种方法允许我们评估响应异常（如严重不良事件和缺乏反应）的受试者的暴露量。例如，使用这种方法可以计算 34 号患者第二次给药后 5 小时的浓度（如果这是观察到特定严重不良事件的时间的话）。

这种方法可以获得用于重采样（resampling）应用［如杠杆分析（leverage analysis）或自举（bootstrapping）］的个体参数。根据用途，这些参数可用于在有或无残留误差的条件下预测重采样群体的浓度或暴露量。

使用先前的拟合良好的模型，结合假定的剂量或采样时间，则可以根据模型预测几乎任何情况下的浓度。当然，在试验条件外进行外推时必须谨慎，并明确说明这些模型和参数应用时所基于的假设。例如，使用一组健康志愿者的参数预测不同患者的药物动力学，可能会错误理解这些患者的药物动力学行为。

7.4.2　个体暴露量的组间比较

当在临床试验中从患者身上采集稀疏样本时，可采用本章所述的方法获取个体暴露量估算值，以便在组间或者与历史数据（如Ⅰ期研究数据）进行比较。

　　Ⅰ期特殊人群研究，如肾和肝损伤研究，通常可获得非房室分析（noncompartmental analysis，NCA）暴露量估算值（如 AUC 和 C_{max}），可根据特定群体或协变量水平进行总结。在Ⅲ期研究中，如果不采用本章所述的方法，只采集了稀疏样本的患者可能很难或不可能获得比较结果。然而使用这些方法，可以获得个体贝叶斯参数估算值，并可获得适合与Ⅰ期试验结果进行比较的暴露量。

　　总之，特殊亚群的暴露量对于临床是否需要调整剂量的决策会发挥巨大的作用。

（周田彦　薛钧升　陈　镕）

参考文献

Ashby D. Bayesian statistics in medicine：a 25 year review. Statis Med 2006；25；3589-3631.

Bayes T. An essay towards solving a problem in the doctrine of chances. Philos Trans R Soc Lond 1763；53；370-418.

Bourne D. Bayesian analysis of clinical data. In：*Basic Pharmacokinetics*. 2013. p 314.

Sheiner LB，Beal SL. Bayesian individualization of pharmacokinetics：simple implementation and comparison with non-Bayesian methods. J Pharm Sci 1982；71（12）；1344-1348.

第 **8** 章
模型评价的介绍

8.1 概述

之前已经写过许多关于建模后表达模型是否符合其预期用途时所用术语的适当性。除了其他的之外，一些术语比如模型评价（model evaluation）、模型鉴定和模型验证（model validation）在前期已经使用过了。Yano 等定义了模型评价的目的，即客观评价模型在目标范围内的预测能力或模型缺陷是否会对实质性决策产生重大影响（Yano et al. 2001）。FDA 的群体药物动力学指南《Population PK Guidance》用了一定的篇幅描述"模型验证"的几种方法，包括通过预测性能评估进行内部和外部验证（internal and external validation）、目标函数映射（objective function mapping）、杠杆分析（leverage analysis）、可视化（和数字化）预测检验和后预测检验（posterior predictive check，PPC）（FDA 1999）等。本章我们将讨论模型评价的典型目标和方法，以及整体范围内的模型评价技术。

8.2 内部验证

内部验证（internal validation）方法需要周全的前期设计，理想情况下前期设计应该在制订分析计划时就确定下来，从而不必担忧产生偏倚结果。内部验证在模型建立之前，首先随机选择分析数据集的一部分并暂时放置不用（有时称为测试或验证数据集），然后用剩下的数据建立模型［通常为原数据集或者原受试者数目的70%～80%，称为指标或建模数据集（index or development dataset）］。一旦使用建模数据集建立了最终模型，便会将其用于预测验证数据集中的观测值。此方法的原理为：如果该模型能适当地表征数据，那么模型对随机选择的验证数据集的预测结果应该是相对无偏且精确的。

显然，验证数据集的筛选过程需要仔细的计划。如果验证数据集不能代表其余的数据，那么无论该模型的适用性和预测性有多好，都会在模型"验证"上失败。因此，在选择验证数据子集时应考虑几个因素。首先，也是最重要的，在选择部分数据作为验证数据子集时，应在个体水平上随机筛选数据；也就是说，某一受试者的所有数据要么全部包含，要么全部放置不用。其次，应该考虑数据集来自何种研究设计，如果研究方案的设计存在明显的试验间或试验内差别，那么随机选择数据应该分层，从而使每个子集保有相似比例的、不同类型的数据。这一点尤为重要，因为它涉及所要应用的采样策略。如果一部分数据采用稀疏采样方案，一部分数据采用密集采样方案，当所有的稀疏采样数据都被"随机"选为建模数据集，而所有的密集数据都被"随机"选为验证数据集时，可以预见内部验证将会失败。最后，在起草分析计划时，建议根据预期可解释药物动力学（PK）或药效动力学（PD）个体间变异的重要协变量因素（如果有的话）进行分层选择。或者在选择模型验证子集之后，可以将该子集的特征与建模子集进行比较，如果两者有较大差别，那么可以重复随机选择过程直到两者相似。

在内部验证数据选择之后完成的预测性能评估将在 8.4 节讲述。

8.3　外部验证

外部验证（external validation）过程类似于内部验证过程，将一部分数据用于建立模型，然后将模型应用于其他的数据集以进行预测。因此，"外部验证"这个术语可以应用于任何涉及使用一个另外的数据集来比较模型预测值和观测数据，以评估模型性能的特定过程。内部验证和外部验证过程的本质区别在于用于模型预测的数据集。对于外部验证，验证数据集通常是从与建模数据不同的研究中收集的。使用来自不同研究的数据来验证模型的想法可能会使研究者产生一些理性思考，因为两个研究之间可能存在一些不可控因素而导致差异，使得验证结果为阴性，但这不一定表明模型不适当。虽然这一理性思考合理，但如果基于外部验证过程的模型预测性能良好，那么研究者便会增加对模型能够充分预测另一项尚未进行的新研究的信心。

正如内部验证过程，选取某项研究或数据集作为验证数据集时应该非常谨慎，要考虑到研究设计、采样和患者群体特征的不同。而现实的意义是可利用外部验证技术的优势，当包括 PK 或 PD 采样的研究在时间线上出现延误时，也可用于预测。这样，模型建立就可以先使用其他可用的数据，而延迟的研究仍然可用于模型的外部验证。

在外部验证数据选择之后完成的预测性能评估将在 8.4 节描述。

8.4　预测性能的评估

Sheiner 和 Beal 提出了通过简单计算统计数据来评估模型预测性能的方法（Sheinerand Beal 1981）。通过在验证数据集中比较基于模型的预测值和观测值，可以评估和总结在所有数据中模型的偏差和精度。测定偏差的一种典型方法是用式(8-1) 计算预测误差（prediction error，PE）：

$$PE_j = pred_j - obs_j \tag{8-1}$$

式中，$pred_j$ 为第 j 个预测值；obs_j 为第 j 个观测值。

很显然，PE 有正值也有负值，分别表示预测值比观测值更大或者更小。一般来说，平均预测误差（mean prediction error，MPE）是模型预测总偏差的度量（即预测的偏差有多大，偏向于哪一个方向？），也就是对数据集中每个观测值计算出来的 PE 取平均值。与对 PE 本身的解释相似，正的 MPE 表示对观测结果的预测平均偏高，而负的 MPE 表示对数据集中数值的预测平均偏低。还要注意的是，PE 的计算既可用于模型中的群体（典型值）预测，也可以用于个体预测值（考虑个体间变异）。此类统计量的报告应始终说明计算中使用的是哪种预测值（群体还是个体）。

至少有两种不同方法可以去除 PE 中的正负号，从而通过典型偏差的大小来了解预测的精度（即预测值偏离有多远？）。从 PE 中很容易计算出的一个统计量是绝对预测误差（absolute prediction error，APE）。与 PE 类似，绝对预测误差表征了基于模型预测的精度和准确度，同样可以根据群体或个体预测值来计算。APE 的计算可以简单地取 PE 的绝对值：

$$APE_j = |PE_j| \tag{8-2}$$

与 PE 一样，计算数据集中所有 APE 的平均值（平均绝对预测误差，mean absolute prediction error percent，MAPE）能显示模型预测的平均准确度或精确度。另外一个去除 PE 正负号的方法是先取 PE 的平方，然后再计算平均值。PE 平方的均值也就是常说的均方误差（mean squared error，MSE），计算公式如下：

$$MSE = \frac{1}{N}\sum_{j=1}^{N}(PE_j^2) \tag{8-3}$$

为表示精度，有时计算的相关统计量是均方根误差（root mean square error，RMSE），计算方法如下：

$$RMSE = \sqrt{MSE} \tag{8-4}$$

RMSE 可能比 MSE 更容易解释，因为它是以预测值和观测值的单位表示的。

此外，这些统计量通常以百分比的形式报告。如果要用百分比来表示预测的准确度或精密度，则应清楚地说明 PE 是用相对于观测值还是预测值百分比表示的，因为两种例子在实践中均可见到。下式说明了 MAPE 作为观测值百分比的计算：

$$MAPE = \frac{1}{N} \sum_{j=1}^{N} [(pred_j - obs_j)/obs_j \times 100] \tag{8-5}$$

当表示为百分数时，此类统计量更容易解释，即假如根据群体预测值（population prediction，PRED）计算出的 MAPE 为 21%，根据个体预测值计算出的 MAPE 为 13%，我们就可以说，模型预测的典型值误差平均在观测值的 21% 之内，平均的个体预测值（考虑个体间变异）误差处于观测值的 13% 之内。

当在实践中比较不同模型时，应在分析计划中对每一统计量预设判断模型的适当性或模型验证的标准（比如，MPE<±10%，MAPE<25%）。之后，如果通过内部验证或者外部验证计算出的统计量超出了预设的标准，则可能需要进一步的模型优化。反之，如果基于内部或外部验证数据的计算统计量没有超过预先指定的标准，我们可以据此认为模型的拟合符合其目的。

标准化预测误差（standardized prediction error，SPE）的计算在《FDA 工业指南：群体药物动力学》（FDA 1999）中也有描述。有人建议在预测的可变性以及同一个体 PE 之间的相关性中均应考虑此类 PE 标准化。读者可以参考 Vozeh 等的著作以获得关于这种标准化方法更详细的信息（Vozeh et al. 1990）。NONMEM 的加权残差（weighted residual，WRES）通过一阶近似获得，而通过一阶条件估计近似得到的条件加权残差（conditional weighted residual，CWRES）是 SPE，其在考虑个体内观测值之间的相关性时常被使用。

研究者们提出了几种 SPE 的可选方案，并且做了大量工作来探索和比较这些指标的统计特性。2006 年，Mentré 和 Escolano 提出并测试了一个新的衡量标准——预测差异（prediction discrepancy，pd），pd 建立在整个预测分布（通过仿真得到）的基础上，是一种评价非线性混合效应模型性能的方法（Mentré and Escolano，2006）。当模型符合零假设的条件下，每个观测值的 pd 被定义为在整个边际预测分布（marginal predictive distribtuion）中该观测值的百分位数。如果模型"有效"，那么这些 pd 应该在[0,1]内均匀分布，此假设可用 Kolmogorov-Smirnov 进行检验。此外，可以将这些 pd 对各种自变量作图，以考察是否存在某些趋势，若存在趋势则提示模型可能存在缺陷。Mentré 和 Escolano 指出，这些 pd 表现出比 SPE 更好的统计性能。

然而，由于 pd 没有考虑个体内部观测值的相关性，Brendel 及其同事随后提出了对该指标去相关（decorrelation），即计算正态化预测分布误差（normalized prediction distribution error，NPDE）——一项在性能上甚至比 pd 更好的统计量 (Brendel et al. 2006)。与所描述的大多数其他度量一样，NPDE 可用于内部或外部 验证，取决于计算所用的数据是构建模型的数据集（内部验证数据集）还是外部数 据集。此外，去相关且如果模型 "有效"，则 NPDE 遵循 $N(0,1)$ 分布，可以通过 几种方式进行检验。首先，为了测试平均值是否与 0 有显著差别，可以进行 Wilc-oxon 符号秩检验（Wilcoxon signed-rank test）；其次，为了测试方差是否显著偏离 1，可以使用针对方差的 Fisher 检验；最后，为了测试分布是否与正态分布显著不 同，可以进行 Shapiro-Wilk 检验。

　　Brendel 等在他们的工作中讨论了外部模型评价的几种方法，根据模型预期用 途的不同，作者推荐选择的方法也不相同 (Brendel et al. 2006)。他们探索的方法 包括那些基于 PE 或其变体的方法（如果模型的目的是仿真，则可认为是适当的），当目的是比较两个群体时则更倾向于选用群体参数估算值或超参数（先验分布的参 数）方法，以及基于目标函数的方法（在建模过程中有用）。2008 年，在开源统计 软件包 R 中，Comets 及其同事描述了用于计算 NPDE 的附加软件包，从而方便了 这一指标的使用 (Cometset al. 2008)。在 NONMEM 7.1.2 及以后的版本中，可 以在 $TABLE 文件输出中使用变量 NPDE 来要求输出 NPDE。

　　Brendel、Comets、Laffont 和 Mentré 于 2010 年发表了一项基于仿真的比较，目的是比较群体 PK 分析外部评价时的 NPDE、pd、SPE、数值预测检验（numer-ical predictive check，NPC）和去相关的 NPC（NPC_{dec}）的统计学性质 (Brendel et al. 2010)。作者建议使用 NPDE 而不是 SPE 进行外部模型评价（因此也适用于 内部模型评价），因为 NPDE 不依赖于模型的近似并具有良好的统计特性。此外，作者认为与 NPC 相比，NPDE 的解读具有较少的主观性，因为 NPC 不考虑个体内 的相关性。也有人提出将对 NPC_{dec} 的精确二项检验（exact binomial test）作为计 算统计量的替代方法，但是如何选择要研究的预测区间仍然是建模者面临的一个 问题。

8.5　目标函数映射

　　目标函数映射（objective function mapping），有时也称为似然分析或对数似然 分析，是一种旨在评估模型收敛过程中是否获得了每个模型参数的全局最小化 (global minimization) 的技术。此外，目标函数映射过程通常用于获得模型参数的 非渐进置信区间（confidence interval，CI）。

　　通过目标函数映射，对于模型估计的每个参数［像 θ(theta)、Ω(omega) 和

∑（sigma）这样的元素] 作图，说明目标函数值与每个参数最终估算值附近的曲面相关。为了获得这些目标函数值，通过将每个参数估算值固定为比由全量模型（full multivariable model）拟合得到的最终参数估算值大一些或小一些的值，来进行一系列的模型拟合。比如可以评价在最终参数估算值的±5%、±10%、±20%和±40%范围内的参数值。为了获得图中每个参数的每个点，需要生成一个新的控制文件并运行。每个控制文件唯一修改是将给定参数的值固定为期望范围内依次增大或减小的值。为了确保能够对每个参数的曲面进行有效评估，保持比较模型（comparator model）的控制文件相同，仅改变固定参数的值是很重要的。运行每个参数的各个控制文件，并仔细检查结果。

对于那些成功收敛的模型，记录每个模型获得的最小目标函数值，并将其绘制在 y 轴上，而 x 轴是相应参数的固定值。将全量模型拟合得到的最终参数估算值与拟合得到的目标函数最小值也绘制在图上。当测试的值与给定参数的最终估算值相差甚远时，可能在成功最小化方面会遇到困难。如果需要，可以改变模型其他参数的初始估算值（以下称"初值"）以成功收敛。如果所有这些为获得成功收敛所做的努力均告失败，可以将相应的点从图中删除。

对于模型中的每个参数，当该图的点连接起来，或者使用平滑函数或拟合的多项式来说明该参数相关的"曲面"或似然剖面时，就生成了抛物线样曲线。如所预期的，典型情况下该曲线的最低点与拟合参数估算值相对应，且随着参数值的增大或减小，目标函数最小值都会增大。图 8.1 给出了这样的一个图形示例，所绘制的是最终参数估算值对应的目标函数最小值与每个新的目标函数值之间的差值。

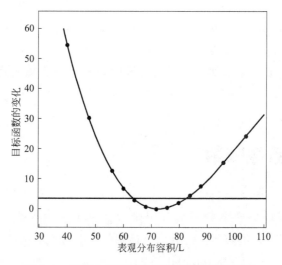

图 8.1　表观分布容积的目标函数映射示例图

　　基于可比较分层模型或嵌套模型（如在第 5 章中讨论的）的似然比检验（like-lihood ratio test），目标函数最小值增加 3.84（$\chi^2_{\alpha=0.05,df=1}$）时，所对应的参数估算值的变化范围（减小和增大）是该参数估计的 95％ CI。图 8.1 中的水平线是目标函数值比其最小值高 3.84 之处；基于目标函数映射步骤，如果在该水平线与拟合线的交点绘制垂线，则其在 x 轴上的涵盖范围即为参数估算值的 95％ CI。在图 8.1 的示例中，表观分布容积的 95％ CI 约为 63.1～82.8 L。如果使用拟合函数来展示目标函数映射，则根据目标函数值比全量模型拟合的全局最小值大 3.84，可以很容易地求出所对应的精确参数估算值。如果不使用拟合函数，也可以在任意一边两个值之间进行线性近似，或在 NONMEM 中尝试可选值，直到达到期望的区间精度水平。

　　存在这样的可能性，即目标函数映射显示在全量模型的拟合之初并没有获得全局最小化。图 8.2 说明了这样的例子，与表观局部最小化对应的吸收速率常数的最终估算值为 4.15/h。注意通过目标函数映射，当尝试更低的值时，能得到更小的目标函数值，吸收速率常数为 3.2/h 时对应的目标函数值最小。此例中，最终估算值 4.15/h 和全局最小化 3.2/h 所对应的目标函数值之间并没有实际或者统计学意义上的差别（即目标函数值之差＜0.2）。然而，如将这个模型用于仿真，那么全局最小化对应的吸收速率常数也许是更好的选择。

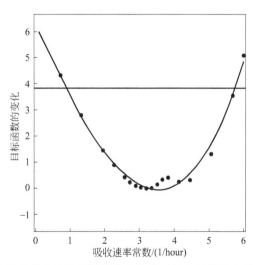

图 8.2　吸收速率常数的目标函数映射示例（其中得到了表观局部最小化）

　　有时，特别是当在整个模型建立过程中可选的初值没有测试过时，模型建立中可能有一个或多个参数会得到局部最小值。如果这些信息能通过目标函数映射获知，那么在实施过程中所花费的时间和精力就都是值得的。在这种情形下，应当对可选的初值进行更全面和严格的评估，然后对模型各个组分进行重新评估和优化，以确保之前关于模型结构的决策仍然适用于新的更低的（希望现在是全局的）最小值。

8.6　杠杆分析

第二种技术称为交叉验证或杠杆分析。通常在所有参数都处于适当的最小值、相应的 CI 合理并且基于目标函数映射的模型稳定性评估也成功的情况下，在目标函数映射之后使用。交叉验证过程或杠杆分析可以给出分析数据集中特定个体的数据对于总体拟合影响的评估。这种（内部验证）评价从数据集中系统地剔除个体（每个个体仅被剔除 1 次），然后用得到的数据子集重新拟合模型并比较结果。执行（10×）交叉验证或者（10%）杠杆分析的详细步骤如下：

① 以编程方式为数据集中的每个个体分配一个随机均匀变量（比如使用 SAS 的 *ranuni* 命令或者 Excel 中的 RAND() 命令）。

② 根据均匀分布的随机变量（random uniform variate）对数据集进行排序。

③ 创建 10 个新的子数据集（subsetting），通过从每个子数据集中剔除 10% 的不同个体，从而每个个体都恰好从一个子数据集中被剔除 1 次，使得每个子数据集包含大约 90% 总个体数量的个体。

a. 对于子数据集 1：剔除了随机均匀变量在 0 到 0.1 之间（包括 0.1）的个体。

b. 对于子数据集 2：剔除了随机均匀变量大于 0.1 且小于等于 0.2 的个体。

c. 对于子数据集 3～10：剔除了随机均匀变量大于 0.2 且小于等于 0.3 的个体，大于 0.3 且小于等于 0.4 的个体，依次类推，直到 1.0。

④ 如果需要，再次根据 ID 或者 TIME 或者其他需要的排序变量对这 10 个子集进行排序，以管理用于 NONMEM 估计的子集。

⑤ 用最终模型分别拟合 10 个子数据集中的每个子集（每个子集包含大约 90% 的原始数据），并记录各个 θ、Ω 和 Σ 元素的最终参数估算值。

⑥ 根据新的随机化，重复步骤①～④一次或多次（通常，该过程至少重复两次）。

⑦ 由每个子集得出的每个参数的最终估算值（y 轴）对子集编号和迭代次数（x 轴）分别作图，将目标函数映射得到的每个参数的 CI 覆盖在上面。

图 8.3 给出了两个参数的交叉验证过程的结果示例。当然，理想情况下来自子集拟合的所有参数估算值都应落在该参数的 CI 内。但是，若一个或者少数子集产生了不同的估算值（落在 CI 以外），则需要考察剔除和包含个体之间可能存在的差异。

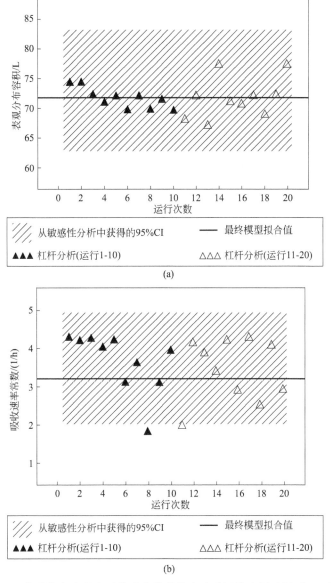

图 8.3　表观分布容积和吸收速率常数的交叉验证散点图示例［(a) 展示
表观分布容积成功的交叉验证结果，其中所有估算值都在 CI 内；
(b) 展示某次交叉验证尝试，两个子集的参数估算值在 CI 之外］

在特定子集中出现这种差异是可以允许的。如果有几个子集的参数估算值在所
估算的 CI 之外，则需要进行更彻底的考察。很多时候，一个或两个子集中给定参
数的微小差异很容易解释。例如，一个给定子集的 E_{max} 或 EC_{50} 估算值在所估算
的 CI 之外，可能是在随机子集中剂量或暴露量异常分布的结果（可能大多数或所

有最高剂量的受试者都被排除在子集外）。因此，交叉验证或杠杆分析技术进一步考察了特定杠杆个体对群体参数估算值的影响。

8.7   自举法过程

另外一个（内部）模型评价技术涉及多个数据集的模型拟合，每一个数据集的个体由原数据集的重采样得到，然后汇总模型的拟合情况。一个典型的自举法（bootstrap）过程包含以下步骤：

① 通过对原数据集的有放回的重采样产生一个与原数据集大小相同（以个体为单位）的自举法数据集。换言之，假设原来的数据集有 n 个个体，随机选择一个个体纳入第一个自举法样本数据集中。重复此步骤共计 n 次（每一次都以整个原数据集作为数据源），直到总共有 n 个个体纳入该自举法数据集中。比如一个有 10 个个体的数据集，通过有放回的重采样，第一个自举法样本可能包含个体 9、6、2、4、9、7、3、1、4 和 8 的数据。注意（基于重采样过程的随机性特征）此样本中个体 5 和 10 没有被抽到，而个体 9 和 4 被抽到了不止 1 次。

② 重复这个过程数百到数千次，以产生一个庞大的有放回采样的自举法数据集（通常至少 500 个）。

③ 使用目标模型拟合"每一个"自举法数据集。考虑到协方差步骤输出不是自举法的目标，每一次运行可以不必加 $COV（这将节省很多运行时间）。

④ 汇总使用自举法数据集产生的模型收敛特征的信息（如 1000 个自举法数据集中有 953 个得到了收敛，代表收敛率为 95.3%）。如果对于自举法过程预设了特定的收敛标准，将此统计量与设定的标准比较，如没有达到标准则停止；否则继续进行第 5 步。

⑤ 针对成功收敛的模型，用其计算自举法数据集中每个参数最终估算值的汇总统计量，如平均值、中位数、最小值、最大值、基于 5% 和 95% 分布分位数得到的 90% 预测区间。

⑥ 比较每个参数估算值的汇总统计量 [特别是 90% 预测或自举置信区间（bootstrap confidence interval）] 与原模型拟合结果的差异。

表 8.1   自举法结果与最终参数估算值列表比较的示例

参数	最终参数估算值	自举法步骤所得的 90%CI
$CL/(L/h)$	26.7	19.3～38.9
V/L	5.32	3.67～7.05
$k_a/(1/hour)$	0.761	0.698～0.847

参数	最终参数估算值	自举法步骤所得的 90%CI
IIV *CL*	0.109	0.0702~0.156
IIV *V*	0.135	0.0831~0.217
RV	0.0431	0.0328~0.0569

自举法的结果展示可以采取多种形式，但是都应该包含模型在自举法样本中的收敛率。可以在表格中表示从自举法过程得到的 CI 值旁边添加 1 列以展示最终参数估算值，如表 8.1 所示。

另外一种展示自举法结果的方式为列出自举法结果中各参数的分布直方图。这种显示形式可以在 CI 的上限和下限处加一条垂直线，并可在最终参数估算值处使用不同颜色的线。自举法的"成功"通常包括两个方面：达到预设的收敛率标准，且原始模型的每一个参数的最终参数估算值均在 CI 之内。

8.8　可视化与数值预测检验过程

可视化预测检验（visual predictive check，VPC）和数值预测检验（numerical predictive check，NPC）过程均是基于仿真的方法，最初由 Karlsson 和 Savic 提出。它是在如下理论基础上开发的：如果所建模型可以恰当表征数据特征，那么其仿真产生的数据与建模时使用的原数据在性质（特征和分布特性）上相似（Karlssonand Savic 2007）。在某种程度上，VPC 技术依赖于用图形展示结果（尽管通常会结合一些统计汇总），而 NPC 技术则将仿真结果简化到基于观测值的仿真数据的期望与其计算值的统计比较。

8.8.1　VPC 过程

具体来说，要在给定模型上执行 VPC，第 1 步是基于该模型仿真出大量的数据集。通常，通过从 OMEGA 和 SIGMA 矩阵中的随机采样可将变异引入仿真的重复数据集中。保持模型结构不变（即不改变 $PK 和 $PRED 模块），$THETA、$OMEGA 和 $SIGMA 模块或被替换为最终模型中称为模型设定文件的 $MSFI 语句，或固定为待评估模型的最终参数估算值。注意，如果使用 $MSFI，应在 $SIM 语句中使用 TRUE=FINAL 选项，以确保产生 MSF 时的最终估算值被用来作为仿真的起始点（如果没有这一命令，则默认使用该运行的初值）。$EST 和 $COV 语句被以下语句代替：

```
$SIMULATION ONLYSIM (seed) SUBPROBLEMS=xxx
```

其中的"seed"是随机种子值（seed value），作为随机数产生的起始点，"xxx"是要仿真的重复数据集的次数。一般而言，应该为要重复的数据集指定尽可能大的数目。VPC 过程通常至少要使用 1000 次重复。我们稍后将讨论观测和仿真预测的较典型的比较方法，而此处重要的是，要先了解通常对于观测数据和仿真预测的 50％分位数（中位值），以及由 5％和 95％分位数给出的 90％预测区间的比较。如果数据的原始样本量比较小，那么最好采用更小的预测区间（如 80％甚至 50％预测区间），因为小样本的尾部特征通常不如大样本好。与这个主题相关的最后一点是，如果不是对分布的中间区段的特征，而是对接近分布尾部的模型表现更加关注，那么应该选择更大的重复次数，比如 2000，而不是典型的 1000。

然后仿真程序从 OMEGA 和 SIGMA 矩阵中为数据集中的每一个个体和观测值分别"选值"或者"随机采样"。仿真的预测值都是一个接一个相连的，直到达到所要求的重复数据集的次数（xxx）。生成的大型表格文件包含所要求重复次数的数据集，DV 列数值被仿真值代替。由于这个文件的体量，尤其是在要求大量的 SUBPROBLEM 重复时，应注意在 $TABLE 里只包含那些对于全面探索和评价 VPC 结果非常有用的变量。更多关于 VPC 结果描述的信息请参考 8.8.2 节。

可以考虑在 VPC 仿真运行中加入一个特定项以方便表格文件的后处理。可以在 $PK 或 $PRED 模块中定义一个新变量，令其与 NONMEM 的 IREP 变量相等：

```
REP = IREP
```

这个新变量（REP）之后可以附加到表格文件输出中，以表示其中每个记录的数据集重复次数（例如，从 1 一直到 SUBPROBLEMS 所要求重复的次数"xxx"）。

8.8.2 VPC 结果的展示

可视化预测检验结果一般以图或者系列图的形式描述原始数据（比如浓度或者剂量归一化的浓度对时间作图）并叠加仿真得到的预测区间。由于带有 1000 个子问题的 VPC 仿真得到的表格文件包含每个观测浓度的 1000 个仿真值，为了生成期望的预测区间必须对表格文件进行处理。此外，在许多用于群体 PK 建模的数据集中，浓度是在给药后随机的时间点收集的，个体之间的采样并不是在特定时间点（预设的）和/或一致的时间点进行的。以给药后的较小的时间间隔对仿真浓度或观测值进行"合并"或分区（binning），通常是为了防止因给药后每个真实时间点下的样本量可能存在显著差异，以免造成曲线的形状非常古怪。为了方便生成一个可对时间作图并便于识别可能的模型误设的预测区间（带），可以指定时间分区或相对于最后一次给药的采样时间范围（Karlsson and Holford 2008）。在选择时间分区时可以考虑几个不同的目标：①数据点在每一个分区中的分布比较平均；②每一个分区的时间间隔均匀；③大致基于已定义的采样策略，但允许每个窗口有所变化，（手动选择）包含那些倾向于在时间分布中自然地聚集在一起的点。此外，还可以使用自动化的方法进行分区选择（binning selection），比如 Lavielle 等提出的在 MONOLIX 和 PsN 中运行的方法（Lavielle and Bleakley 2011）。

　　然后，可以根据落在该分区内的所有点来计算指定分区的预测区间边界（即在给药后收集或者仿真时间分区内的数据，比如给药后 $0.75 \sim 1.25$ h 之间，或预设采样时间点 1 h 的附近）。出于图形展示的目的，预测区间一般绘制在时间分区的中间（在 x 轴上），并且可以用一个阴影框表示预测区间边界在时间分区内的 CI。图 8.4 给出了一个 PK 数据集的 VPC 示例。图中绘制了原始数据点以及基于模型仿真的中位线和 90% 预测区间（虚线）；预测区间的 CI 用阴影区域表示；相应原始数据的百分位数也包含在其中（实线）。

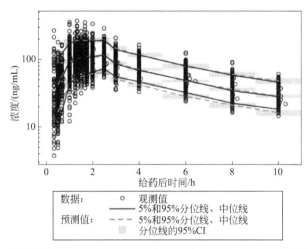

图 8.4　VPC 图示例（该图展示原始数据及其分位线、基于仿真数据的中位线及 90% 预测区间、其中阴影表示的中位值及 90% 预测区间边界的 95% CI。中位数和百分位数是根据每个给药间隔内观测数据的给药后平均时间绘制的）

　　除了把所有的观测值叠加在基于仿真的预测区间上，也常会用到其他的展示形式。对于有很多数据点的比较大的数据集，像图 8.4 这样的图可能会非常拥挤，通过 VPC 预测区间评价模型的错误拟合可能会比较困难，另一种较简单的方式是仅展示相应的基于观测数据的预测区间和基于仿真的预测区间。因此，使用这种方式一般会展示 6 条线：每一个分区内观测数据（使用一种线型）和仿真预测数据（使用另一种不同的线型）分布的 5%、50% 和 95% 分位数。这种绘制方式通常会给出一个更加清晰的视觉区域（分区），在这些区域中观测数据和仿真数据之间可能有很大的差异。第三种展示方式涉及计算基于仿真的预测区间的上下界的 CI 和 50% 分位数的 CI。当绘制了这三个间隔后，可以从图中删除其所对应的基于仿真的线，所得到的图包括三个带（在图上表示为每个分区有三个阴影区）和对应的基于观测数据的 5%、50% 和 95% 分位数。利用这种展示方式很容易识别可能存在模型误设的区域，因为在那些区域中基于观测数据的线将会落在基于仿真的百分位数的 CI 带之外。图 8.5 给出了一个这种更清晰的 VPC 展示的例子。在该例中，VPC 结果支持模型，因为在整个给药间隔中仿真预测的中位值与观测数据的中位值非常吻合，并且 90% 预测区间也与相应的基于数据的百分位数一致。仅在少数几个时间分区中，数据的 5% 分位数落在预测区间下界的 CI 之外。

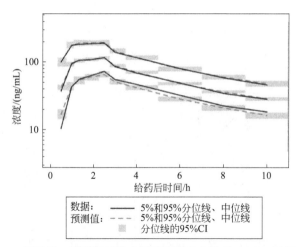

图 8.5　VPC 图示例（用阴影区域表示的预测中位值的 CI 和 90% 预测区间边界的 CI，并叠加相应的基于观测数据的百分位数。中位数和百分位数是根据每个给药间隔内观测数据的给药后平均时间绘制的）

从图 8.4 中可以明显看出，对落在基于仿真的预测区间（上方和下方）之外的观测数据点的数量进行量化是很有意义的。理想情况下，应有 $(100-n)$% 的点落在 n% 预测区间之外。显然，如果比 $(100-n)$% 多了很多的点落在预测区间之外提示模型存在问题；然而，落在预测区间之外的点远小于 $(100-n)$% 同样提示潜在问题的存在。例如，如果 VPC 的结果表明只有 0.1% 的观测数据点落在模型的 90% 预测区间之外，提示模型中部分或全部随机效应（变异成分）可能被过高估计。另一方面，如果 25% 的观测数据落在模型的 90% 预测区间之外，那么需要探究落在区间外的点的特征，以了解模型拟合的某些部分是否存在系统性偏差，或者此处的随机效应项是否也存在问题。

当 PK 数据集包含多种剂量水平的数据或其他可能显著影响预测（例如给药间隔或给药途径）的重要协变量时，经常依据剂量（或其他相关协变量）对 VPC 图进行分层以获得对每个剂量水平下药物行为的公允的看法，并且分层之后不会将那些可能并非模型失当而只是简单的数据不平衡的情况过度解读为是模型误设。另一方面，由于这些变异来源对每个分区内的预测有显著贡献，VPC 结果（预测区间）可能对真正的模型误设不太敏感，因为它们相对较少地反映 VPC 仿真中引入的不可解释的变异性。对于剂量等简单因素，可以通过将观测浓度和仿真浓度（在计算预测区间之前）除以剂量来对前面讨论的 VPC 图进行剂量归一化。然而，当模型与剂量不是线性关系时，这种特定方法就不适用。此外，当有更多的因素（协变量或设计相关的）需要考虑分层时，另一种稍微复杂一些的方法可能更为合适。

虽然 VPC 在直观上具有相当大的吸引力，但在一些情况下它并不适用，并且一些条件限制了它在某些情况下的有用性。Karlsson 等描述了自适应给药试验和剂量调整方案，特别是当 PK 或 PD 模型为非线性时，并将其作为典型 VPC 可能不适用的方案示例（Karlsson and Savic 2007）。其他可能限制 VPC 作图适用性的情况还有：模型有显著的协变量效应，需要分层的图中每个分层里仅有少量的数据点，研究设计在不同受试者之间或同一研究中有所变化等。此外，读者可以参考 Post 等的论著，他们研究了 VPC 的一些特定扩展［即定量可视化预测检验（the quantified visual predictive check，QVPC）和自举法可视化预测检查（bootstrap visual predictive check，BVPC）］，以促进其在客观模型性能评估中的应用，特别侧重的是在解读 VPC 结果时，对与缺失或无观测数据相关的信息的考虑（Post et al. 2008）。为了解决 VPC 的一些局限性，Bergstrand 及其同事在 2011 年提出了预测校正 VPC（prediction-corrected VPC），Wang 等在 2012 年提出了标准化 VPC（standardized VPC）（Bergstrand et al. 2011；Wang and Zhang 2012）。

Wang 提出的标准化可视化预测检验（standardized visual predictive check，SVPC）是对基于个体特异性设计特征预测区间的计算进行标准化的尝试，以提高对结构模型误设或随机效应估计不足的诊断和识别能力。因此，用该方法产生的预测值-时间图具有范围从 0 到 1（标准化的）的 y 轴；作者认为这个特征有助于对发现的结果进行回顾和解读，因为理想的图形中数据点在 0 到 1 之间均匀分布，且没有随时间变化的趋势。Wang 提出，SVPC 采用的标准化使得其适用于所有情况（Wang and Zhang 2012）。

预测校正 VPC 旨在解决典型 VPC 灵敏度欠缺的问题，此问题可能是由于没有考虑由数据集内的显著协变量效应或系统设计差异，引起预期分区内的变异性导致的。可以用不同的方法来计算观测和仿真预测的预测区间并进行比较。这些计算尝试用预测值（$PRED_{ij}$）与分区内的平均预测值（$PRED_{avg,bin}$）的比值来对分区内的值进行归一化。通过案例研究，作者阐释了预测校正 VPC 在正确诊断模型误设能力中的提高（Bergstrand et al. 2011）。

同样值得注意的是，Lavielle 等发表最近的一篇文章检视了在 VPC 过程中可能使用的选择时间分区的各种策略的结果。作者提出了一种自动选择分区（在 MONOLIX 和 PsN 中实现）的策略，以避免 VPC 中因为选择相同宽度或相等大小的分区而可能出现的问题。读者或许有兴趣进一步探索这个问题，以便理解和体会分区的选择可能对 VPC 结果得出的模型误设结论的影响（Lavielle and Bleakley 2011）。

还应注意的是，VPC 以及一些用于分区和呈现图形结果的不同选项都可以在 PsN 软件中实现，这有助于 VPC 的使用（Lindbom et al. 2005）。

8. 8. 3   数值预测检验过程

数值预测检验（numerical predictive check，NPC）是与 VPC 过程密切相关的另一种可选的模型诊断工具。事实上，虽然一些与 NPC 相关的计算是该方法所特有的，但是该方法的基础（基于适当模型仿真观测数据）和执行计算所用的文件与前述 VPC 图的仿真输出相同（PsN 2013）。

利用 NPC 可以构建出各种不同宽度的预测区间。可以基于单个数据点的仿真数据的分布（不同重复数据集），也可以基于相应分区中仿真数据的分布来构建区间。对于每个可能的预测区间，可以注意观测值是落在预测区间的界限内还是之外，从而对假阴性（观测点落在基于点的预测区间之外，但是在基于分区的预测区间之内）、假阳性（观测点落在基于点的预测区间之内，但是在基于分区的预测区间之外）、真阴性（对于点和分区，观测点均落在预测区间之内）和真阳性（对于点和分区，观测点均落在预测区间之外）进行计数。然后可以根据所选的区间宽度，比较落在区间外上方或下方的预期点数目。例如，10％的点会落在90％预测区间之外（5％落在上面，5％落在下面），40％的点预期会落在60％预测区间之外等。

8.9   后预测检验过程

Yano、Beal 和 Sheiner 等描述了另外一个基于仿真的技术，该技术从根本上说与 VPC 和 NPC 技术类似，称为后预测检验（posterior predictive check，PPC）

（Yano et al. 2001）。利用该技术，可以从原始数据计算得到特定的汇总特征（统计量），并与模型仿真产生的后预测分布进行比较。在这些仿真中，用于比较的统计量的分布和相应的 p 值从仿真的重复数据集中导出。由于选择哪一种统计量来计算和用于 PPC 过程对于解读该技术的结果以及关于模型鉴定的最终结论至关重要，PPC 中经常使用多个统计量，每个统计量都总结了对于预测非常重要的不同的数据的特性。例如，与特定数据集相关的统计量可能是在给药后的特定时间内的药物浓度，如 EC_{50}（达到 50% 效应的浓度）或 E_{max}（最大效应）。为了彻底研究这种技术，Yano 等进行了全面的仿真研究，得出结论，"基于有限的研究，... 如果PPC 验证一个模型'无效'，可以相当肯定该模型存在严重的缺陷..."，而如果"PPC 不能证实模型无效，也不足以保证模型是合理的"（Yano et al. 2001）。这种技术在模型评价和鉴定中使用较少，部分是由于其计算的复杂性，部分是由于这种技术缺乏在各种实际数据问题中的应用（Jadhav and Gobburu 2005）。图 8.6 给出了一个（剂量归一化）最大浓度的后预测检验的示例。

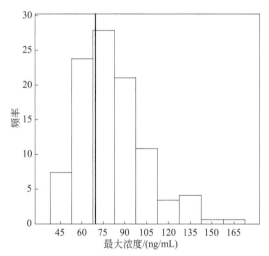

图 8.6　后预测检验图示例［图中为（剂量归一化）最大浓度的仿真估计分布，其中垂直线表示平均观测最大浓度］

（周田彦　陈文君　杨　亮　薛钧升）

参考文献

Bergstrand M，Hooker AC，Wallin JE，Karlsson MO. Prediction-corrected visual predictive checks for diagnosing nonlinear mixed-effects models. AAPS J 2011；13（2）：143-151.

Brendel K，Comets E，Laffont C，Laveille C，Mentré F. Metrics for evaluation with an application to the population pharmacokinetics of gliclazide. Pharm Res 2006；23（9）：2036-2049.

Brendel K，Comets E，Laffont C，Mentré F. Evaluation of different tests based on observations for external model evaluation of population analyses. J Pharmacokinet Pharmacodyn 2010；37：49-65.

Comets E，Brendel K，Mentré F. Computing normalised prediction distribution errors to evaluate nonlinear mixed-effect models：the npde add-on package for R. Comput Methods Programs Biomed 2008；90：154-166.

Food and Drug Administration （FDA），Guidance for Industry，Population Pharmacokinetics. Rockville：Food and Drug Administration；1999.

Jadhav PR and Gobburu JVS，A new equivalence based metric for predictive check to qualify mixed- effects models. AAPS J 2005；7（3）：E523-E531. Article 53.

Karlsson MO，Holford NH. A tutorial on visual predictive checks；2008. PAGE 17. Abstr 1434. Available from www. page-meeting. org/？ abstract＝1434. Accessed December 16，2013.

Karlsson MO，Savic RM. Diagnosing model diagnostics. Clin Pharmacol Ther 2007；82：17-20.

Lavielle M，Bleakley K. Automatic data binning for improved visual diagnosis of pharmacometric models. J Pharmacokinet Pharmacodyn 2011；38（6）：861-871.

Lindbom L，Pihlgren P，Jonsson EN. PsN-Toolkit—a collection of computer intensive statistical methodsfor non-linear mixed effect modeling using NONMEM. Comput Methods Programs Biomed 2005；79（3）：241-257.

Mentré F，Escolano S. Prediction discrepancies for the evaluation of nonlinear mixed-effects models. J Pharmacokinet Pharmacodyn 2006；33：345-367.

NPC/VPC user guide and technical description 2013PsN 3. 6. 2. Available at http：\\ psn. sourceforge. net/pdfdocs/vpc _ npc _ userguide. pdf. Accessed December 16，2013.

Post TM，Freijer JI，Ploeger BA，Danhof M. Extensions to the visual predictive check to facilitate model performance evaluation. J Pharmacokinet Pharmacodyn 2008；35：185-202.

Sheiner LB，Beal SL. Some suggestions for measuring predictive performance. J Pharmacokinet Biopharm 1981；9（4）：503-512.

Vozeh S，Maitre PO，Stanski DR. Evaluation of population （NONMEM） pharmacokinetic parameter estimates. J Pharmacokinet Biopharm 1990；18：161-173.

Wang DD，Zhang S. Standardized visual predictive check versus visual predictive check for model evaluation JClin Pharmacol 2012；52（1）：39-54. Erratum in J Clin Pharmacol 2012 Apr；52（4）：NP1-NP3.

Yano Y，Beal SL，Sheiner LB. Evaluating pharmacokinetic/pharmacodynamic models using the posterior predictive check. J Pharmacokinet Pharmacodyn 2001；28（2）：171-192.

第 **9** 章

自定义模型

9.1 概述

　　非线性混合效应模型在建立各种定量药理学模型时十分有用。NONMEM 的 PRED 和 PREDPP 子程序可以灵活地描述各种复杂模型,而不局限于特定 ADVAN 程序(ADVAN 1,2,3,4,10,11 和 12)中的预建模型,以及一系列有限数量的隔室,或速率和转运过程的函数形式。"用户编写的模型(user-written model,以下称自定义模型)"这一表述并不只表示简单地写一个控制文件。在 NONMEM 中使用任何模型都需要一个用户编写的控制文件,其中包含调用数据集,设定待估算参数的名称、设置固定和随机效应参数结构,以及设定参数初值等多种代码元素。本章中的"自定义模型"是指分析者必须在控制文件中定义模型的完整数学结构。本章将着重介绍使用 PREDPP 表达自定义模型,包括未被特定 ADVAN 界定而需要通用 ADVAN(5,6,7,8,9 和 13)来定义的模型。对于药物动力学(pharmacokinetics,PK)分析,自定义模型最常见的应用是描述复杂的药物吸收过程,而不是异常的隔室组合或异常数目隔室的模型。再循环、传导隔室、和非线性消除或转移过程是更复杂的 PK 模型所需要考虑的。除了一些极简单的情况,药效动力学(pharmacodynamics,PD)数据的分析通常也需要自定义模型。

　　Clatelut 等(1999)给出了一个有趣的 PK 方案范例,我们将用其来演示自定义模型的不同编写方法。他们曾测试了一系列的模型来研究 α-干扰素的 PK,其中包括一室模型同时伴随无滞后的一级和零级吸收过程。这个模型的编写方法之一是为每个吸收过程设立 1 个吸收或储库隔室,再估算各自吸收的比例。图 9.1 所示的并行吸收通路模型可以表达这一同时过程,其中变量 F_Z 表示通过一级吸收过程吸收的剂量的分数,而 $1-F_Z$ 表示通过零级吸收过程吸收的剂量的分数,V 表示体内的分布容积,k 表示一级消除速率常数。使用这个基础隔室模型结构,可以描述一系列的吸收过程，包括：

① 一个或多个零级吸收和/或一级吸收过程；

② 从两个或更多吸收位点的序贯或平行的吸收过程；

③ 一个或多个隔室的吸收滞后；

④ 已知或未知每个吸收途径的吸收分数的情形。

可以使用一些特定 ADVAN（如 ADVAN1 或 ADVAN2）来表达上述模型特征，然而其他的特征组合则需要使用通用线性或非线性 ADVAN 中的用户定义模型结构。此处将只部分讲解，本章后续部分将继续详细地描述和举例说明。

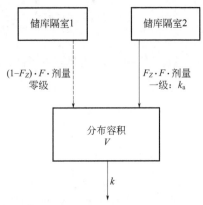

图 9.1　并行吸收模型［改编自 Chatelut 等（1999）. Copyright © 2001,
John Wiley & Sons。版权所有］

若要描述两个序贯的一级吸收过程，可以在 NONMEM 中使用特定 ADVAN 来定义一个单一的吸收隔室，辅以模型变更时间参数（model-change-time parameter，MTIME）来表述这两个过程。然而，这些特定 ADVAN 通常只能包括至多 1 个吸收位点和 1 个一级吸收速率常数。当模型具有不同摄入速率的两个或更多平行的一级吸收位点时，每一位点都需要有 1 个单独的吸收隔室来传递药量。每个储库隔室都有 1 个一级吸收常数（例如，KAFAST 和 KASLOW）。这时可用通用 AD-VAN 来描述包含两个储库隔室的模型。

如图 9.1 所示，进入两个（或更多）储库隔室中的每个隔室的剂量分数必须用参数 F_Z 来约束。如果没有这样的约束条件，系统可能会出错，如将多于实际的剂量加入储库隔室。可能会发生上述错误的原因是这种方法要求数据集分别记录 2 个吸收隔室的给药量。各个储库隔室的总剂量必须写在变量 AMT 中。如图 9.2 所示，F_Z 和 $1-F_Z$ 参数将吸收的剂量划分到 2 个储库隔室。

作为单独的参数，F_Z 和 $1-F_Z$ 不代表我们通常理解的绝对生物利用度分数

（absolute bioavailability fraction，F）。F 是给药剂量中被各个途径吸收的总的分数。F_Z 表示在 F 之中将通过一级吸收过程吸收的分数。若要同时估算真实绝对生物利用度和每个口服吸收过程（均是一级，或一级、零级过程都有）的吸收剂量分数，则需要静脉给药的数据和另一种编码方法。

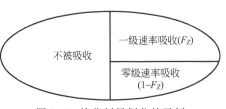

图 9.2　给药剂量划分的示例

在该模型中，分布容积 V 是当前体内实际药量与血浆中的观测浓度之间的比例系数（不包括吸收部位）。一级消除速率常数为 k。这种建模方法将在本章的后面进行更详细的解释。该例是用来阐释需要自定义模型来表达特定 PK 模型的情形。

标准的 ADVAN2 子程序可以用来拟合口服和静脉共同给药的数据，这是相似于前面解释过的 Chatelut 等（1999）的另一个一级和零级过程结合的例子。在这种情况下可以使用 ADVAN2，因为口服和静脉途径给药的剂量是已知的。在之前给出的 α-干扰素的研究示例中，单次皮下给药后，药物会以两种不同的速率吸收。由于每个速率过程吸收的比例未知且必须估算，因此问题较为复杂。当通过鼻腔或口腔吸入给药时，会出现类似情况，部分剂量在局部吸收，而另一部分会被吞咽并在胃肠（gastrointestinal，GI）道中以不同速率吸收。估算在两个吸收位点的吸收分数对于准确描述吸收过程很重要。

9.2　$MODEL

当调用 PREDPP 时，将使用其子程序 ADVAN5、6、7、8、9 或 13 中的 1 个来完成自定义模型。这些 ADVAN 都需要用 $MODEL 模块来定义隔室的数目和属性。使用 COMP 来命名和定义模型中的各个隔室。例如，如图 9.3 所示定义具有并行的零级和一级吸收隔室的二室模型。

本例的 $MODEL 可以编码如下：

```
$MODEL
    COMP(DEPOT1,DEFDOS)
    COMP(DEPOT2)
    COMP(CENTRAL,DEFOBS)
    COMP(PERIPHERAL)
```

这里 DEPOT1，DEPOT2，CENTRAL 和 PERIPHERAL 是任意名称，而 DEFDOS 和 DEFOBS 是 NONMEM 中具有特定含义的术语。任何不同于保留名称的字母和数字组合都可用于隔室的命名，但使用有意义的名称可避免混淆。DEFDOS 和 DEFOBS 分别定义为默认的给药和观测事件的隔室。如果隔室（compartment，CMT）数据项未包含在数据集中，而 NM-TRAN 又必须为这些事件分配隔室，则需要定义这些默认属性。在数据集中使用 CMT 可以覆盖 DEFDOS 和 DEFOBS。通过在数据集的每条记录中指定适当的隔室编号，可以将剂量输入任一隔室并从任一隔室进行观测。与任何特定的 ADVAN 程序一样，此处的 EVID 项也用于描述记录的类型。其他隔室选项也可存在，例如定义可以默认关闭或打开的隔室，但并不经常使用。

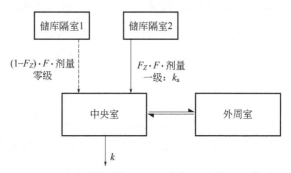

图 9.3　包含并行零级和一级药物吸收的二室模型

通过 PREDPP、NONMEM 计算每个隔室中的"量"随时间变化的关系。这里的"量"是数学意义上的，可以表示任何因变量（dependent variable，DV），如药物浓度、药量或药效学效应。对于 PK 模型，预测值的单位（即质量或浓度）由剂量单位与观测隔室的缩放参数的关系来定义。分析者必须始终注意，对于每个观测隔室，缩放参数都要恰当地平衡预测值的单位和数据集中观测值的单位。3.5.2.2 节详细讨论了缩放参数的使用。

9.3 $SUBROUTINES

在定义了模型隔室结构之后，必须定义隔室之间的关系，以及将用于评估模型的一般数值分析方法。用于指定和评估模型的一般方法由所选的 ADVAN 子程序管控。通常利用 $PK、$DES、$AES 和 $ERROR 模块中的参数和方程来定义隔室之间的关系和传递（如果这些模块存在的话）。$PK 和 $ERROR 模块在第 3 章中也有所描述，但我们将在此详细介绍如何使用这些模块和其他模块来构建自定义模型。

使用 $SUBROUTINES 语句来完成特定 ADVAN 的选择。当使用微分方程（ADVAN 6，8，9 和 13）时，还必须指定在计算隔室的量时要保持的准确的有效数字（significant digits）的值。可以使用 $SUBROUTINES 语句中的变量 TOL 来定义该值，例如 $SUBROUTINES ADVAN6 TOL＝4。在估算过程中遇到数值问题、运行时间过长或需要更高的结果精确度时，可以考虑更改 TOL 的值。针对特定的问题，最佳 TOL 值的选择需要在数据信息量、模型复杂性或非线性以及最终参数所需估算精度之间取得平衡。

此外，也可以使用 $TOL 语句来定义此值。如果需要，可使用 ADVAN9 和 ADVAN13 为不同隔室分配不同的值。TOL 并不是最终参数值中的有效数字的值，而是与隔室中的量的内部运算相关的有效数字。

9.3.1　通用线性模型（ADVAN5 和 ADVAN7）

ADVAN5 和 ADVAN7 可以表达隔室之间均以一级传递的多隔室模型。这些 ADVAN 需要通过控制文件来说明隔室数量并定义隔室之间的传递连接。使用 ADVAN5 和 ADVAN7 的模型通常比那些需要以微分方程表达的模型运行得更快。当使用 $MODEL 语句定义模型的隔室时，在 $PK 模块中用一级速率常数 K 来定义隔室之间量传递的速率。参数 K 的字母后面附有显示源隔室和目的隔室的索引数字，例如参数 $K12$ 定义了从隔室 1 到隔室 2 的一级传递。第 1 个索引值代表源隔室，第 2 个索引值代表目的隔室。当存在多于 9 个隔室时，隔室索引值增加到两位数字，这时两值之间以大写字母 T 分隔。例如，从隔室 1 到隔室 10 的传递将被编码为 $K1T10$。清除体内药物的输出室的索引值为 0。因此，$K20$ 表示药物从隔室 2 排出体外（例如进入尿液）的一级传递。

图 9.4 所示是 1 个带有一级吸收的链式三室模型。

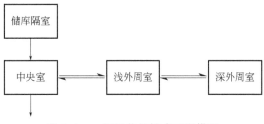

图 9.4　一级吸收的链式三室模型

ADVAN5 和 ADVAN7 要有前述的传递速率参数。但是，这些参数可以转化为任何其他一组所需的参数。下面的代码为使用 ADVAN5 来描述图 9.4 中的清除率和分布容积参数的模型：

```
$PROBLEM Catenary 3-compartment model with first-order absorption
$INPUT ID TIME AMT DV CMT EVID MDV
$DATA filename
$SUBROUTINES ADVAN5
$MODEL                            ;定义模型参数
  COMP(DEPOT,DEFDOS)
  COMP(CENTRAL,DEFOBS)
  COMP(PSHALLOW)
  COMP(PDEEP)
$PK
  KA = THETA(1)*EXP(ETA(1))      ;用 CL 和 V 参数建模
  V2 = THETA(2)
  CL = THETA(3)*EXP(ETA(2))
  Q1 = THETA(4)
  Q2 = THETA(5)
  V3 = THETA(6)
  V4 = THETA(7)

  K12 = KA                       ;ADVAN5 和 7 需要定义速率参数
  K20 = CL/V2
  K23 = Q1/V2
  K32 = Q1/V3
  K34 = Q2/V3
  K43 = Q2/V4
```

通过使用 ADVAN5 和 ADVAN7 的简单结构，仅使用 $MODEL 语句和 $PK 模块中的一级速率常数，就可以轻松定义各种各样的乳突模型、链式模型或其他模型。但是，分析者必须始终考虑所建模型对建模目的来说是否合理，是否可识别，以及收集的数据是否足以估算模型参数。

9.3.2　通用非线性模型（ADVAN6，ADVAN8，ADVAN9 和 ADVAN13)

通用非线性 ADVAN 使用微分方程来表述模型的性质，并允许以非线性关系表达量的传递。模型中的每个隔室都必须有一个描述其中量的变化速率的微分方程。除了微分方程之外，ADVAN 9 还允许使用代数方程表示隔室的量。NONMEM 的一些参考文献将这些称为平衡隔室（equilibrium compartments）。用微分方程表达模型使得对系统的定义范围更加广泛，并且是 NONMEM 具有极大灵活性的核心原因。

ADVAN 之间的主要区别在于每个模型参数的估算需要使用特定的微分方程来求解。有些方法针对刚性与非刚性微分方程（ADVAN8 和 ADVAN6）进行了优化，或用各种其他的数值方法来求解微分方程（ADVAN9 和 ADVAN13）。对这些差异的讨论超出了本书范围。然而，在笔者与 Beal 博士的个人交流中，Beal 博士提议了一种为特定模型和数据集选择优先 ADVAN 的方法。这个方法要为每个拟比较的方法编写 1 个控制文件，然后在 $ESTIMATION 语句中设定 MAXEVAL = 1 并运行模型。比较每种方法的输出，首次迭代成功且最快的方法可能就是特定模型和数据集组合的最优方法。

9.3.3　$DES

在定量药理学的应用中，微分方程组用于表示模型中每个隔室的"量"（即药量、浓度或效应）的瞬时变化速率。$DES 模块中包含方程组，每个隔室有 1 个对应的方程。每个方程使用索引化表达式 DADT(i) 表示，其中 i 是隔室编号。例如，药物从储库隔室的一级消除可表示为 DADT(1) $=-KA * A(1)$。$A(1)$ 是当前时刻隔室 1 中的量。

隔室中药物的变化速率取决于相关隔室中药物的量。例如，具有一级吸收和消除的二室模型的中央室的浓度变化率可表示为：DADT(2) $= KA * A(1)-(K23+K20) * A(2)+K32 * A(3)$。还需要 1 个微分方程来描述药物进出外周室的情况。因此，具有一级吸收的二室处置模型实际上将有 3 个隔室，其编号通常为（1）储库隔室，（2）中央室和（3）外周室。在 $DES 模块中该模型的完整表达为：

```
$DES
    DADT(1) = -KA *    A(1)
    DADT(2) =  KA *    A(1) - (K23 + K20) * A(2) + K32 * A(3)
    DADT(3) =  K23 *   A(2) - K32 * A(3)
```

在 NONMEM 代码中，加入吸收隔室或储库隔室会使得文献中描述模型的典型索引值需要重新编号。例如，在二室模型中，在任何给药途径下，通常将药物从中央室转运到外周室的速率记为 $K12$。因此，在前面的例子中，$K23$ 对应于传统参数 $K12$。必须谨慎地表达最终参数值，以便读者明了其含义。使用清除率和表观分布容积对模型进行参数化也不能避免这个问题，因为这些参数也是根据 NONMEM 隔室的编号进行索引的，同样可能随给药途径而变化。这个问题不一定仅限于 NONMEM，对于含有吸收隔室的 PK 系统的任何完整表达都会经常见到。

在这个二室模型的例子中，KA、$K23$、$K20$ 和 $K32$ 是固定效应参数，必须在 $PK 或 $DES 模块中定义，并在 $THETA 模块中赋予初值。NM-TRAN 对用任何通用 ADVAN 编写的模型的参数没有预设，分析者必须正确定义模型中所需的每个参数。我们并不总是需要或有可能估算出模型中的每个参数。一些参数可以固定为定值而不予估算（Wade et al. 1993）。将一个参数定义为某固定值对欲解决问题的影响应由分析者在适当的情况下具体评估。

ADVAN4 专门用于具有一级吸收的二室模型。在适当情况下，对于相同模型，使用 ADVAN4 优于使用通用 ADVAN 中的 $DES，因为前者更容易编码并且运行速度更快。然而，使用 $DES 模块表达模型可以让人们轻松地修改模型，并通过修改其基本结构来表达其他模型。例如，可能需要更复杂的模型来描述特定药物的吸收过程。使用 ADVAN4 允许药物以一级或零级速率吸收。在这两种情况下，必须使用 AMT 变量来指定每个剂量的量。通过定义参数 k_a 引入一级吸收过程。如第 4 章所述，零级吸收可以通过使用数据集中的 RATE 和 AMT 数据项以及在 $PK 中定义给药持续时间参数来实现。除了简单的一级和零级吸收之外，一些吸收模型需要使用多个吸收隔室以及多种不同的隔室间传递来表达。

当在 $DES 模块中建模时，可使用变量 T 代表当前时间值。本质上该值比数据集中记录的离散时间步长（即 TIME）更连续。T 的步长是所用数值算法的函数。有时在 $DES 模块中，使用 T 而不是 TIME 可以提高非线性模型的稳定性，特别是具有时间相关参数的模型。

9.4 一组示例

下面将用几个例子来说明自定义模型的各种编码方法。尽管每种情况都需要独特的编码，但第 1 个例子不需使用通用 ADVAN 描述问题。后面的例子则展示了通用非线性 ADVAN 的用法。本章介绍的自定义模型的一般示例包括复杂吸收模式和非线性代谢产物模型。

9.4.1 分数已定义的零级和一级吸收过程

举 1 个例子，假设某药物以 300 mg 的控释制剂经口服给药。为简单起见，我们将假设前 100 mg 立即释放，没有吸收滞后时间，其余 200 mg 通过控释制剂释放，化合物的生物利用度完全（即 100％）。该制剂设计的第 2 部分剂量在给药后 2 小时开始控释释放，以较慢的零级过程吸收。可以认为剂量的第 1 部分是给予一级储库隔室（CMT＝1）的推注，而第 2 部分则是直接注入中央室的输注。模型框图如图 9.5 所示。零级速率的储库隔室是概念性的，不需要明确包含在模型中。零级剂量可以简单地写为以零级输注直接进入中央室（CMT＝2）。

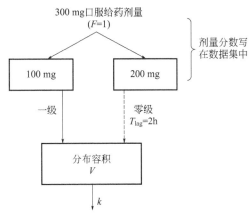

图 9.5　一级和零级吸收的一室模型（剂量分数已知且生物利用度为 100％）

请注意，隔室之间剂量分数和第 2 隔室的释放时间均假设是已知的。通过这些简化，可以使用 ADVAN2 表达该模型。对模型进行编码时，药物的总剂量分为两个部分，一部分具有"快速"的一级吸收速率，另一部分具有"缓慢"的零级吸收速率。在这个简单的例子中，每个部分的吸收剂量是根据剂型的设计来分配的。当每个部分的分数已知时，可以在数据集构建过程中简单地将剂量分别给入两个隔室。每个个体的给药需要两个记录，分别分配给"快"吸收部分 CMT＝1（AMT＝100）和"慢"吸收部分 CMT＝2（AMT＝200）。如表 9.1 所示，第 1 个受试者的第 1 次单次给药可写在前两个给药记录中。

表 9.1　用于推注和零级输入同时给药的给药记录示例（通过每个途径的给药量为固定值）

ID	TIME	DV	AMT	EVID	RATE	MDV	CMT
1	0	.	100	1	0	1	1
1	0	.	200	1	－2	1	2

控制文件中必须有一部分用来定义模型参数。药物开始"缓慢"吸收过程时的延迟可以引入迟滞时间参数 ALAG(i)，在 PREDPP 内的每个隔室均可以有该项参数。假设我们知道第 2 个吸收过程的开始时间，我们可以在控制文件中将 ALAG 的值固定（如 ALAG2＝2，因为预计吸收在给药后 2 小时开始）。或者，如果预期

各个剂量之间的迟滞时间会因不同的治疗而不同，则可将滞后时间（如 LAGT）作为 1 个数据项，然后在控制文件中设定 ALAG2＝LAGT。数据集中的 LAGT 就是相应治疗对应的特定值。

对于本例，控制文件的开始部分可能如下：

```
$PROBLEM First- and Zero-Order Abs.；已知比例；F=1
$INPUT ID TIME DV AMT EVID RATE MDV CMT
$DATA  filename
$SUBROUTINES ADVAN2 TRANS2
$PK
    KA = THETA(1)*EXP(ETA(1))
    ALAG2 = 2                  ；零级开始的滞后时间
    D2 = THETA(2)              ；零级输入持续时间
    CL = THETA(3)*EXP(ETA(2))
    V = THETA(4)               ；中央室容积
    K = CL/V                   ；消除速率常数
```

使用 RATE 数据项和 D2 参数可以估算零级输入过程的持续时间。该过程在时间 ALAG2 ＝ 2 时开始，并持续到该过程的全部药物量被吸收。根据对数据的最佳拟合来估算该过程的持续时间参数 D2。吸收速率 RATE ＝ AMT/D2。零级输入速率的单位是每单位时间的药量。

在更常见的情况下，假设不知道第 2 个吸收过程开始的时间，可以使用 ALAG2 ＝ THETA(i)。这里 THETA(i) 给出了滞后时间的估算值，在时间大于 ALAG2 之后第 2 隔室中的药物才开始吸收。在这个简单的例子中，药物持续地从"快速"一级隔室吸收，直至全部完成。从 TIME＝ ALAG2 开始，药物由"慢速"零级隔室持续吸收直至完成。在 TIME 达到 ALAG2 后，这两个过程可能会同时存在。

9.4.2 分数未知的一级速率的序贯吸收

举另 1 个例子，吸收速率有所变化，但没有特别拟合每个速率吸收的分数。发生这种变化的可能原因是药物在胃肠道中下行时溶解度或渗透性发生了显著的变化。设想一种情况，因为药物在上消化道中吸收相对较快而出现吸收速率随时间的降低，这时可以用 ADVAN2 来表示。使用 PREDPP 中的"模型事件时间"（model-event-times，MTIME(i)）来定义速率发生改变的时间。可以使用多个模型事件时间，并将其按顺序编号。如果只有 1 个事件时间，则 MTIME(1) 就是吸收速率下降的时间的估算值（在本例中）。将事件时间设为一个固定效应参数来估算，例如 MTIME(1)＝THETA(1)。使用 1 个代码模块来估算每一个 *KA* 以表示 *KA* 的变化（例如，KAFAST 和 KASLOW），使用逻辑指示变量 MPAST(1)来测试当前时间是否已经超过了事件时间。在这里，"*KA*"是 ADVAN2 中的 NONMEM 保留名称。KAFAST 和 KASLOW 是用户定义的变量名称。作为 NONMEM 的保留字符，MPAST(i)是 1 个 NONMEM 定义的逻辑变量（logical variable），具有下列值：如果 TIME≤MTIME(1)，则 MPAST(1)＝0；如果 TIME＞MTIME(1)则 MPAST(1)＝1。KA 的当前值根据 MPAST(1)的值设置。例如：

```
KAFAST = THETA(1)
KASLOW = THETA(2)
MTIME(1)= THETA(3)
KA = KAFAST*(1-MPAST(1)) + KASLOW*(MPAST(1))
```

当时间小于或等于 MTIME(1)时，MPAST(1)的值为 0，所以 *KA* ＝ KAFAST。当时间大于 MTIME(1)，MPAST(1)的值为 1，所以 *KA* ＝KASLOW。使用这种方法，该模型也可以使用 ADVAN2 进行编码。在这里，每次给药只需要 1 个给药记录，不像上述情况，每个储库隔室需要单独的给药记录。由于我们使用的是 ADVAN2，因此这里只有 1 个储库隔室，并且吸收速率的变化由吸收速率参数的变化调节。

9.4.3　分数未知的零级和一级的并行吸收

更有趣的是各种速率吸收的量和吸收开始的时间均为未知的情况，这与第 9.1 节中 Chatelut 等（1999 年）描述的模型相似。我们可以用这样的模型来解决上述问题，即每次给药全部进入两个隔室中（F＝1），并估算进入每个隔室的剂量的分数。为了运行这样的模型，每个实际给药在数据集中都必须包含两个给药记录。每个给药隔室各有 1 条给药记录。但是，两个给药记录的 AMT 变量均为全部剂量。可以使用 ADVAN2 对这种情况进行建模，其中储库隔室（CMT＝1）与一级吸收相关，而零级吸收过程类似于静脉输注，直接进入中央室（CMT＝2）。个体 1 可能的给药记录结构如表 9.2 所示。

表 9.2　一级和零级速率同时吸收的给药记录示例（估算每个吸收途径的量）

ID	TIME	DV	AMT	EVID	RATE	MDV	CMT
1	0	.	300	1	0	1	1
1	0	.	300	1	−2	1	2

通过将储库隔室的 NONMEM 生物利用度参数定义为要估算的参数 $F1$ [例如，$F1=THETA(1)$] 来估算进入该隔室吸收剂量的分数。以 $F2=1-F1$ 计算进入第 2 给药隔室（即中央室）吸收剂量的分数，并且据此划分两个给药隔室之间的剂量。如果不将生物利用度分数用于分配剂量，那么两个给药记录就变成两次给药。$F1$ 和 $F2$ 不是真正的生物利用度分数，而是各途径吸收的剂量分数。图 9.2 说明了这种区别。以下代码展示了如何使用 ADVAN2 实现这一模型，并且也是对图 9.1 中介绍的方案的另 1 种编码方法：

```
$PROBLEM Parallel first-order and zero-order absorption
                          ; 估算每条途径的吸收分数
$INPUT ID TIME AMT DOSE DV EVID RATE MDV CMT
$DATA study01.csv

$SUBROUTINE ADVAN2

$PK

    F1    = THETA(1)           ; DEPOT 分数(一级)
    F2    = 1-F1               ; CENTRAL 分数(零级)
    ALAG2 = THETA(2)           ; 较慢的零级的滞后时间; h
    D2    = THETA(3)           ; 零级持续时间 ; h
    KA    = THETA(4)           ; 一级吸收; 1/h
    TVV2  = THETA(5)
    V2    = TVV2*EXP(ETA(1))    ; 中央室容积; L
    TVK   = THETA(6)
    K     = TVK*EXP(ETA(2))     ; 一级消除速率; 1/h
    S2    = V2/1000             ; DOSE = mg; DV = ng/mL

$ERROR
IPRED = F
Y = F*(1+EPS(1))

$THETA
(0,0.3,1)                     ; 一级吸收的剂量分数
(0,2)                         ; 零级吸收滞后时间:h
(0,8)                         ; 零级吸收持续时间
(0,0.35)                      ; 一级吸收速率:1/h
(0,50)                        ; 分布容积:L
(0,0.085)                     ; 一级消除速率常数:1/h
```

```
$OMEGA
0.08
0.08
$SIGMA
0.04
$ESTIM ...                              ;根据需要添加代码
$TABLE ...
```

9.4.4　分数未知的并行的一级吸收过程

有 1 种类似但编码方式不同的情况，即两个吸收过程均为一级速率。这时需要两个隔室通过一级吸收速率将药物转移到中央室之中。没有特定 ADVAN 描述这种情况，因此必须使用 1 个通用 ADVAN，并在控制文件中对模型结构进行编码。如果整个模型中的所有过程都遵循一级速率，那么我们可以使用一个通用线性模型子程序（ADVAN5 或 ADVAN7）。

具有两个并行一级吸收过程的数据集，每次给药在每个储库隔室中都必须有 1 个给药记录。由于两个吸收过程平行且都是一级过程，因此不需要 RATE 数据项，但是与第 9.4.3 节中的示例类似，AMT 变量应等于总给药量。表 9.3 中展示了个体 1 的给药记录示例。

表 9.3　并行吸收过程的给药记录示例（估算经每个途径吸收的量）

ID	TIME	DV	AMT	EVID	MDV	CMT
1	0	.	300	1	1	1
1	0	.	300	1	1	2

假设两个都是一级吸收速率过程，可以使用通用线性模型表达式（ADVAN5 或 ADVAN7）通过以下代码实现该模型：

```
$PROBLEM Parallel first-order absorption
$INPUT ID TIME DV AMT EVID MDV CMT
$DATA filename
$SUBROUTINES ADVAN5
$MODEL
  COMP(DEPOT1,DEFDOS)
  COMP(DEPOT2)
  COMP(CENTRAL,DEFOBS)
```

```
$PK
  F1    = THETA(1)
  F2    = 1 - F1
  ALAG2 = THETA(2)                    ; 慢吸收途径的滞后
  K13   = THETA(3)                    ; DEPOT1 - > CENTRAL
  K23   = THETA(4)                    ; DEPOT2 - > CENTRAL
  TVV3  = THETA(5)
  V3    = TVV3*EXP(ETA(1))            ; 中央室容积
  TVK   = THETA(6)
  K30   = TVK*EXP(ETA(2))             ; 一级消除速率
  S3    = V3/1000                     ; DOSE = mg; DV = ng/mL

$ERROR
Y = F * (1 + EPS(1))
$THETA ...                           ; 根据需要添加其他代码
$OMEGA ...                           ;
$SIGMA ...                           ;
$ESTIM ...                           ;
$TABLE ...                           ;
```

这个例子类似于图 9.1 的情况，除了两个吸收过程都是一级速率。在有两个并行的一级吸收步骤时，不能用特定 ADVAN 来描述，而必须使用通用线性（链式模型）或非线性（微分方程模型）ADVAN 中的 1 个。

9.4.5 零级速率输入至储库隔室

本章将要介绍的最后一种包含混合速率吸收过程的模型结构是以零级速率输入至储库隔室的模型。该模型先是将药物输注入储库隔室，然后再经由一级过程吸收。这个模型有一些很好的特点，其吸收曲线为"S"形。与具有滞后时间的简单一级吸收模型相比，本模型具有一定的优点。通常滞后时间参数的加入会导致在估算过程中出现数值上的问题，将药物输入储库隔室有时可以避免这一问题。在这种模型结构下，全部给药剂量都会经历两个输入过程，即零级及其后一级。每个实际给药剂量只需要 1 条给药记录，即输入储库隔室的输注剂量。给药记录中令 RATE = -2，而在控制文件中以 1 个固定效应参数来估算输入持续时间。由于仅用了 1 个给药记录，并且全部剂量都经过两个输入步骤，所以不需要像前述模型那样将剂量按不同途径分开。

此外，还可以构建许多其他的药物吸收模型，包括传导隔室模型、机制性吸收模型、肠肝循环模型、Weibull 函数模型等。这些模型中的每 1 个都可以在 NONMEM 中用扩展了特定 ADVAN 可用属性的自定义模型来表示。NONMEM 中模型表达的灵活性以及实现这些模型所需的数据集和控制文件代码的一些具体编码特征，有望在这一系列吸收模型中得到展示。

9.4.6　原药和代谢产物模型：微分方程

对于更复杂的建模方案，可以假设有一开发中的化合物，其消除过程包括肾清除和生成单一代谢产物的可饱和代谢这两种途径。单次口服给予 100 mg 剂量的原药，并收集原药和代谢产物的浓度数据。在该非线性模型中同时描述原药和代谢产物的浓度需要使用微分方程。模型如图 9.6 所示，其中 MPR 是代谢产物对原药的分子量比值，k_a 是一级吸收速率，k_{20} 和 k_{30} 分别是原药和代谢产物的一级清除速率。$A(1)$ 是时间 t 时中央室中的原药量。饱和消除通过 Michaelis-Menten 模型参数 $V_{\max}$（最大消除速率）和 k_m［代谢速率为最大值的一半时第 2 隔室中的量，$A(2)$］来定义。下面列出了根据各隔室的量的变化速率来定义模型的微分方程：

$$\frac{\mathrm{d}A(1)}{\mathrm{d}t} = -k_a \cdot A(1) \tag{9-1}$$

$$\frac{\mathrm{d}A(2)}{\mathrm{d}t} = k_a \cdot A(1) - k_{20} \cdot A(2) - \frac{V_{\max} \cdot A(2)}{k_m + A(2)} \tag{9-2}$$

$$\frac{\mathrm{d}A(3)}{\mathrm{d}t} = -k_{30} \cdot A(3) + \frac{V_{\max} \cdot A(2)}{k_m + A(2)} \cdot MPR \tag{9-3}$$

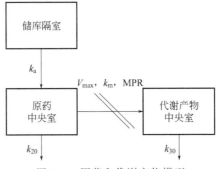

图 9.6　原药和代谢产物模型

由于这个模型涉及原药到代谢产物的量的转换，在隔室 2（中央室中的原药）和隔室 3（中央室中的代谢产物）之间需要进行量的校正，可在数据集里直接将代谢产物浓度值转化成等价的原药浓度值来完成。或者，也可以在微分方程中将适当的项乘以摩尔质量比。

该模型的数据集结构要求原药和代谢产物浓度列在同一 DV 列中，观测值的类型由隔室数表示（原药为 CMT＝2，代谢产物为 CMT＝3）。表 9.4 显示了部分记录的示例。

在此，DV 项表示观测到的浓度值，CMT＝2 表示中央室中的原药浓度，而 CMT＝3 表示中央室中的代谢产物浓度。

表 9.4　对原药和代谢产物浓度同时建模的给药和观测记录的示例

ID	TIME	DV	AMT	EVID	MDV	CMT	
1	0	.	100	1	1	1	←给药记录
1	0.5	46	.	0	0	2	←原药记录
1	0.5	156	.	0	0	3	←代谢产物记录

这个模型可用以下控制文件的代码表示：

```
$PROBLEM Model of Parent and Metabolite Concentrations
$INPUT ID TIME DV AMT EVID MDV CMT
$DATA filename
$SUBROUTINES ADVAN6 TOL=4
$MODEL
  COMP(DEPOT,DEFDOS)
  COMP(CENTPRNT,DEFOBS)
  COMP(CENTMETB)
$PK
  K20  = THETA(1)*EXP(ETA(1))
  V2   = THETA(2)*EXP(ETA(2))
  KA   = THETA(3)
  VMAX = THETA(4)
  KM   = THETA(5)
  K30  = THETA(6)
  V3   = THETA(7)
  S2   = V2/1000
  S3   = V3/1000

$DES
  DADT(1)= -KA*A(1)
  DADT(2)= KA*A(1) - K20*A(2) - (VMAX*A(2))/(KM + A(2))
  DADT(3)= -K30*A(3) + ((VMAX*A(2))/(KM + A(2)))*MPR
```

```
$ERROR
  IF(CMT.EQ.2)TYPE= 0        ; 原药浓度

  IF(CMT.EQ.3)TYPE= 1        ; 代谢产物浓度

Y = F*EPS(1)*(1-TYPE) + F*EPS(2)*TYPE

$THETA ...                   ; 根据需要添加其他代码
$OMEGA ...                   ;
$SIGMA ...                   ;
$ESTIM ...                   ;
$TABLE ...                   ;
```

　　像这样的原药和代谢产物模型对于代谢产物来说并不是唯一可识的，因为原药转化为代谢产物的比率和代谢产物的分布容积均为未知。换句话说，如果仅给予了原药，即使在检测了代谢产物浓度的情况下，代谢产物隔室中的量和分布容积均不可知。只有在之前的 ADME 研究中确定了转化的程度，或通过直接给予代谢产物而测出了代谢产物的清除率或分布容积，该模型才是唯一可识的。无论代谢产物参数是否唯一可识，该模型都可用于表征观测浓度和其他目的。

　　通用 ADVAN 的其他常见应用包括基于机制的酶诱导模型，转运隔室吸收模型，靶点介导模型以及大多数的 PK/PD 模型。这些模型不包含在任何的特定 ADVAN 中，并且可能需要多种多样的结构。第 10 章将详细介绍药效学模型的编码。

（周田彦　付　毓　姚　烨）

参考文献

Chatelut E，Rostaing L，Grégoire N，Payen J-L，Pujol A，Izopet J，Houin G，Canal P. A pharmacokinetic model for alpha interferon administered subcutaneously. Br J Clin Pharmacol 1999；47；365-371.

Wade JR，Kelman AW，Howie CA，Whiting B. Effect of misspecification of the absorption process on subsequent parameter estimation in population analysis. J Pharmacokinet Biopharm 1993；21（2）；209-222.

第 **10** 章
PK/PD 模型

10.1 概述

到这里为止，本书所讨论的大多数内容都只针对药物动力学（pharmacokinetics，PK），然而在药物研发和临床应用中 PK 往往仅起到辅助性作用。一旦选择了特定的药物，临床医生和药师主要关心的问题是其用在特定患者的剂量和频率。虽然这些是动力学范畴的程度和速度的概念，但临床医生本质上提出的是安全性和疗效的问题，对之进行的定量考察即称为药效动力学（pharmacodynamics，PD）。而与 PK 有关的问题往往不是主要的，尽管其在临床决策中也占据重要地位。

关于可接受的安全性和适当疗效的定义取决于每种药物和适应证。做出以上定义以及确定药物研发所关心的主要问题需要一个多学科团队（包括临床医生和领域内的思想领袖）的投入，他们需要掌握关于待治疗疾病及现有药物治疗方法的临床知识，以有效地评估潜在的新药。药理学、化学、药剂学、法规、药物经济学等学科背景可在团队提出药物开发中的最主要问题时做出宝贵的贡献。在研发过程中尽早明确目标药物的特征有助于上述主要问题的提出，而这也会激发针对这一问题以及解决该问题所需数据的严肃思考。

定量药理学家需要将所关心的这些问题定量地表达出来，并确保获取充足数据以成功运用药物统计学模型来解释这些重要问题。而同等甚至更加重要的是，定量药理学家必须能够用清晰的词语向团队阐释模型结果以影响决策过程，此时模型的图像化展示及解读对于沟通非常有益。临床医生只需了解模型的行为以及模型在何种程度上解答了有关药效的关键问题即可，而并不需要理解微分方程的复杂系统所包含的数学细节。定量药理学家应该以一种可以直接帮助整个团队作出决策的方式对模型结果进行阐释。

定量药理学家们还需要具备出众的建模能力。事实上，疾病过程和药物作用是非常复杂的，因而需要高超的定量建模技巧。通常 PD 模型需包含基线响应、与 PK 的关系、疾病进展、耐药性的产生等多重因素。此外，PD 数据可能是连续型或离散型（如二元型或分类型）。这些因素使得 PD 模型比大多数 PK 模型更为复杂。作为使用 NONMEM 进行 PK/PD 建模的引言，本章主要关注连续型数据的典型 PD 模型。

10.2　在 NONMEM 中进行 PD 建模

进行 PD 建模的具体方法依赖于数据特征和要解答的问题。可以采用 $PRED 在因变量和自变量之间进行直接的线性或非线性回归。另外，也有几种方法用 PREDPP 建立 PD 模型。如果 PK 模型可以用某一个特定 ADVAN（即 ADVAN1-4、10-12）来描述，且 PD 模型也足够简单到可以用代数方法表示，则可以在使用特定 ADVAN 的同时，在 $ERROR 模块中表示 PD 模型。对于更复杂的 PK 或 PD 模型，可以使用通用 ADVAN（即 ADVAN5-9 或 13）。本章会讨论以上每种方法的实例。

除了考虑使用何种算法，在拟合 PK、PD 模型时还可以遵循多种不同的建模过程。由于 PK/PD 模型可能很复杂，需要仔细考虑数据和建模过程的要求。在 PK/PD 的建模过程中既可以同时拟合 PK 和 PD 参数，也可以序贯地先拟合 PK 参数再拟合 PD 参数。对于建模过程的选择可以说是一种在最终参数拟合精度与过程执行所需大量时间之间的博弈。

对于 PK/PD 模型的同时拟合（simultaneous fitting）是计算强度最高、耗时最长的方法。当同时估算大量参数时，模型可能会面临计算稳定性问题，这可能会进一步延长运行时间。如果数据足以支持同时估算所有参数，那么同时拟合方法则是"金标准"，因为在 PK 参数和 PD 参数之间存在双向的相互作用（Wade and Karlsson 1999；Zhang et al. 2003）。

序贯拟合（sequential fitting）包括两步过程。首先，仅用 PK 模型和 PK 数据估算 PK 模型参数，根据结果将 PK 参数或暴露量估算值作为 PD 模型的输入值。这种方法更易操作，与同时拟合方法相比，通常耗时更短。当建立了 PK 模型并确定了参数或暴露量值后，PD 模型的估算至少有 3 种选择（如表 10.1 所示）：①固定 PK 模型的个体条件参数估算值，仅用 PD 数据估算 PD 模型参数；②固定群体 PK 参数典型值，仅用 PD 数据估算 PD 模型参数；③固定群体 PK 参数典型值，数据集同时包含 PK 和 PD 数据进行 PD 模型参数拟合。

表 10.1 拟合 PD 模型的 3 种选择

选择	固定参数值	拟合 PD 模型所用数据集
1	PK＝个体估算值	PD 观测值
2	PK＝群体估算值	PD 观测值
3	PK＝群体估算值	PK 和 PD 观测值

Zhang 等（2003）描述并比较了以上 PK/PD 建模方法，他们发现至少在使用 NONMEM 经典计算方法时，序贯拟合法更快、更容易收敛。此外，对几种拟合方法进行比较发现，将 PK 参数固定为群体值、在数据集中同时包括 PK 和 PD 数据的序贯拟合法的结果最优，因为这种方法得到的 PD 模型参数与同时拟合法得到的参数在数值和精确度上相似，且所需时间约为同时拟合法的 40%。

10.3 $PRED

对于一些相对简单的模型如直接效应模型（direct effect model），使用 $PRED 模块是很有效的。与 PREDPP 不同，PRED 不考虑模型背景，也没有像 PREDPP 那样的表示时间或隔室数的变量。因此数据集中每条记录都要包含评价模型所需的所有信息，而且不允许有"缺失"数据，因为缺失值会作为 0 处理。这类模型的数据集的构建相对简单，因为没有给药或"其他"类型记录，且除了来自同一个体的数据必须放在一起以外，录入的数据间无需连续性。其他的独立变量（如治疗组、剂量、浓度、暴露量、性别、年龄和体重）可以包含在数据集中，但如果被用于模型中，则在任何一条记录中都不能缺失。这些独立变量可以固定，也可以随时间变化。有时纳入个体基线 PD 值作为独立数据项（常数值）会有帮助，这样基线值可作为模型协变量，如果适用的话，也可用于绘图或数据汇总。

当用 $PRED 进行 PD 建模时，控制文件须根据个体预测值（F）和残留误差（residual error）项[EPS(i)]来定义因变量（dependent variable，DV）的观测值（Y）。如果数据集中每条记录包含所需的浓度数据，或仅用记录中的信息通过代数式即可预测浓度值，则模型可纳入 PK 部分。有时后者对于多次给药的情况会更为复杂，因为 PRED 不包含患者的用药史，代数式本身必须包含数据的多次给药信息。这在某些情况下是可行的，但一般需假设在相同且精确的给药间隔下给予恒定的给药剂量，因为通过 $PRED 模块构建的模型，其数据集不包含给药记录。

10.3.1 直接效应 PK/PD 模型示例：数据集包含 PK 浓度值

使用 PRED 方法的一个示例是探索最大药物浓度（maximum drug concentration，C_{max}）和心电图中校正 QT 间期自基线最大变化（change from baseline in corrected QT interval of the electrocardiogram，ΔQTc 或 DQTC）间的关系。本例并不保证分析此类心脏相关数据时均可用这一方法，只是用来解释如何用 $PRED 编码这类模型。

数据集中每条记录包含一个 PK 值（C_{max}）和一个 PD 值（ΔQTc）。表 10.2 中展示的是部分的数据记录行示例。

表 10.2　$PRED 模型使用的数据文件示例

ID	DQTC	C_{max}
1001	3.6	54.9
1002	4.9	48.6
1003	2.1	35.2
1004	6.3	65.1
1005	5.2	55.6
1006	3.5	40.2
...	...	...

每个受试者仅有单一观测值时，两个水平间的随机效应（random effect）会发生混淆，模型不可解。在这个简单的例子中，每个受试者仅有一个观测值，可构建如下的具有单一水平随机效应（L1 random effect）的线性模型：

```
$PROB    QTc, PRED
$INPUT   ID=DROP DQTC=DV CMAX
$DATA data.csv IGNORE=C          ; 由于标题行以 C 起始,该行被舍去

$PRED
  INT = THETA(1)                 ; 截距
  SLP = THETA(2)                 ; 斜率
  EFF = SLP*CMAX + INT           ; 线性药物作用模型
  Y = EFF + ETA(1)               ; 残留误差模型——加和型

$EST PRINT=5 MAX=9999 SIG=3

$THETA
  0.1                            ; 截距
  0.5                            ; 斜率

$OMEGA
  0.04                           ; 加和型误差的大小
```

NM-TRAN 舍去 ID 项，因为单一水平随机效应下认为所有数据来自同一个个体，或更确切地说，该模型没有个体水平。PD 值是待分析的因变量（DV），因此

在 $INPUT 行 DQTC 项被定义为 DV 项。自变量 CMAX 是数据集的一个元素，在 $INPUT 行被定义。模型通过线性回归模型将自变量和 DV 关联起来。INT 和 SLP 分别是线性模型的截距和斜率参数。EFF 是预测效应（ΔQTC）。

ΔQTC 被定义为 DV 项，因此 NONMEM 将其对应于残留误差模型中的 Y 值。这种对应是 NONMEM 默认的。残留误差模型，或 Y 与预测值 EFF 间的关系被明确地定义。

需注意，由于 $DATA 语句中包含 IGNORE＝C，且数据集第一行第一个字母是 C，在读取数据文件时标题行会被 NM-TRAN 舍去。因此数据集可以包含标题行以便阅读，但 NONMEM 在读取数据集时按指令舍去该字符信息。

下面是用 $PRED 编码的另一个直接效应模型的示例，将数据集中的 PK 值（CONC）代入一个包含多个随机效应的 Hill 方程来拟合一套 PD 数据。估算多水平随机效应要假设每个个体有多个观测值，至少是对于数据集中的多数个体而言。

```
$PRED
EMAX = THETA(1) * EXP(ETA(1))          ; Emax——最大效应
EC50 = THETA(2) * EXP(ETA(2))          ; EC50——50％Emax 所对应的浓度
GAMMA = THETA(3)                       ; Gamma——形状因子
BL = THETA(4) * EXP(ETA(3))            ; 基线 PD 值
N =  EMAX * (CONC**GAMMA)              ; Hill 方程的分子部分
D = (EC50**GAMMA) + (CONC**GAMMA)      ; Hill 方程的分母部分
EFF =  BL - (N/D)                      ; 药物效应为自基线的降低
Y =  EFF + EPS(1)                      ; 残留误差模型
```

其中，CONC 是引起 PD 响应立即下降的实时药物浓度。ETA 项是描述 PD 参数的个体间差异的一级（L1）随机效应。EPS(1)是残留误差模型的二级（L2）随机效应。一级效应对于每个个体是恒定的，而在个体间则不同。二级效应是在观测值水平，且在一个个体内的不同观测值之间发生变化。本例中不假设或估算 PK 模型。PK 只以与 PD 测量值同时采集的浓度数据的形式纳入。使用这种方法，每个 PD 值需对应一个 PK 值。如果不存在 PK 值，相应的 PD 值将被舍去，或通过模型内插或假设的方式输入一个 PK 值。

在本例中，模型估算了 PD 基线值。即使在已测量了基线值的情况下，除了将该基线观测值作为个体的第一个数据纳入数据集外，人们可能也想估算基线值以作为模型的一个参数。如果将基线观测值作为固定值使用，意味着假设其是没有误差的准确值。而将基线值作为一个参数进行拟合可以估算基线值变异的大小，并且探索协变量对解释该个体间变异的影响。如前所述，也可以同时将基线值作为每条记录的常数数据项（独立于 DV 列的一列），以作为作用于模型其他参数上的协变量。

10.3.2　直接效应 PK/PD 模型示例：　PK 来自计算浓度

当模型中的 PK 浓度是通过个体参数计算得到的时，也可以建立直接效应 PK/PD 模型。例如对于具有一级吸收和一级消除的药物，在第 n 个给药间隔（τ）给药后的任意时间（time-after-dose，tad），其药物浓度可依据下式预测：

$$C(Dose,tad,\tau)=\frac{F\cdot Dose\cdot k_{a}}{V(k_{a}-k)}\left[\frac{(1-\mathrm{e}^{-nk\tau})}{(1-\mathrm{e}^{-k\tau})}\mathrm{e}^{-k\cdot tad}-\frac{(1-\mathrm{e}^{-nk_{a}\tau})}{(1-\mathrm{e}^{-k_{a}\tau})}\mathrm{e}^{-k_{a}\cdot tad}\right]$$

$$(10\text{-}1)$$

该式可以写在 $PRED 模块中，以计算在某给药间隔内任意时间的血浆药物浓度，该给药间隔既可以是首剂量后或 n 个剂量后，也可以是在足够多剂量后达到稳态时。该式建立在所有剂量按计划时间点给药且给药间隔恒定为 τ 的假设上。在 $PRED 中使用此公式时，数据集中每条记录须包含每个 PK 变量的值，即 tad、n 和 τ，以及个体 PK 参数 k_{a}、V 和 k。如果某个数值缺失，该值将被当作 0 处理，造成无法预料或不期望得到的结果。可利用前例中的代码将 PD 模型加入。

需要注意的是，以上模型均将 PD 响应直接与实时血浆药物浓度相关联，而不是基于起效部位浓度。这样的优势是数据集构建相对简单，参数估算相对较快。

10.4　$PK

尽管利用 $PRED 建模具有数据集构建相对简单易行的优势，使用 PREDPP（通过 $PK 引入）建模可以提供其他程序所没有的效力和灵活性。使用 PREDPP 可以实现对时间、隔室数、重复给药、多途径给药、最优化特定 PK 模型、不同微分方程求解等的处理。这在前文已有讨论，其对于 PK/PD 模型同样有益。

然而，在带来丰富性的同时，使用 PREDPP 会让数据集结构和控制文件更复杂（如第 3、4 章所述）。由于在建模过程中会探索多种 PK/PD 建模方法，有时需要重新构建数据集以适应待建模型的变化。PK、PD 同时建模需要特定结构的数据集。与单独的 PK 数据一样，使用 PREDPP 时的待分析数据集必须明确其中每个个体的所有事件的时间顺序序列。每项记录必须只对应一种事件类型，即剂量、PK 或 PD 观测值，或"其他"类型事件，例如依赖于时间的协变量值的改变。给药记录行通常是必要的，有些情况下"给药"记录会用于初始化 PD 隔室的值。设定 PD 隔室的初始条件或初值的 1 个方法是将单剂药物给入该隔室之中。所有 DV 值（即 PK 和 PD 观测值）均写在数据集的 DV 列。隔室（CMT）项用于指定该记录是在 PK 还是 PD 隔室。PREDPP 提供的选择使其变得非常灵活，但要求对模型和程序有透彻的理解。

10. 4. 1 特定 ADVAN （ADVAN1-ADVAN4 和 ADVAN10-ADVAN12)

在 NONMEM 中使用特定 ADVAN 时，系统最适于 PK 分析。NONMEM 对模型会包含的隔室和参数有一定的"预期"，其中也存在灵活性，但主要还是在于模型参数化、给药途径，以及是否存在吸收或输出隔室。这些 ADVAN 原本并不用于 PD 建模或 PK/PD 联合建模，然而对于某些模型，也可以运用特定 ADVAN 进行 PK/PD 建模。

当可以用一室模型描述 PK 时，建立效应隔室链式模型的方法之一是使用 ADVAN3 或 ADVAN4 并将外周室的值设定为效应部位浓度。从中央室到外周室的转运速率常数需固定为远小于消除速率常数的值，以使该药物量的转运可忽略不计。设定外周室的缩放参数以使稳态时效应部位浓度与中央室浓度相等，而从外周室回到中央室的转运速率常数就是通常意义上的 k_{eo}。PD 模型的 Hill 模型结构代码写在 \$ERROR 模块，将外周室浓度作为 PD 效应的驱动力。

该方法的数据集包括 CMT 项，如果 CMT=1（即 ADVAN3 中的中央室），那么其观测值为 PK 浓度；若 CMT=2 则观测值为 PD 浓度。这种指定不改变第 2 隔室内的值——该值是效应部位药物浓度而不是效应本身。反之，此处的 CMT 项用来在 \$ERROR 模块中 PK 和 PD 的两种残留变异模型间进行转换。如果同时采集 PK 和 PD 数据，相对应的记录应该具有相同的时间值。该方法的示例参见 NONMEM："PK_PD_simultaneous_1_example（pkpdsim1. exa）"（Beal et al. 1989—2011）。这种模型首先由 Sheiner 等开发，用于描述右旋筒箭毒碱的 PK/PD 特征（Sheiner et al. 1979）。

这里的 PD 模型在 \$ERROR 模块中完全用代数方法描述。在这些特定 ADVAN 中，PREDPP 编程对模型中的 PD 部分没有预期。此外，与所有的 PK/PD 联合模型相同，PK 和 PD 有各自的残留变异模型。在参数估算中，通过读取每条记录中的 CMT 数据项来选择对应的残留变异模型。CMT 值作为切换至正确的残留误差模型的逻辑"开关"，必须与 ADVAN 中的隔室定义相对应。

10.4.2　通用 ADVAN（ADVAN5–ADVAN9 和 ADVAN13）

通用 ADVAN 在构建 PK/PD 模型时更加灵活。使用通用 ADVAN 建立的模型通常包含 1 个到多个 PD 隔室，在 $MODEL 语句中进行定义。当 PD 模型足够简单时，可以在 $ERROR 模块中定义，而更多时候则是在通用线性或非线性 ADVAN 中以 1 个隔室中的量的形式来定义。当使用通用 ADVAN 时，CMT 值必须与 $MODEL 语句所定义的隔室定义相对应。

不适合特定 ADVAN 的非标准 PK 模型可能需要使用通用 ADVAN，即使 PD 模型足够简单到可以写在 $ERROR 模块中。以下示例展示了使用 ADVAN6 以微分方程对药物的 PK 和效应部位浓度进行建模的方法。PD 模型包含在 $ERROR 模块中。

10.4.3　PREDPP：效应隔室链式模型示例（PD 写在$ERROR）

下面代码描述了 1 个二室 PK 模型，而效应部位浓度在第 3 隔室。PK 模型从中央室和外周室一级消除，符合 Hoffman 消除模型（Schmith et al. 1997）。

```
$SUBROUTINES ADVAN6 TOL=5
$MODEL
  COMP = (CENTRAL,DEFDOSE,DEFOBS)   ; PK - 中央室
  COMP = PERIPH                     ; PK - 外周室
  COMP = EFFECT                     ; 效应部位浓度
$PK
  TVCL  = THETA(1)*(CRCL/MDCC)**THETA(2)
  CL    = TVCL*EXP(ETA(1))
  TVV   = THETA(3)*(WTKG/MDWT)**THETA(4)
  V     = TVV*EXP(ETA(2))
  Q     = THETA(5)
  VP    = THETA(6)

  K20   = 0.0237                    ; 体外平均值
  K10   = (CL/V) - (K20*VP)/V
  K12   = Q/V
  K21   = (Q/VP) - K20
```

```
S1    = V1/1000
TVK30 = THETA(7) + THETA(8)*SEXF
K30   = TVK30*EXP(ETA(3))

EMAX  = 100
GAMMA = THETA(9)
TVC50 = THETA(10)
C50   = TVC50*EXP(ETA(4))

$DES
DADT(1)= K21*A(2)-(K12+K10)*A(1)      ; 中央室 PK
DADT(2)= K12*A(1)-(K21+K20)*A(2)      ; 外周室 PK
AA = A(1)*1000
DADT(3)= K30*(AA/V-A(3))              ; 效应部位浓度

$ERROR
Q = 1                                 ; PK 记录标识
IF(CMT.EQ.3)Q = 0                     ; PD 记录标识
Y1 = F*EXP(EPS(1))                    ; PK 的 RV 模型
NUM = EMAX*(F**GAMMA)
DEN = EC50**GAMMA + F**GAMMA
Y2 = NUM/DEN + EPS(2)                 ; PD 的 RV 模型
Y = Q*Y1 + (1-Q)*Y2                   ; 指定 RV 模型
```

该模型给出了经协变量调整的 PK 参数的示例。清除率用基于中位肌酐清除率（median-centered creatinine clearance，MDCC）的幂函数形式表示，中央室容积用基于中心化的中位受试者千克体重（median patient weight in kilograms，MDWT）的幂函数形式表示。MDCC 和 MDWT 的值可以包含在数据集的每条记录中，也可以直接写在控制文件中。

本例展示了 1 种未采用特定 ADVAN 描述药物 PK 行为，而 PD 特征足够简单到可以在 $ERROR 模块中描述的数据分析方法。上面的代码在 ADVAN6 中用微分方程对 PK 进行描述。此外，由于每个转运速率都是一级的，模型也可以用 ADVAN5 或 ADVAN7 编写，这说明描述多种模型时 NONMEM 编码方法具有多样性和灵活性。然而，使用者须明确知晓所写代码的含义。

10.4.4 PREDPP：间接效应模型示例（PD 写在$DES）

其他的 PD 模型要求模型中 PD 部分需要用 1 个或多个隔室中的 PD 的"量"

表示。这些 PD 模型太过复杂，以至于不能适用某个特定 ADVAN 或用代码以代数形式在 $ERROR 模块中表示。对 NONMEM 中不同组分功能的经验以及理解有助于在给定情况下选择合适的方法。

如图 10.1 所示的间接效应模型代表了需要使用 PD 隔室的一类模型。间接效应模型（indirect response model，IDR model）包含 1 个到多个隔室，隔室中的"量"表示 PD 效应或其前体的多少。效应隔室至少有 1 条输入途径且通常模型化为零级过程，同时至少有 1 条消除途径且通常模型化为一级过程。在间接效应的部分，药物浓度或暴露量作为对于效应的输入或消除途径的激动或抑制。

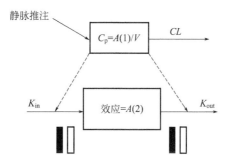

图 10.1　常见的 PK/PD 间接效应模型示意图［黑色矩形表示对效应的输入或输出速率的抑制，白色矩形则表示刺激。引自 Springer，© 1997 Plenum Publishing Corporation，J Pharm Biopharm 1997；25（1）：107-123. Figure 1. Mathematical Formalism for the Properties of Four Basic Models of Indirect Pharmacodynamic Responses. Krzyzanski W and Jusko WJ. 获得 Springer Science+ Business Media B. V. 允许］

以下面的代码对 1 个间接效应模型进行序贯 PK/PD 建模。模型包括一室 PK，其中央室的药物浓度可抑制效应的生成。

```
$PROB Indirect Response Model - One Compartment PK
$DATA ID DV CMT ... ... BSLN ICL IV     ; 只显示 IDR 所需数据项
$SUBROUTINES ADVAN8 TOL=3
$MODEL
  NCOMP = 2
  COMP = CENTRAL
  COMP = RESPONSE
$PK
  CL = ICL
  V = IV
```

```
    KEL = CL/V
    K0 = THETA(1)*EXP(ETA(1))          ; K0 是基线时零级输入速率估算值
    KOUT = THETA(2)*EXP(ETA(2))
    IMAX = THETA(3)*EXP(ETA(3))
    IC50 = THETA(4)*EXP(ETA(4))
    S1 = V
    A_0(2)= BSLN                       ; 设定 PD 响应的初始条件
$DES
    CP = A(1)/V
    DADT(1) = -KEL*A(1)
    KIN = K0*(1-IMAX*CP/(IC50+CP))     ; 输入速率的模型化
    DADT(2)= KIN - KOUT*A(2)
$ERROR
    Q = 1                              ; PK 记录标识
    IF(CMT.EQ.2)Q = 0                  ; PD 记录标识
    Y1 = F*EXP(EPS(1))                 ; PK 的 RV 模型
    Y2 = F + EPS(2)                    ; PD 的 RV 模型
    Y = Q*Y1 + (1-Q)*Y2                ; 指定 RV 模型
```

（其余代码略）

　　还可以增加其他代码，如 $ESTIM、$COV 或 $TABLE 等。此外，输入行只显示了与本部分讨论相关的数据项，还可能需要其他数据。

　　上面的代码展示了序贯建模的过程，其数据集中包含从之前的 PK 模型得到的个体 PK 参数（即 *ICL* 和 *IV*）。采用 ADVAN8 说明模型将用微分方程表示，并定义了将要用到的特定微分方程求解器。$MODEL 语句定义了模型的 2 个隔室，即 PK 的 CENTRAL 隔室和 PD 的 RESPONSE 隔室。

　　所用的 PK 参数为数据集中的个体估算值（如 *CL* = *ICL*）。每个 PD 参数的估算均包含指数型个体间变异。*K0* 代表 PD 效应的零级稳态基线输入速率，*KOUT* 代表效应的一级消除速率。*IMAX* 代表对效应的最大抑制程度分数，*IC*50 是最大抑制效应的 50% 时的药物浓度。隔室的缩放参数设为与 PK 隔室容积相等。由于是对 RESPONSE 的"量"直接进行模型运算，其单位为观测值的单位，所以 RESPONSE 隔室不需要缩放参数。

　　与 *ICL* 和 *IV* 一样，*BSLN* 也是用户定义数据项，需在 $PK 模块定义才能被 NONMEM 理解。*BSLN* 的值是个体基线 PD 观测值，这些值有时被包含在数据集的每一行中。每个个体第 1 条记录中的 *BSLN* 值被用来初始化 PD 隔室的值

（通过 A_0(2)＝ BSLN 语句）。此外，由于数据集中每一行都包含该值，*BSLN* 也可以用于图表中对输出数据的分组或归纳，或被当作其他模型参数的协变量（如适用的话）。

在 $DES 模块，PK 隔室的浓度被定义为第 1 隔室（即 CENTRAL）内的量除以分布容积。该隔室内药物瞬时变化速率用 1 阶微分方程 DADT(1) 表示，为药物从该隔室的一级消除。本例中药物以静脉瞬时注射方式输入，只在数据集中描述，给药被指定为 CMT＝1。瞬时输入速率 KIN 定义为依赖于第 1 隔室药物浓度、*IMAX*、*IC*50 和基线输入速率 *K*0 的抑制型 *IMAX* 模型。

另外，可以将该代码改写为包含驱动 PD 效应的效应部位隔室，或者在 PD 模型中引入前体隔室，其中药物首先通过抑制或激动作用影响前体的量的变化。NONMEM 编程的灵活性允许描述一个看似无穷的模型排列，用户必须仔细评估数据内容是否足以实现参数的估算和模型的潜在可识别性。

10.5　奇异型数据：非连续型数据的分析

除了连续型终点，也可以使用 NONMEM 中的 LAPLACIAN 算法对离散型或分类型终点进行 PD 分析。非连续型数据在 NONMEM 中被称作"奇异型"数据。该类数据和分析方法的示例参见表 10.3。

表 10.3　非连续型数据示例

数据类型	分析方法	示例
二分-二项分布	Logisti 回归	治愈/失败
分类型多项分布	比例优势	疼痛评分
计数数据	Poisson 回归	不良事件计数

NONMEM 分析奇异型数据（odd-type data）的方法超出了本书的范畴，而在《Pharmacometrics》（Ette 2007）一书的一些章节中有详细讲解和代码实例，此处仅对拟合连续型和奇异型数据的区别做几点说明。这类数据常用 LAPLACIAN 算法。当对非连续型数据使用 LAPLACIAN 算法时，通常使用 LIKELIHOOD 或 −2LL 选项以指定模型为似然（likelihood）或 − 2 * 对数似然（−2 * log-likelihood）。NONMEM 保留变量 F_FLAG 具有指定 *F* 值是否为典型值（对于连续型数据时）、似然值或−2LL 值的定义值。该变量也可用于同时估算连续型数据（如 PK）和非连续型数据（如 PD）。

如果需要同时分析连续 PK 数据和不连续 PD 数据，应该和其他 PK/PD 一样建立数据集，并另外引入 1 个指示变量用于指示观测值类型。如果 PREDPP 未被调用，每条记录的 PK 或暴露量数据应该与 PD 终点对应。使用 PRED 时没有 DV 项，因此 PK 和 PD 数据应作为单独数据项（即写在分别的列中）。

下面的代码展示了在 $PRED 中 logistic 回归 PD 模型的表示方法。

```
$PRED
  LOGIT = THETA(1) + THETA(2)*(AUC-118) + ETA(1)
  A = EXP(LOGIT)
  P = A/(1 + A)
  IF(DV.EQ.1)Y = P
  IF(DV.EQ.0)Y = 1 - P

$EST METHOD = COND LAPLACIAN LIKELIHOOD
$COV MATRIX = R
```

该模型将中心化暴露量估算值（AUC－118）和响应发生概率用线性 logit 连接起来。

10.6　PD 模型的复杂性

药效动力学过程受到各种可能使系统随时间发生变化的多种效应的影响。基线 PD 值如血压、心率、疼痛评分、血糖水平、体重等可能因药物的存在发生改变，即发生药效，但也可能由于疾病进展、生物反馈系统、耐药性的产生等发生改变。除此之外，即使仅仅是参加临床试验，接受安慰剂给药也可能导致响应变量发生变化，即"安慰剂效应"。为了描述药效的时间过程，必须考虑这些 PD 模型中的不稳定因素。通常这些复杂模型需要 NONMEM 的通用线性或非线性 ADVAN。

通常 1 个 PD 模型除了要描述药效还要考虑安慰剂的作用。当测量药物响应的时间过程时，特别是在平行组间使用安慰剂和主动治疗时，则必须对治疗组中安慰剂效应的作用作出假设。通常假设药物治疗效应叠加在安慰剂效应上，但也可能有其他模型。经过长期的研究发现，模型甚至还需要考虑疾病进展，该模型已被应用于长期临床试验中阿尔兹海默症患者的认知衰退（William-Faltaos et al. 2013）。

PK/PD 模型更广泛的应用是在描述安全性和有效性的 PD 响应模型之间取得平衡，从而在临床实用模型中量化获益与风险并优化剂量选择，这样的定量方法可以加强对候选药物的评价。构建这种模型的部分结构模块的方法参见 Poland et al. 2009。

10.7　结果的表达

　　定量药理学家的一项基本技能是向项目团队、股东、医生、药剂师甚至公众表达模型结果和含义。PK/PD 模型可能非常复杂和技术性，但其重要的作用在于回答临床关心的问题的能力。

　　在项目开始时，定量药理学家需要与团队成员、管理人员、市场开发、思想领袖、临床医生和法规部门共同确定模型化工作要回答的关键问题。从明确提出的问题出发，将提高回答关键问题的效力。明确的问题也将有助于集中介绍模型化的结论。为了清晰地呈现 PK/PD 模型结果，需注意以下问题：

- 是否解决了恰当的问题？
- 是否解释了模型的基本行为？
- 是否明确说明了假设及是否理解了违反假设的后果？
- 是否有清晰的图形展示模型及其结果？
- 是否使用有意义的"主线"阐述数据、模型和对研究问题的启示？
- 是否展示了合适的汇总统计量，以根据临床观测效应列表来评估模型结果？

　　在 PK/PD 的章节中提及结果表述的问题，是因为在模型化的领域中经常要解决安全性和有效性的关键临床问题。定量药理学家必须能够将所构建模型乃至后续仿真的意义清晰地表达出来，以帮助决策者、临床医师和患者。

　　PK/PD 模型为数据分析和用于检验和交流模型结果所做的仿真提供了有力的工具。PK/PD 仿真参见第 11 章。

（周田彦　姚　烨）

参考文献

Beal SL，Sheiner LB，Boeckmann AJ，Bauer RJ，editors. NONMEM 7.2.0 Users Guides.（1989-2011）.Icon Development Solutions，Hanover. Available at ftp：//nonmem. iconplc. com/Public/nonmem720/guides. Accessed December 13，2013.

Ette EI，Williams PJ. Pharmacometrics：The Science of Quantitative Pharmacology. 2007. Wiley-Interscience. Hoboken，NJ.

Krzyzanski W，Jusko WJ. Mathematical formalism for the properties of four basic models of indirect pharmacodynamics responses. J Pharmacokinet Biopharm 1997；25（1）：107-123.

Poland B，Hodge FL，Khan A，Clemen RT，Wagner JA，Dykstra K，Krishna R. The clinical utility index as a practical multiattribute approach to drug development decisions. Clin Pharm Ther 2009；86（1）：105-108.

Schmith VD，Fiedler-Kelly J，Phillips L，Grasela TH. Dose proportionality of cisatracurium. J Clin Pharmacol

1997；37（7）：625-629.

Sheiner LB，Stanski DR，Vozeh S，Miller RD，Ham J. Simultaneous modeling of pharmacokinetics and phar-macodynamics：application to d-tubocurarine. Clin Pharm Ther 1979；25（3）：358-371.

Wade J，Karlsson MO. Combining PK and PD data during population PK/PD analysis［Abstract］1999，PAGE 8. Abstr 139. Available at www. page-meeting. org/？abstract＝139. Accessed August 31，2013.

William-Faltaos D，Chen Y，Wang Y，Gobburu J，Zhu H. Quantification of disease progression and dropout for Alzheimer' s disease. Int J Clin Pharmacol Therap 2013；51（2）：120-131.

Zhang L，Beal SL，Sheiner LB. Simultaneous vs. sequential analysis for population PK/PD data I：best-case performance. J Pharmacokinet Pharmacodyn 2003；30（6）：387-404.

第 **11** 章

仿真的基本原则

11.1 概述

仿真（simulation）的运用是模型构建过程的自然延伸，因为仿真允许运用模型对各种有关研究设计特点或尚未进行的研究条件（即仿真场景）提出相关问题，并确定这些仿真情景对研究结果以及对随后临床及监管决策的可能影响。如果说模型构建为我们提供了参数的量化，这些参数掌控了系统的（可能）机制解释以及药物对系统的影响，那么仿真可以让我们提出"如果，会怎样"类型的问题以更全面地探索该系统。运用仿真则意味着存在预测模型，这也是本章主要讨论的内容。然而，仿真还有其他几个重要用途，包括将各种模型的特征进行展示和可视化，以及评估模型性能。近年来，利用仿真技术评估模型性能的基于仿真的模型诊断领域蓬勃发展，开始利用仿真评价非连续型数据模型的拟合优度，基于仿真的模型诊断随着可视化预测检验（visual predictive check，VPC）和各种关于模型评价的变体得到了极大的扩展（更多相关内容参见第 8 章）（Karlsson and Savic 2007）。鉴于成功实施仿真的关键因素——计算能力有前所未有的提升，而且定量药理学、系统药理学模型的复杂程度不断增加。可以预见，作为基于模型的药物研发中不可或缺的要素，仿真会得到愈加广泛的使用。

11.2 仿真计划

仿真工作的实施应当如前文所述的模型构建或数据分析工作等一样，需要经过仔细规划和预先思考。因此，第一步是准备一份正式的仿真计划，并由合适的团队成员进行审查并批准。从如何执行仿真的技术层面到解释结果的说明方式，考虑仿真工作的每个方面是一个必要的初始步骤，通常可避免之后的无用功（和返工）。

此外，对于具有不同背景的团队成员来说，进行仿真计划是为具有相关性、实用性的仿真提供有价值的、必要的考虑而进行协作的好机会。其一，应咨询熟悉相关疾病的临床医生，以确保拟仿真患者群体的特征与药物典型目标患者的特征相匹配。其二，应咨询团队领导和临床研究人员，以确保假定的研究设计和执行特征（包括要收集的数据和抽样时间表）在实际进行类似于仿真条件的试验时，能够准确反映出可以实施和预期的内容。其三，应咨询统计学家，以确保所计划的研究设计特征（如样本量、终点计算和主要统计分析）可在仿真场景中得到类似地实施，以便能够放心地利用各种估算仿真策略估计成功概率来指导药物研发过程中的实际决策。

11.2.1　仿真组成部分

　　模型构建和模型仿真框架有几个主要部分需要考虑与详细说明。这些组成部分不仅涉及模型选择和引入变异的程度（通常称为输入-输出模型，input-output model），还涉及"如何"使用模型，具体包括：关于群体仿真的假设（协变量分布模型，covariate distribution model）、试验设计特征与预期执行特征（试验执行模型，trial execution model）、要生成的重复次数以及如何分析仿真数据以作出决策（Kimko and Dufull 2007）。这些部分将在后续子章节中依次介绍。

11.2.2　输入-输出模型

　　在构建定量药理学模型后进行仿真时，输入-输出模型的规范化可能是最简单的步骤之一。估算模型，包括相关固定和随机效应的参数估算值可直接用于仿真的输入-输出模型。当仿真学家已知所有组成部分，且有模型控制文件的代码时，这一步极其简单；然而，当在仿真场景中使用文献描述的模型时，完整描述模型所必需的部分信息通常会缺失或不确定，此时需要做出假设才能执行仿真策略。当需要对模型特征进行假设，且这些特征对模型结果和相关解释至关重要时，必须在结果呈现时清楚、仔细地说明这些假设。此外，应考虑改变这些设置或测试不同假设，以防止无效或不相关的结果。例如，如果将使用的文献报道的药物动力学/药效动力学（PK/PD）模型所针对的患者群体与仿真目标群体不一样时，对模型预测结果至关重要的某些基线特征可能在目标群体中是未知的。此时可以考虑如下多种方案：将基线设定为与其他患者群体中的基线分布一致；所设基线的平均值或中值等于其他人群的平均值或中值，但在仿真的新目标人群中围绕该均值的变异性应增加；抑或基线分布的特征来自类似人群的其他文献或类似患者的公开数据库。因此，在许多情况下，建议对关键假设的各种情况进行测试，然后可以单独呈现各种方案的结果，或者与来自关键团队成员的适当结果进行加权和汇总。

如果将一个定量药理学模型用于仿真，固定效应参数通常固定为使用原始开发数据集进行模型构建时所获得的最终估算值，且参数的个体间变异（interindividual variability，IIV）和残留变异（residual variability，RV）固定为模型方差估算值。关于变异性估算［Ω、σ、η、ε］的假设是随机效应模型符合均值为 0、指定方差的正态分布。因此在实施仿真步骤时，基于这些假设和特定参数估算值，可分别为每个虚拟个体（η 对应每个带有 IIV 的参数，一级误差）以及该个体的每个采样点［ε 对应根据指定的 $ERROR 模型仿真的每个终点或因变量（dependent variable，DV），二级误差］生成 η、ε。因此，仿真得到的参数分布应与原始估算的参数分布相似。

变异结构是仿真中所使用输入-输出模型的一个重要特征。用于仿真的非线性混合效应模型中随机效应的设定可对所获得的输出起根本性作用，因而对仿真结果有很大影响。当用作仿真的定量药理学模型使用对角结构的 Ω 矩阵时，固有的基本假设是模型中各参数对的个体特异性差异（随机效应）之间不存在协方差（相关性）。虽然许多所谓的"最终"定量药理学模型都依赖于这一假设，但个体 η 估算值的简单成对散点图揭示该假设通常不成立。然而这并不是说这些模型一定不可用，因为在一个已经很复杂的模型中纳入并精确估算这些协方差项而不导致过度参数化本身就是一个难以实现的任务，对于经典估算方法更是如此。某些较新的估算方法的一大优点是更容易获得完整的 Ω 矩阵。

如果包含有完整 Ω 结构的拟用于仿真的模型可以被估算并成功收敛，即使 Ω 矩阵的一些非对角项的估算精度非常低，在仿真场景中使用这个更完整的模型也可能会更好，因为与只有对角 Ω 矩阵结构的模型相比，该模型提供了更接近真实的结果。即使一些 IIV 项之间的协方差估算值中等或偏小，若整合此假设而不是假设协方差为零，可以排除或限制对某些极不可信的参数对估算值的仿真。当两个参数（如 CL 和 V）之间的协方差中等或偏高时，与忽略协方差并假设两个原始参数相互独立相比，在仿真中考虑协方差，相关参数（如 $t_{1/2}$，其计算基于另外两个原始参数）对应的 IIV 将适当降低。基于上述原因，建议在模型中尽可能使用完整的 Ω 模块结构进行仿真。

11.2.2.1　编写仿真控制文件

在下列例子中，将使用一个简单的 PK 模型进行仿真。

```
$PROBLEM sim-example
$DATA /home/user/data/dataset.csv IGNORE=#
$INPUT ID DATE=DROP TIME AMT ADDL II DV LGDV CMT EVID MDV
```

```
    TSLD NUM
$SUBROUTINES ADVAN2 TRANS2
$PK

TVKA=THETA(1)
KA=TVKA
TVCL=THETA(2)
CL=TVCL*EXP(ETA(1))
TVV=THETA(3)
V=TVV*EXP(ETA(2))
S2=V/1000

$ERROR

EP1=EPS(1)
IPRED=F
IRES=DV-IPRED
W=F
IWRES=IRES/W
Y=IPRED+EPS(1)* W

$THETA (9.77476E-01)    ; --th1- KA:absorption rate(1/hr)
       (3.06802E+00)    ; --th2- CL:clearance(L/hr)
       (6.01654E+01)    ; --th3- V:volume(L)

$OMEGA (8.17127E-02)    ; --eta1- IIV in CL [exp]
       (6.22633E-02)    ; --eta2- IIV in V [exp]

$SIGMA (4.77067E-02)    ; --eps1- Constant CV [ccv]

$SIMULATION(9784275)ONLYSIM

$TABLE ID TIME CL V KA ETA1 ETA2 EP1
       FILE= sim- example.tbl NOPRINT
```

　　需要注意，此仿真控制文件中的 $PK 和 $ERROR 模块在很大程度上与用于估算时的典型的控制文件相同。此外，如果仿真的目的是为了更好地了解在分析数据集的特征（如受试者数量、剂量和样本收集事件等）条件下，特定模型的特征和行为，则可以不修改该分析数据集。运用这种方法，基于模型和参数估算值，可形成原始分析数据集中每个实际观测值对应的仿真观测值。控制文件中以粗体表示的代码行是其用于仿真时特有的元素。

　　在 $ERROR 模块中包含"EP1＝EPS(1)"行。为了输出所关注的 ε 仿真值，必须重新命名 EPS(1)变量，如此一来，新变量 EP1 可输出至表格文件中［而 EPS

(1) 不能输出]。另外值得注意的是，$THETA 语句中任何参数都不包含上下界。尽管增加上下界不会影响该控制文件的运行，但上下界是不必要的，因为只有每个参数的初始估算值（初值）被用于仿真。类似地，对各估算值使用 FIXED 选项也是不必要的。在这个例子中，用于 $THETA、$OMEGA 和 $SIGMA 的值是从该数据集先前的估算中得到的最终参数估算值，尽管它们不一定以这种方式获得。

在模型化和仿真框架中进行仿真和实现仿真的能力在于能够提出模型问题并考虑"假设"场景；其中一些场景可能涉及考虑某些或所有参数的替代参数估算值。这些替代值可通过例子中所示的 $THETA、$OMEGA 和 $SIGMA 语句实现。有时可能需要定义一个新的数据集结构以描述场景中的某些变化，如受试者的数量、给药剂量或频率、样本收集的时间或数据集中反映替代事件的其他元素等原始数据集中不包含的元素等。

为调用仿真过程，采用 $SIMULATION 语句来代替 $ESTIMATE 和 $COVARIANCE 语句，后两者通常包含在更典型的用于参数估算的控制文件语句中。在这个例子中使用 $SIMULATION 指定了两种选项，包括括号内提供的所需种子值（seed value）以及 ONLYSIM。种子值启动伪随机数（pseudo-random number）发生器，将在 11.3.1 中对种子值及其作用进行更详细介绍和阐述。ONLYSIM 选项用于向 NM-TRAN 表明，使用此控制文件仅执行仿真，不执行参数估算。此外，通过指定 ONLYSIM，输出到表格文件的随机变量 CL、V、η_1、η_2 和 ε_1 的值是仿真值（该情况下最可能感兴趣的值）而不是典型值，后者将在没有 ONLYSIM 选项的情况下输出（Beal et al. 1989-2011）。

仿真生成的 NONMEM 报告文件的大多数内容无需关注，但输出的表格文件是结果的主要来源。以下几行代码展示了 NONMEM 报告文件中仿真报告的信息，其中运算过程的输出结果会在参数估算的运行中找到：

```
SIMULATION STEP PERFORMED
  SOURCE 1:
    SEED1:        747272046    SEED2:              0
NONMEM(R)Run Time:0:00.48
```

如前所述，表格文件包含了要求显示的随机参数的仿真值，如在本例中，CL、V、η_1 和 η_2 将包含数据集中每个个体的唯一仿真值。类似地，ε_1 将包含数据集中每行的唯一仿真值。通常最关注的是，每个观测值的仿真值可以在表格文件中的 DV 列中找到。当将 DV、PRED、RES 和 WRES 输出到表格文件中时，默认情况下，DV 列将包含仿真值而非原始观测值。PRED 列将包含基于所提供模型和参数典型值得到的每个个体和采样时间点的群体预测值。虽然默认情况会输出 RES 和

WRES 列，但在仿真运行中通常会忽略它们，因为 RES 列包含仿真的观测值（DV 列）和群体预测值（PRED 列）之间的差值，WRES 列仅包含 0 值。附录 11.1 提供了部分原始数据文件以及如前所述的仿真输出的表格文件的相应部分。

对于大多数仿真应用，仿真的重复是有意义的，也就是说，仿真数百个数据集，并在更大的样本中探索其行为。为实现此类重复，$SIMULATION 语句中提供另一选项，即 SUBPROBLEMS。如下所示，SUBPROBLEMS 选项指示整个仿真过程会重复的特定次数（在本例中为 500 次）。输出表格文件会串联输出所有包含的各次重复，并依次列出（Beal et al. 1989—2011）。

```
$SIMULATION(9784275)ONLYSIM SUBPROBLEMS=500
```

如 8.8.1 所述，在描述用于模型评价的 VPC 步骤时，有时可能希望跟踪仿真中特定的某次重复。实现这一步只需在 $PK 模块中简单加入代码：

```
REP = IREP
```

并在输出表格文件中请求变量 REP，以获得重复数，这在对输出结果进行后处理时可能会有帮助。

11.2.3   协变量分布模型

在任何仿真场景中，协变量分布模型都是一个关键组成部分。协变量分布模型定义了待仿真的虚拟患者群体的特征。需要仿真的特征只包括那些某种程度上对输入-输出模型有影响的部分。因此，任何包含在 PK 或 PK/PD 模型中作为协变量效应的患者特征，都需要对仿真群体中的每个虚拟患者进行指定。如果 PK/PD 模型包括或依赖于与个体特征相关的基线效应，也需要对其进行指定。为了使仿真结果尽可能有意义，应非常仔细地考虑患者特征的仿真。有多种方法可以用来定义协变量分布模型。这包括从已有的分布信息中抽取每个虚拟患者的特征，从已有数据集中的一组特征或患者协变量矢量中重新抽取患者特征，以及利用包含患者特征信息的公共数据库。每种方法均有一定的优缺点，将在以下章节中依次讨论。

11.2.3.1   在分布中对协变量值进行抽样

对于有限的一组需要仿真的患者特征，可以考虑直接使用模型构建数据集中协变量的分布特征（平均值、标准偏差、范围），或使用其他一些已知的适当群体或一系列数据，将这些值随机分配给需要仿真的虚拟群体。许多软件包，如 SAS® 和 R，具有允许从特定分布中随机抽样的功能。与 11.2.2 中提到的参数之间协方差类似，考虑患者特征之间的协方差也至关重要。忽略此关系，如体重和身高之间的关系，就可能需要仿真一个身高为 190 cm、40 kg 的患者，而这几乎是不可能的。对于大多数统计软件包甚至 Excel®，也可轻易计算出两个变量或一系列数据间的协方差。在掌握变量之间的方差和协方差信息情况下，就可使用完整的方差-协方差矩阵对患者特征进行仿真，从而使仿真的患者特征更真实、更具代表性。当然，当需要考察多个协变量时，任务规模增加，可能需要考虑包含所有协变量的完全方差-协方差矩阵。

此外，还应仔细考虑由其他协变量衍生或派生的协变量，如使用 Cockcroft 和 Gault 近似计算的肌酐清除率，或作为疾病严重程度指标的分类型变量（如 Child-Pugh 评分），源于总胆红素、血清白蛋白以及其他几个基础因素（Cockcroft and Gault 1976）。对于此类协变量，应首先使用与其他协变量匹配的方差-协方差关系，来仿真导出这些协变量的基础因素，再用于相关因素的计算。如此一来，计算推导出的协变量与相关基础因素之间的合理关系将得以保留。

当从公开或专有数据库中抽取相关协变量的分布信息时，与从已知分布中抽样时的原则相同，但应额外考虑数据库中数据的来源与目前仿真研究的相关性。例如，如果数据库完全由健康受试者组成，那么至少在目标受试者特征方面，健康受试者与仿真研究中生成的患者是否应该相似；如果数据库中包含所考察疾病的患者，那么仿真研究中患者疾病的严重程度、病史是否相同；是否有受试者由于合并用药而需要从仿真人群中排除，等等。此外，如果已知存在可能影响预测的因素，应在仿真计划中仔细考虑这些因素。对这些因素的处理方式，包括在特定预后水平上对感兴趣的因素（包括该模型关注的预后因素、协变量因素）进行分层抽样，同时考虑这些因素和目标协变量之间的协方差，或者仅将抽样人群限制在预后因素符合特定范围的人群中，以排除最极端的值。

11.2.3.2　协变量向量的重采样

基于分布特征的协变量抽样的替代方法是一种称为重采样（resampling）的技术，即从给定数据集中观测值中随机选择协变量值并进行替换。重采样技术有时常被称为自举法（bootstrap）抽样（Efron 1979）。参数估算的自举置信区间（bootstrap confidence interval）的生成过程详见 8.7 节。为了说明协变量矢量重采样过程，假设原始数据集由 10 名体重测量值如下的患者组成：71 kg、79 kg、89 kg、87 kg、73 kg、91 kg、77 kg、75 kg、84 kg 和 85 kg。现在，要从这个群体中重采样含有 15 个个体的新群体，可以得到以下体重值：84 kg、77 kg、89 kg、71 kg、85 kg、75 kg、73 kg、84 kg、75 kg、71 kg、85 kg、84 kg、87 kg、91 kg 和 77 kg。值得注意的是，一些体重测量值被选择了不止一次，而体重为 79kg 的受试者根本没有被选为新样本。这样就得到了一个从原始样本中衍生出来的新样本，并且具有与原始样本相似但不相同的特征。

当仿真需要多个协变量时，通常在协变量的"向量"水平进行重采样。因此，将在患者中观察到的一系列协变量合在一起，并随机选择（或不选择）整个向量或协变量组合，如前文选择单个协变量时那样。例如，如果仿真所需的变量包括每个虚拟受试者的体重、性别和肌酐清除率，那么观察值数据集中受试者的这三个变量将作为一个三因素的组合进行重采样。如此一来，各因素间的协方差就得到了保留，也防止了协方差组合异常或不太可能的情况出现。但一般而言，当以这种方式使用重采样技术时，与原始群体相比，重采样数据集的方差项可能偏小，因为在新样本中不会获得协变量值的新组合。

11.2.3.3　使用纳入和排除标准

在临床试验仿真中，无论采用何种方法仿真患者协变量，在仿真虚拟人群时要考虑的最后一步是将纳入-排除标准（inclusion and exclusion criteria）应用于需要仿真的试验。作为在各种严格标准框架内进行患者仿真的替代方法，基于相似患者群体进行患者特征的仿真，以及随后应用适当的标准来适当限制被研究人群，可能会产生更符合实际的群体。

11.2.4　试验执行模型

仿真的第三个主要组成部分是试验执行模型。这可能包括实际试验设计的所有内容，如给药方案、患者被分配至给药组或安慰剂组的随机方式、PK 和 PD 终点或生物标志物的取样策略、治疗周期长短、过渡阶段安慰剂的使用等；也通常包括试验执行的其他重要方面，如研究者和患者的不依从、单一或多个原因导致的患者脱落（dropout），以及变异性替代估算值的使用。不同研究设计特征的应用，如取样策略和给药方案，通常被认为是对不同仿真场景的评估，而试验执行模型中规定的其他特征则应作为每个评估场景的一部分，以使结果更能代表实际情况。毕竟，任何试验都不太可能使研究者和患者的依从性达到 100%。

关于不同给药方案的评估（其仿真的使用越来越普遍），给药方案可以通过三种方式处理（按照复杂程度的递增顺序）：①简单的静态设计特征（如 20% 的人群随机分配给予安慰剂，40% 的人群随机分配给予低剂量，40% 的人群随机分配给予高剂量）；②依照方案规定的固定滴定策略；③根据患者响应或临床医生评估人员的判断进行调整（即适应性试验设计）的策略。尽管每个场景的实施细节都变得更加复杂，并且这些变动需要更多的建模工作，但是基于仿真患者响应的剂量调整也可以纳入仿真场景中。

对于每一个典型试验的执行，或多或少可以应用简单的方案来替代。如对于脱落而言，如果已经建立了预测研究脱落的模型，那么在将输入-输出模型应用到虚拟人口的仿真数据集（simulation dataset）之后，可以在后处理步骤中使用该模型和脱落模型中包含的因素。在输入-输出仿真完成后尤其是当终点（响应）值是预测脱落可能性的重要指标时，应用该模型特别重要，这是因为这种情况经常发生（如在疼痛研究中，因接受解救药物而脱落的可能性与疼痛评分终点有关）。在基于模型预测哪些虚拟患者将脱落时，可在分析仿真数据之前，对那些最不可能脱落的受试者的数据进行适当的审查。另一方面，如果没有预测脱落的模型，并且无法在仿真工作期间构建，则可以利用以前研究中观察到的脱落程度的信息。例如，如果先前的研究表明约 10% 的受试者在 4 周随访后的某个时间脱落，则可以根据 10% 的概率，对 4 周后采集的仿真人群样本直接随机分配脱落状态（是或否）。

关于依从性，根据具体的试验设计可以考虑许多方面，但至少要考虑给药以及 PK 和 PD 数据取样方面的依从性。与前文所述的案例中极少的脱落类似，依从性模型并不常见。基于先前类似研究中观察到的数据，应用某种程度的随机不依从性可能是最好的。如果特别关注待研究的患者群体的依从性，则可以在不同的场景中考虑不同程度或模式的不依从性，以便明确评估该因素。显然，仿真中这些方面的信息越多，结果就越真实、越相关，但即使缺乏具体信息，具有明确假设的随机分配也比假设无脱落或完全依从要好。

如果仿真工作的目的是通过预测不同试验设计或给药方案的成功概率，来预测下一个发展阶段，则应仔细考虑有关变异性的假设。当现有模型和变异的估算值来自更严格控制的研究或在更同质的群体中进行的研究时，可以合理预见的是，其个体间甚至是个体内变异（within-subject variability，WSV）的估算值会低估新研究中的变异度。因此，尤其在响应变异可能对试验的成功产生重大影响的情况下，可考虑增大变异的估算值。在这些情况下，相关信息有时可以从同类的其他药物中获得，或者从该药物在另一种适应证的研究中获得，以进一步支持特定变异膨胀因子（inflation factor）的选择。

11.2.5　研究的重复

在各种仿真应用中，重复（replication，REP）是一个基本概念。重复意味着基于引入的固有随机变异（即 IIV 和 RV、或仅 IIV，取决于仿真应用）在试验条件下进行多次重复。在临床试验仿真场景中，试验（作为一个单元）被重复数百甚至数千次，包括所有重复的报告结果用于控制抽样变异的影响。如果仿真的目的仅仅是为了了解基于模型的预测范围，那么可以仿真出成百上千个（重复）虚拟患者，并将涵括所有患者的变异表示成一个预测区间。

这种重复的原因很简单。一般来说，我们不愿意将一个关键决策建立在仿真场景中的单个个体或一次重复甚至单次仿真试验的基础上，因为我们认为它只是来自一种分布的一次重现。现在，从仿真学家的角度思考，在大量成功试验结果的背景下，经历一两次失败的试验可能并不是那么令人不安（当然，除非你为试验提供资金）。在仿真研究中，重复数量也反映了仿真可靠性的高低——重复次数越多，我们就越确信结果反映了真实的基础模型、参数估算值的中心趋势以及仿真所基于的变异。尽管单独一次重复可能根本不符合模型的预期，但数千次重复将使我们更好地了解什么预期是可以信赖的。

需实施的特定重复数量的选择并不总是明确的。虽然直观上越多越好，但基于种种原因，需要考虑是否需要将重复数由数百次提升至数千次，而考虑因素不仅限于结果的科学价值，也包括所需时间、处理资源的可行性以及存储大量结果所需的磁盘空间。如果重复次数太少，由于所获得样本具有变异性，结果可能无法反映真实的预期。除样本变异很高的情况，对于大多数仿真而言 500～1000 次重复通常都是足够的。《FDA 工业指南：群体药物动力学》在讨论自举法样本的形成中提到，至少需要重复 200 次（FDA 1999）。然而，当对观察到的协变量向量进行重采样以仿真协变量分布模型时，将样本量扩展到原始样本量大小的 2～3 倍可能才是合理的（即从 50 个原始样本中重采样得到 150 个受试者的特征），但将总体扩展到 10 倍或更多倍的样本量时（即从只有 50 个原始样本中重新采样得到 500 个新的虚拟受试者特征）可能会产生问题。

11.2.6　仿真数据分析

如果可行的话，应在仿真规划时仔细研究仿真的方案草案或方案概要。除了确保在试验执行模型中准确反映了试验设计，以及协变量分布模型和纳入-排除标准准确地表示了虚拟患者群体之外，还应规定数据的统计分析。为了提供最准确的基于仿真的试验预测结果，应使用与观察试验数据完全相同的分析方法对每个试验重复的仿真数据进行精确分析。如此，每一个重复试验都将与其自身的 p 值和成功率相关联。纵观成百上千的重复研究，可以得到总体成功率及其置信区间（confidence interval，CI）。

11.2.7　运用仿真进行决策

最后，通过考虑在不同的合理假设下的各种场景，并结合更广泛的团队对仿真结果进行解读和验证，可以极大地促进运用仿真结果支持开发相关的决策。生成关键的展示图形和结果总结，对说明各种场景之间的差异、结果的变异性与不确定性非常重要。这种展示方式可以成为团队规划会议的关注重点，相比于靠直觉和过往经验驱动的替代方案，它为决策的制定提供更多的定量基础。而基于直觉和经验的替代方案在史上一直被广泛使用，且不幸的是当今仍被普遍使用。

其他工具如临床效用指数（clinical utility index），已被提出作为基于建模和仿真结果促进决策的替代方法（Poland et al 2009）。尝试同时考虑这一指标和其他推荐指标，以确定其中最相关的因素（例如主要疗效终点和关键剂量限制性不良事件），并将这些因素简化为一个数字。通过团队成员对这些指标进行计算，并合理考虑引入计算中的各种因素的权重，这些措施可能有助于更客观地评估当前待解决的各种问题。

考虑需要回答的问题可为评估仿真在决策中的作用提供一个框架。例如，如果对量化某种细胞计数低于指定临界值的受试者的预期百分比感兴趣，则可以通过对仿真结果进行后处理来轻松实现。对于不同场景、不同给药后的时间或不同的临界值，类似计算可为特定研发策略的选择提供一个绝佳的工具。

11.3　其他仿真相关的注意事项

11.3.1　种子值

将随机变异纳入仿真工作的任何方面都需要使用随机数生成器或随机数查找功能；反过来，此功能需要分配种子值。用于仿真种子值的数字串可以重现整个仿真。使用相同的种子值，仿真控制文件运行两次（不更改模型代码或输入数据集）会输出相同结果。然而，使用不同的种子值，仿真将从随机数序列中一个新的、不同的位置开始，为每个仿真变量生成新的、不同的值。附录 11.2 说明了第 11.2.2.1 节中所述仿真的替代种子值的使用方法。值得注意的是，与附录 11.1 中的原始仿真输出相比，所生成的表格文件中所有随机变量（包括 DV）的值不同，而意料之中的是，两个表中 PRED 的值不存在差异。

某些仿真应用要求种子值为常数，而对于其他应用，使用变化的种子值更合适。当仿真的目的是比较试验执行模型所定义的不同方案（比如说不同的给药方案）时，人们通常希望保持试验的其他方面基本不变，单独比较给药方案的差异。因此在这种情况下，将考虑使用相同的种子值来仿真另一个需要考察给药方案的新场景。通过这种方式，如果比较四种不同的给药方案，在每个仿真中使用相同的种子值，将在每个场景中对相同的虚拟患者进行仿真。具体来说，患者的 CL 上的 η 在每个场景中都是相同的，就可以对剂量引起的差异进行公平地比较。如果在每个方案中使用不同的种子值，那么每个方案基本上都由不同的虚拟人群组成，很难得出"这些差异只能归因于剂量，而不能归因于随机变异的特殊情况"这一结论。

另一方面，如果仿真的目的是了解一个庞大受试者群体的变异，并且这是通过执行许多小型仿真后合并结果得到的，那么我们需要确保每次使用不同的种子值进行仿真。当仿真从一个子问题（subproblem）进行到另一个子问题时，使用子问题选项继续随机序列，这样每个子群体的仿真都会像使用了不同种子值一样。

11.3.2　考虑参数不确定性

前面描述的大多数仿真场景都基于模型中 THETA（固定效应）项的指定点估算和随机效应项的指定方差估算。然而，在模型所有参数的估算中都存在不确定性，包括固定为特定值的固定效应项。如果需要，并且在参数估算精度较差的情况下可能特别有意义，可以将此参数不确定性（parameter uncertainty）引入仿真场景中，其中既可附加于也可以替代个体间变异（between-subject variability，BSV）。

参数不确定性是通过从参数估算的方差-协方差矩阵，而不是从 Ω、σ 的方差-协方差矩阵中进行抽样得到的。使用参数估算的部分或整个方差-协方差矩阵代替典型的 Ω 矩阵，可能需要对 $PK 和 $ERROR 模块进行一些必要的重新编码。如此一来，每个参数就可以从它们的不确定性分布中获得，从而根据原始估算的精度，大致得到每个参数的变异。

要用到参数不确定性仿真的 PK 参数，且其 IIV 当初是使用指数误差模型进行建模时，在对其重新参数化（reparameterization）之后需要进行重新估算的初始步骤。该重新参数化通过对每个参数的对数转换，从而估算对应的自然对数。由于假设 Ω 矩阵的基本分布是多元正态分布，$PK 模块被重新编码以引入每个 Ω 元素作为变换后参数的加和项，从而使得单个参数估算值遵循预期的对数正态分布。

附录 11.3 详细说明了运行具有参数不确定性的仿真所涉及的各个步骤。

11.3.3　限制随机效应或响应

通常仿真 Ω、σ 矩阵时，会根据指定的分布生成一些罕见、不可信的值。这些值可能比仿真所依据的估计得到的分布的任何值都更极端。因为可能出现这种情况，所以可能需要在控制文件中加入不允许生成此类值的代码或在后处理步骤中排除此类值（如果已经生成）。

以类似的方式，有可能会仿真出低于分析定量下限的药物浓度值。根据所选的残留变异模型，有可能仿真出负的浓度值，或者仿真出难以置信甚至不可能的 PD 终点或生物标志物值。如前面针对随机效应估算值所描述的，可以在控制文件中插入代码以禁止生成此类值，或者可以在分析前的后处理步骤中，将它们排除在仿真数据的分析之外。以下是相关控制文件示例的摘录，用于约束 σ 的估算，以避免仿真观测值出现负数：

```
$PRED
...(code excluded)...
    Y = EFFECT + SD
    IF(ICALL.EQ.4)THEN
        DOWHILE(Y.LT.0)
            CALL SIMEPS(EPS)
            Y= EFFECT + SD
        ENDDO
    ENDIF
```

通过对参数的经验贝叶斯估计（empirical Bayesian estimate，EBE）或 η 值设置合理"边界"，可以开发类似的代码，使用 DOWHILE 语句，并用 CALL SIMETA(ETA)代替上述示例中的 CALL SIMEPS(EPS)，将 PK 参数大小限制在指定范围之内。

附：11.1　仿真输出例子

第 11.2.2.1 节中仿真示例原始数据文件中前两名受试者的数据。

ID	DATE	TIME	AMT	ADDL	II	DV	LGDV	CMT	EVID	MDV	TSLD	NUM
1	1	8:30	100	27	24	.	.	1	1	1	0	1
1	14	7:40	.	.	.	1000.8	6.908555	2	0	0	23.17	2
1	22	8:00	.	.	.	874.41	6.773549	2	0	0	23.5	3
1	28	17:10	.	.	.	2338.4	7.757222	2	0	0	8.67	4
2	1	7:00	100	27	24	.	.	1	1	1	0	5
2	14	12:40	.	.	.	1229.2	7.114119	2	0	0	5.67	6
2	20	22:30	.	.	.	1128.2	7.028379	2	0	0	15.5	7
2	28	13:20	.	.	.	1747.6	7.465999	2	0	0	6.33	8

第 11.2.2.1 节中仿真示例前两个个体对应的输出文件表格。

ID	TIME	CL	V	KA	ETA1	ETA2	EP1	DV	PRED	RES	WRES
1.0000E+00	0.0000E+00	2.5408E+00	7.3805E+01	9.7748E-01	-1.8854E-01	2.0433E-01	4.3634E-02	0.0000E+00	0.0000E+00	0.0000E+00	0.0000E+00
1.0000E+00	3.1117E+02	2.5408E+00	7.3805E+01	9.7748E-01	-1.8854E-01	2.0433E-01	3.5388E-01	1.5229E+03	7.6218E+02	7.6070E+02	0.0000E+00
1.0000E+00	5.0350E+02	2.5408E+00	7.3805E+01	9.7748E-01	-1.8854E-01	2.0433E-01	-2.6000E-01	8.2298E+02	7.4946E+02	7.3526E+01	0.0000E+00
1.0000E+00	6.5667E+02	2.5408E+00	7.3805E+01	9.7748E-01	-1.8854E-01	2.0433E-01	3.2583E-01	2.4564E+03	1.5961E+03	8.6029E+02	0.0000E+00
2.0000E+00	0.0000E+00	3.6236E+00	7.9115E+01	9.7748E-01	1.6642E-01	2.7381E-01	1.1079E-01	0.0000E+00	0.0000E+00	0.0000E+00	0.0000E+00
2.0000E+00	3.1767E+02	3.6236E+00	7.9115E+01	9.7748E-01	1.6642E-01	2.7381E-01	-6.4987E-02	1.4292E+03	1.8536E+03	-4.2432E+02	0.0000E+00
2.0000E+00	4.7150E+02	3.6236E+00	7.9115E+01	9.7748E-01	1.6642E-01	2.7381E-01	-1.0547E-01	8.7463E+02	1.1270E+03	-2.5235E+02	0.0000E+00
2.0000E+00	6.5433E+02	3.6236E+00	7.9115E+01	9.7748E-01	1.6642E-01	2.7381E-01	-1.0705E-01	1.3264E+03	1.7952E+03	-4.6889E+02	0.0000E+00

附：11.2 具有不同种子值的仿真输出示例

当使用 1906493 种子值代替 9784275 原始种子值时，第 11.2.2.1 节中仿真前两个个体的输出文件：

ID	TIME	CL	V	KA	ETA1	ETA2	EP1	DV	PRED	RES	WRES
1.0000E+00	0.0000E+00	2.8225E+00	6.4554E+01	9.7748E-01	-8.3412E-02	7.0409E-02	3.5797E-01	0.0000E+00	0.0000E+00	0.0000E+00	0.0000E+00
1.0000E+00	3.1117E+02	2.8225E+00	6.4554E+01	9.7748E-01	-8.3412E-02	7.0409E-02	-3.6021E-02	8.7347E+02	7.6218E+02	1.1130E+02	0.0000E+00
1.0000E+00	5.0350E+02	2.8225E+00	6.4554E+01	9.7748E-01	-8.3412E-02	7.0409E-02	5.5851E-01	1.3920E+03	7.4946E+02	6.4250E+02	0.0000E+00
1.0000E+00	6.5667E+02	2.8225E+00	6.4554E+01	9.7748E-01	-8.3412E-02	7.0409E-02	3.7435E-01	2.3471E+03	1.5961E+03	7.5093E+02	0.0000E+00
2.0000E+00	0.0000E+00	2.0007E+00	7.4016E+01	9.7748E-01	-4.2754E-01	2.0718E-01	-2.9242E-02	0.0000E+00	0.0000E+00	0.0000E+00	0.0000E+00
2.0000E+00	3.1767E+02	2.0007E+00	7.4016E+01	9.7748E-01	-4.2754E-01	2.0718E-01	-1.2442E-01	2.1818E+03	1.8536E+03	3.2821E+02	0.0000E+00
2.0000E+00	4.7150E+02	2.0007E+00	7.4016E+01	9.7748E-01	-4.2754E-01	2.0718E-01	-5.2921E-01	9.0144E+02	1.1270E+03	-2.2554E+02	0.0000E+00
2.0000E+00	6.5433E+02	2.0007E+00	7.4016E+01	9.7748E-01	-4.2754E-01	2.0718E-01	-2.5953E-01	1.8145E+03	1.7952E+03	1.9261E+01	0.0000E+00

附：11.3　带有参数不确定性的仿真

步骤 1：将原始控制文件重新参数化，以估算对数变换后的 PK 参数：

```
$PROBLEM est-lnpk

$DATA /home/user/data/dataset.csv IGNORE=#
$INPUT ID DATE TIME AMT ADDL II DV LGDV CMT EVID MDV TSLD NUM
$SUBROUTINES ADVAN2 TRANS2
$PK

TVKA=EXP(THETA(1))
TVCL=EXP(THETA(2))
TVV=EXP(THETA(3))

IIVCL=EXP(ETA(1))
IIVV=EXP(ETA(2))

KA=TVKA
CL=TVCL*IIVCL
V=TVV*IIVV

S2=V/1000

$ERROR
IPRED=F
IRES=DV-IPRED
W=F
IWRES=IRES/W
Y=IPRED+EPS(1)*W

$THETA (- INF,- 2.3)    ; --th1- KA:Ln absorption rate(1/hr)
       (- INF,1.1)      ; --th2- CL:Ln clearance(L/hr)
       (- INF,4.09)     ; --th3- V:Ln volume(L)
$OMEGA (0.1)    ; --eta1- IIV in CL [exp]
       (0.12)   ; --eta2- IIV in V [exp]

$SIGMA(0.0625) ; --eps1- Constant CV [ccv]

$ESTIMATION METHOD=1 INTER MAXEVAL=9999 PRINT=5
```

```
$COVARIANCE

$TABLE ID TIME CMT TSLD NUM TVCL TVV CL V KA ETA1 ETA2
        FILE=est- lnpk. tbl NOPRINT
```

步骤 1 的部分输出文件：对数变换估算：

```
***********************************************************
       FIRST ORDER CONDITIONAL ESTIMATION ERACTION
              COVARIANCE MATRIX OF ESTIMATE
***********************************************************
```

	TH 1	TH 2	TH 3	OM11	OM12	OM22	SG11
TH 1							
+	2.24E-03						
TH 2							
+	1.07E-04	6.52E-04					
TH 3							
+	4.88E-04	3.90E-04	1.18E-03				
OM 11							
+	- 4.35E-05	1.41E-06	5.41E-05	1.05E-04			
OM 12							
+	....	....	....	....	....		
OM 22							
+	1.13E-04	3.42E-05	1.63E-04	3.15E-05	1.51E-04		
SG 11							
+	1.57E-05	6.47E-06	1.23E-06	-3.75E-06	....	- 4.44E-07	4.32E-06

步骤 2：包含参数不确定性的仿真控制文件示例：

```
$PROBLEM sim-parm-uncert-lnpk

$DATA /home/user/data/dataset. csv IGNORE=#
$INPUT ID DATE TIME AMT ADDL II DV LGDV CMT EVID MDV TSLD NUM
$SUBROUTINES ADVAN2 TRANS2
$PK

; 使用 η 为参数不确定性引入新变量
; 基于先前参数估算得到的协方差矩阵估算值
UNCKA=ETA(1)
```

```
UNCCL=ETA(2)

UNCV=ETA(3)

; 将随机效应添加到自然对数变换后的参数估算中并进行逆变换

KA=EXP(THETA(1) + UNCKA)

CL=EXP(THETA(2) + UNCCL)

V=EXP(THETA(3) + UNCV)


S2=V/1000


REP=IREP


$ERROR


IPRED=F

IRES=DV-IPRED

W=F

IWRES=IRES/W

Y=IPRED+EPS(1)*W

$THETA  (- 0.0226)  ; --th1- KA:Ln absorption rate(1/hr)
        (1.12)      ; --th2- CL:Ln clearance(L/hr)
        (4.10)      ;--th3- V:Ln volume(L)
; 使用先前参数估算中关于 θ1-3 不确定性的估算值
$OMEGA BLOCK(3)
0.00224

-0.000107 0.000652

0.000488 0.000390 0.00118


;本仿真中不包括残留变异(或 IIV),仅包括参数不确定性
$SIGMA(0 FIX)    ; --eps1- Constant CV [ccv]

$SIMULATION(7562053)ONLYSIM NSUB=100

$TABLE REP ID TIME CMT TSLD NUM CL V KA ETA1 ETA2 ETA3
       NOHEADER FILE=sim-parm-uncert-lnpk.tbl NOPRINT

; 输出额外的表格文件,每个个体仅包含一条记录以确认不确定性
$TABLE REP ID CL V KA ETA1 ETA2 ETA3
        FIRSTONLY ONEHEADER FILE= sim- parm- uncert- lnpkoneper.tbl NO-
           PRINT
```

步骤 2 中仿真（包括参数不确定性）的前几个个体的输出表格文件：

Excel:A

TABLE NO. 2

REP	ID	CL	V	KA	ETA1	ETA2	ETA3
	A	B	C	D	E	F	G	H
1.0000E+00	1.0000E+00	3.0554E+00	5.7727E+01	8.9697E-01	-8.6131E-02	-3.0852E-03	-4.4268E-02
1.0000E+00	2.0000E+00	3.1631E+00	6.2392E+01	1.0007E+00	2.3349E-02	3.1540E-02	3.3438E-02
1.0000E+00	3.0000E+00	3.1261E+00	6.2569E+01	9.6304E-01	-1.5063E-02	1.9790E-02	3.6267E-02
1.0000E+00	4.0000E+00	3.1162E+00	6.1531E+01	9.1610E-01	-6.5032E-02	1.6605E-02	1.9535E-02
1.0000E+00	5.0000E+00	2.9304E+00	5.8710E+01	1.0104E+00	3.2900E-02	-4.4864E-02	-2.7393E-02
1.0000E+00	6.0000E+00	3.1752E+00	6.1751E+01	9.1920E-01	-6.1651E-02	3.5365E-02	2.3107E-02
1.0000E+00	7.0000E+00	3.0780E+00	5.9337E+01	9.0374E-01	-7.8612E-02	4.2881E-02	-1.6769E-02

为确定参数不确定性，将表格文件用 Excel 读取，并计算如下：

VAR(F1:F1470) = 0.002180

VAR(G1:G1470) = 0.000615

VAR(H1:H1470) = 0.001135

COVAR(F1:F1470,G1:G1470) = -0.000180

COVAR(F1:F1470,H1:H1470) = 0.000453

COVAR(G1:G1470,H1:H1470) = 0.000346

所有值都与 $OMEGA 中输入的值一一对应。

（周田彦　薛钧升　朱　　校）

参考文献

Beal SL，Sheiner LB，Boeckmann AJ，Bauer RJ，editors. NONMEM 7. 2. 0 Users Guides.（1989－2011）.

Hanover：Icon Development Solutions. Available at ftp：//nonmem. iconplc. com/Public/nonmem720/guides/. Accessed December 7，2013.

Cockcroft DW，Gault MH. Prediction of creatinine clearance from serum creatinine. Nephron 1976；16（1）：31-41.

Efron B. Bootstrap methods：another look at jackknife. Ann Statist 1979；7：1-26. Food and Drug Administration（FDA），Guidance for Industry Population Pharmacokinetics. Food and Drug Administration：Rockville；1999.

Karlsson MO，Savic RM. Diagnosing model diagnostics. Clin Pharmacol Therap 2007；82：17-20.

Kimko HC，Duffull SB. Simulation for Designing Clinical Trials：A Pharmacokinetic-Pharmacodynamic Modeling Perspective. New York：Informa Healthcare USA，Inc；2007. p 1-130.

Poland B，Hodge FL，Khan A，Clemen RT，Wagner JA，Dykstra K，Krishna R. The clinical utility index as a practical multiattribute approach to drug development decisions. Clin Pharmacol Ther 2009；86（1）：105-108.

Yassen A，Olofsen E，Kan J，Dahan A，Danhof M. Pharmacokinetic-pharmacodynamic modeling of the effectiveness and safety of buprenorphine and fentanyl in rats. Pharm Res 2008；25（1）：183 193.

第 **12** 章

质量控制

12.1 概述

在整个建模工作中，有效质量控制（quality control，QC）和质量保证（quality assurance，QA）措施的重要性再怎么强调都不为过。在监管期限或者向高级管理层展示结果之前，需要对分析数据集中的基本问题或者关键模型假设进行一次明确，以确保可以说服所有建模人员。有时，在我们急于展示进展或取得某些成果与人分享时，我们会跳过或推迟旨在防止出现这种令人焦虑情形的步骤。此时，这一信息的价值再清楚不过了（Grasela et al. 2009；Bonate et al. 2012）。

模型构建工作涉及一系列的流程步骤，从建模需求的合理化，到数据分析计划的构想、分析数据集的创建，再到建模分析步骤的执行，直至完成合规交付文件（regulatory deliverable）。如果可能的话，需要在执行的"同时"仔细检查每个步骤。延迟完成质量控制任务只会增加可能需要的返工量，并需要承担由于严重错误对项目造成的可能后果。

12.2 数据分析计划的质量控制

在第 5 章中说到，分析计划的制定可能是整个数据分析工作中最重要的一步。如果仔细考虑和构思分析计划，将会在第一步就实现按照公认的质量标准完成建模和仿真项目的目标。即使最好的模型对数据的描述依然不理想，按照既定计划执行的结果比没有经过深思熟虑计划的更有可能被接受。

可由高级建模师或定量药理学家对分析计划文件本身进行审查，仔细评估推荐方法和技术细节对于给定数据的适当性。除此以外，开发团队中其他专业领域的成员对分析计划的审查也至关重要。与作为非建模专家的团队成员和开发团队负责人一起审核计划，将提供关于"模型所要解答的问题是否切题"的意见，这对团队来说是确保待构建的模型可以填补重要知识空白的关键第一步。此外，这些小组成员在进行分析之前的投入和支持可能有助于他们以后更容易接受建模结果，并有助于通过仿真策略开展协作以扩展模型的用处。

12.3 分析数据集的创建

对于一个全面的数据分析计划，分析数据集的质量控制要从数据集的要求开始。分析数据集的要求或说明可以采用详细的规范性文件（specification document）的形式，详细说明将使用哪些数据，以及如何处理这些数据以创建数据集所要求的结构和内容（Chowdhury 2010）。或者，这些要求也可在创建大多数可直接用于 NONMEM 的数据集时，将需要考虑的要点列一张简表，并根据当前分析内容更新关于纳入或剔除特定数据的具体细节。

尽管数据集质量控制可以使用任何类型的规范文件来执行，但不言而喻的是，定义的规范越详细、越具体，在数据集质量控制期间根据这些要求对数据进行的检查就越精确。然而无论哪种情况，规范的存在本身就提供了标准或指导，独立审查人员可以据此对数据集进行质量控制审查。如果没有这样的要求表单，数据集质量控制将可能是一项任意的任务，依赖于质量控制检查员的直觉和经验。在组织规模较小或没有独立评审员的情况下，记录数据集要求等步骤仍然是必要的，也许是更重要的，特别是考虑到检查本人的工作和思维过程有一定困难。在大型组织中，或者在可能的情况下，在程序员运行程序之前，独立的定量药理学家可以对要求表单本身进行质量控制审查。

通常是由分析师准备质量控制规范，然后程序员执行规范以创建数据集，这时至少应执行两个层次的数据集质量控制。首先，程序员应该验证代码是否按预期执行，以及所得的输出是否符合他/她基于对规范的理解的预期结果。其次，分析师（请求者）应根据要求的内容验证数据集内容是否符合他/她的期望。最后，可以让独立的质量控制审核员来验证分析数据集内容，方法是根据规范性文件和分析数据集来检查原始数据的每个元素（有时称为"100％质量控制"或"100％检查"，尽管通常不打算在 100％的数据上执行）。尽管有许多方法可以执行这种类型的质量控制，其中一种方法是随机选择一小部分数据来开展此类验证。每项研究中，需要检查的患者的合理人数可为 3 人（每项研究可能需要根据其试验设计特点进行不同编码，基于这一假设，选择将研究作为自变量）。或者，编码的一些其他重要特征可用于（随机）筛选 100％质量控制的患者子集，以确保重要的变化得到验证。如果发现差异，则需要进行额外的编程或对要求予以澄清。一旦这些更改完成，分析数据集的新版本将再次接受这一审核过程（Grasela et al. 2010a）。有关数据集质量控制的其他建议请参见第 5 章。

12.3.1　探索性数据分析及其在数据集质量控制中的作用

探索性数据分析（exploratory data analysis，EDA）步骤的目标之一是在建模之前验证分析数据集的内容。如果仔细规划，数据的展示可使建模者了解数据内容，并核实数据集的结构和内容。例如，连续变量的直方图可辅助识别可能的离群值（outlier），也可发现不同研究或实验室之间数据单位不一致的潜在问题。可使用简单的频率表非常有效地识别数据中的离群值，并确认 NONMEM 所需数据项已经在数据集的创建程序中被初始化和编码。通过第一次或最后一次给药后的浓度与时间的散点图，可轻易识别日期或时间中可能出现的错误。

12.3.2　数据收集中的质量控制

定量药理学分析中在数据收集时有几个方面值得从质量控制角度加以考虑。显然，如果在数据收集策略确定之前或至少在研究完成之前，就考虑到定量药理学建模工作中最为重要的数据，建模团队将能更好地利用更高质量的数据来满足开发计划的时间表。一旦开始了一项或多项试验，对要收集的数据、数据管理计划（如果有的话）或数据流（data flow）的过程进行更改可能是一个非常繁琐和困难的过程。为了最大限度地发挥建模和仿真工作的潜在影响，必须将其完全整合进开发计划的时间表，包括有关数据传递和处理的跨部门协作工作（Collins et al. 2010；Collins and Silva 2011）。

为了确保样本采集前对给药时间、给药剂量、给药途径和饮食状态（如果适用）相关数据的充分收集，进行简单的检查至关重要。如果关于给药和样本采集时间的数据与实际浓度结果分开存放（数据库化，通常情况下是如此），则可以在试验结束之前，执行数据检查并设置好编程代码来处理这些数据。此外，即使对于双盲试验，这种处理也可以在不影响双盲研究的情况下完成。Grasela 等（1999）、Collins 等（2010）以及 Collins 和 Silva（2011）都探讨了实施此类流程修改的成功案例，以促进和简化用于定量药理学的建模和仿真的高质量数据的收集。FDA 发行的群体药物动力学工业指南承认在时间紧迫的情况下，为建模工作提供更高质量的数据所做的努力是有价值的（FDA 1999）。

12.4 模型构建的质量控制

有时在冗长的模型构建过程中，应该执行质量控制检查。想象一下建模者可能遇到的噩梦：在漫长而具有挑战性的模型构建之后，如果质量控制检查（已推迟到项目结束，此时方有空）发现了一个重大错误，该错误在第一个控制文件已经存在并牵涉到整个建模过程。虽然对每个尝试的模型进行一定程度的质量控制检查可能不实际，也不经济，但一个合理的建议就是彻底检查第一个尝试的模型，每个代表了模型结构主要差异的模型，以及与决策步骤相关的每个后续模型，并尽可能做到在运行模型和解读结果后马上进行相关质量控制检查。

虽然对模型代码进行独立审阅是最佳的，但如果无法做到这一点，则可设置一个验证表单，即每个模型需要检查的具体内容的指南，作为一个可接受的替代方法。在没有可遵循的表单或某种类型的指南的情况下，一些问题很容易被忽略，并假定代码的某些部分是正确的。作为质量相关的文件（作为更正式的质量管理体系的一部分）通常要求审核者将其名字缩写填入以表示每个特定任务已完成，或至少在整个表格上签名表示所有任务都已完成。如果发现任何问题或不一致之处，一般需要更多文件以记录对问题的分析，并解释为什么即使在存在问题的情况下该模型仍然可以接受。显然，如果发现模型错误，则需要返工来解决发现的问题。

除了检查模型代码和语法之外，更重要的任务可能在于检查结果以及对结果的解读是否合理。正是对于这个问题，外部审阅是不可替代的。在定量药理学科以及建模领域资历相对较浅的建模者，建议尽可能经常地报告建模结果，无论是正式的还是非正式的。笔者的经验是，向别人解释你做了什么，以及你在建模过程中如何做出决定，这个过程可以是非常有启发性的。这个过程可以凸显一些没有被建模者透彻理解，而又可能需要更多工作来支持结果的领域（可能跳过了某些步骤，或缺乏记录和文件以支持决策的情况），以及应考虑替代方法的领域。

在模型构建的整个过程中，分析师不断形成、完善和更新对相关数据的新理解。当结果明显与预期不符合的时候，则需要进行额外层次的检查。这个建议并不意味着否定模型构建过程中产生新发现的可能性，而更像是一种提示，当分析师的直觉告诉她/他某些地方看起来不对时，谨慎的做法是立即彻底地跟随她/他的直觉，而不是接受这个新的发现并且继续进行。通常情况下，在数据集质量控制期间遗漏的数据错误并不容易通过 EDA 发现，这可能是模型构建过程中意外发现的来源。这些需要对数据和模型代码进行脱稿检查的情况，必须基于有争议的特定发现。例如，如果清除率的估算值比预期值大五倍，建模者可能会想"哪些能使清除率估算值如此高?"或"模型代码中什么部分使得清除率估算值如此高或者与之前的发现如此不同?"这种需要检查什么的思考方式,可能会直接指引问题的根源,或有可能指引作图的想法或执行代码检查来进一步探究问题,从而最终发现问题来源。

12.4.1 NM-TRAN 控制文件的质量控制

在模型构建过程中,对于 NONMEM 中运行的"每个"控制文件,应该执行的最明显和最基本的检查之一是检查错误文件中是否有任何警告或错误。在出现了未观察到的错误或严重警告信息时,浪费时间试图去理解输出是徒劳的。在打开输出文件之前总是检查错误文件,可以避免这种情况。

建立一个程序验证核对清单(如本节所建议和讨论的那样)并不是一项艰巨的任务,可将其视为一个不断改良的过程:在执行了推荐的检查后,若仍发现新的错误,便可以考虑更新原核对清单。程序验证清单应设计为遵循大多数控制文件的典型流程和语句,以便用户使用。

从数据文件读取开始(并且假定已经完成检查,以确保实际调用了正确的数据文件),控制文件中的 $INPUT 语句应该根据创建数据文件程序的输出语句,与数据文件的标题行进行核对验证。如果这些是对应的,那么应进行一系列检查,以确认 NONMEM 读取的内容与数据内容一致。首先根据输出文件中提供的各种数据项的项目编号来确认数据集的特定列。对 NONMEM 生成的 FDATA 文件进行审查是验证是否正确读取数据的步骤的另一种方法。可以检查的其他元素包括数据集中的记录数,观察记录数和个体数(与输出文件中报告的值相比对)。在使用 $DATA 语句中的 IGNORE 和 ACCEPT 选项时,对个体数量和观察记录的这些检查尤为重要。如果在定义子数据集(subsetting)的条件语句的编码或解读中发生错误,则错误的数据将用于建模目的,从而产生无效的结果。

调用子程序时,应进行校验以确保使用了适当的模型结构和参数化方式。在 $PK 模块中,应确认所有必需的变量都已定义,并在要求的变量定义中使用适当的隔室编号。应该检查 θ 和 η 的下标,以确保使用的是连续数字,并且除非有意为之,否则不会重复使用。如果在 $PK 模块中创建了任何新变量,则应检查每个变量以确保它已被初始化,并按照预期进行编码。还应检查 $ERROR 模块中的 ε 下标以及残留变异模型本身的编码。应检查 $THETA、$OMEGA、和 $SIGMA 语句中的初值与 $PK 和 $ERROR 模块的兼容性,检查是否缺少外部估计、是否仅在预期情况下使用边界以及初值的单位是否与每个参数的单位相匹配。应检查

$ESTIMATION 语句以确保其请求的是适当的方法和选项。最后如果发生请求，应确认对可选输出的请求，以及模型规范文件、表格和其他文件的正确文件名称。

12.4.2 作为质量控制的模型诊断图和模型评价步骤

如前几章所述，典型的建模过程有许多方面均可以在此过程中检查和验证模型的结果和假设 （Karlsson et al. 1998）。其中包括模型诊断图、模型评价技术以及可以执行的各种定量和定性的模型比较。每种方法都具有独特的用途，可以在不同程度上进行定制以解决特定的问题。最后，如果缺少任何一部分，质量控制流程将不完整。

12.5 质量控制记录文件

将定量药理学的质量控制过程完全整合到既定的质量管理体系中，将会生成"质控文件"或"质控记录"。通常，要求对诸如验证核查清单等工具的使用要记录在案，并将文档存档。这对于审计师而言不仅提供了遵循既定程序的客观证据，而且也可以作为发现错误时的良好参考依据；这种由已签名且注明了日期的文档提供的审查线索 （audit trail），可使人们准确地或至少大致地追踪错误发生的时间。这显然对于避免在这些不幸情况下进行不必要的返工是有用的。

一个足以代表建模工作审查线索的完整项目文件应包括以下内容：已签署和批准的数据分析计划、数据集要求或规范性文件；项目团队的通信，说明团队成员之间完成各种任务或项目组成部分的交接；报告的草案和定稿；以及源数据、分析数据集、编程代码和输出、诊断图和其他模型相关输出的电子副本。通常建议以电子文件方式将任何关于尝试和拒绝的模型结构或建模方向的文件存档；如果有充分的文件记录，这些文件记录能非常有助于解决之后可能来自团队或监管审查的问题（也许在分析师完全忘记是否尝试过某件事情以及结果是如何的时候）。

除了质量记录外，还有许多质量相关的方面应该在总结建模工作的技术报告中记录，以便于第三方审查 （Wade et al. 2005；EMEA 2007）。方法部分应包括一个小节，详细说明与分析计划的任何偏差；理想情况下，应在模型构建过程中跟踪这些信息，以便在分析完成后方便编写该节内容。应包含一个描述数据处理情况的表格；该表从源头（应该与试验数据库中包含的数据相匹配）跟踪数据（通常关于记录和个体的数目）到用于建模的最终分析数据集。可在报告附录中提供单独的清单，详细说明所有数据排除情况及其排除理由 （Grasela et al. 2010b）。如果需要任何数据编辑或插补，也应在所附列表中报告。在模型开发过程中确定的离群值，不论在哪个时间点被排除，不仅应加以描述，一旦建立了最终模型，还应执行额外的步骤来审查。即将含有该离群值的数据重新估计最终模型，并且将此结果与不包括离群值的最终模型进行比较。有时，在模型开发的某个阶段发现排除离群值是必要的，但后来一旦扩展和改进模型，除了增加残留变异的估算值，纳入离群值并不会从根本上改变结果。在这种情况下，将离群值纳入在内的最终模型的估算值可以报告为最终参数估算值。然而，有时一旦将离群值包含在数据集中，最终模型就无法成功收敛。在这种情况下，可以报告这一结果，并将最终参数估算值（不包括离群值）作为报告的最终估算值。在某些情况下，根据离群值的性质，当纳入离群值时，模型的收敛结果将会非常不同。在这种情况下，建议对两组结果进行全面报告，并将离群值的特征与其余数据进行比较。

12.6 总结

本章中描述的质量控制措施并不是要给已经不堪重负的定量药理学家再增加负担。相反，这些措施是吸取多年来的如下教训而提出的建议：在巨大的时间压力下处理混乱的数据和复杂的模型，并在此过程中犯下很多错误。将质量控制过程纳入定量药理学的建模过程当然可以采用一种循序渐进的方式。由于建模已经成为药物开发的一个组成部分，这些质量控制措施甚至成为系统的预期部分。如果因执行任何一个质量控制过程而避免了错误的发生，那么为执行它们而付出所需的努力就十分值得。

（周田彦 苏 红 朱 校 薛钧升）

参考文献

Bonate PL, Strougo A, Desai A, Roy M, Yassen A, van der Walt JS, Kaibara A, Tannenbaum S. Guidelines for the quality control of population pharmacokinetic-pharmacodynamic analyses: an industry perspective. AAPS J 2012; 14 (4): 749-758.

Chowdhury S. Creating NONMEM datasets—how to escape the nightmare. Pharm Program 2010; 3 (2): 80-83.

Collins A, Peterson M, Silva G. Streamlining the PK/PD data transfer process. Pharm Program 2010; 3 (1): 24-28.

Collins A, Silva G. Streamlining the PK/PD data transfer process——1 year later. Pharm Program 2011; 4 (1&2): 28-30.

EMEA, Guideline on Reporting the Results of Population Pharmacokinetic Analyses, EMEA: London, 2007.

Food and Drug Administration，Guidance for Industry，Population Pharmacokinetics. Food and Drug Adminis-
tration：Rockville；1999.

Grasela TH，Antal EJ，Fiedler-Kelly J，Foit DJ，Barth B，Knuth DW，Carel BJ，Cox SR. An automated
drug concentration screening and quality assurance program for clinical trials. Drug Info J 1999；33：273-279.

Grasela TH，Fiedler-Kelly J，Hitchcock DJ，Ludwig EA，Passarell JA. Forensic pharmacometrics：part
1——data assembly [abstract]. PAGE 19 (2010a) Abstr 1901. Available atwww. page-meeting. org/？ ab-
stract＝1901. Accessed December 14，2013.

Grasela TH，Fiedler-Kelly J，Ludwig EA，Passarell JA，Hitchcock DJ. Forensic pharmacometrics：part
2——deliverables for regulatory submission [abstract]. PAGE 19 (2010b) Abstr 1902. Available at
www. page-meeting. org/？ abstract＝1902. Accessed December 14，2013.

Grasela TH，Ludwig E，Fiedler-Kelly J. Kerfuffle!. J Clin Pharmacol 2009；49 (4)：386-388.

Karlsson MO，Jonsson EN，Wiltse CG，Wade JR. Assumption testing in population pharmacokinetic models：
illustrated with an analysis of moxonidine data from congestive heart failure patients. J Pharmacokinet Biop-
harm 1998；26 (2)：207-246.

Wade JR，Edholm M and Salmonson T. A guide for reporting the results of population pharmacokinetic analy-
ses：a Swedish perspective. AAPS J 2005；7 (2)：E456-E460. Article 45.

后记

"路漫漫其修远兮，吾将上下而求索"，这正是《PK/PD 建模实践——NON-MEM 软件入门（Introduction to Population Pharmacokinetic/Pharmacodynamic Analysis with Nonlinear Mixed Effects Models）》一书的出版者们对科学传播事业的坚守。经过与 Wiley 出版社多次沟通，化学工业出版社于 2018 年 8 月正式签订版权引进合同；北京大学药学院定量药理学团队在已有研究工作和翻译资料的基础上，迅速开展了本书的翻译工作，全稿于 2019 年 4 月份完成初稿。鉴于定量药理学是一门新兴热门学科，且外版专著术语与国内术语使用习惯存在很大差异，为了方便读者阅读，以及提供给读者高质量的定量药理学专著，历时 5 个月的时间，译者们对书稿中的术语与文字进行反复地推敲与校对，终将此书奉献给行业读者们，期望能为大家提供有益于 PK/PD 建模实践学习的资料。

英文索引

中文索引